实用儿科疾病诊疗学

李 霞 ◎著

吉林科学技术出版社

图书在版编目（CIP）数据

实用儿科疾病诊疗学 / 李霞著. -- 长春 :吉林科学技术出版社, 2019.5

ISBN 978-7-5578-5594-9

Ⅰ.①实… Ⅱ.①李… Ⅲ.①小儿疾病–诊疗 Ⅳ.①R72

中国版本图书馆CIP数据核字(2019)第108414号

实用儿科疾病诊疗学
SHIYONG ERKE JIBING ZHENLIAOXUE

出 版 人	李 梁
责任编辑	李 征 李红梅
书籍装帧	山东道克图文快印有限公司
封面设计	山东道克图文快印有限公司
开 本	787mm × 1092mm 1/16
字 数	340千字
印 张	14.5
印 数	3000册
版 次	2019年5月第1版
印 次	2020年6月第2次印刷

出 版	吉林科学技术出版社
发 行	吉林科学技术出版社
地 址	长春市福祉大路5788号出版集团A座
邮 编	130000
发行部电话/传真	0431-81629529　81629530　81629531
	81629532　81629533　81629534
储运部电话	0431-86059116
编辑部电话	0431-81629508
网 址	http://www.jlstp.net
印 刷	北京市兴怀印刷厂

书 号	ISBN 978-7-5578-5594-9
定 价	98.00元

前　言

随着医学科学的进步和医疗技术的迅速发展,以往许多难以治愈的儿科疾病现已得到有效的治疗,拯救了许多患儿的生命。然而,儿科学作为一门发展中的临床学科,是一门实践性很强的学科。要成为一名优秀的临床医师,除了具备坚实的理论基础,长期的临床实践经验积累是必不可少的。《临床儿科疾病诊治》的编写正是以立足临床,着眼发展,注重实用为宗旨。

全书共八章,详细介绍了临床儿科常见疾病的诊断与治疗方法,包括新生儿疾病、急症和创伤疾病、呼吸道与纵隔疾病、心血管疾病、肾和泌尿系统疾病、神经和肌肉病、风湿性疾病、感染性疾病等内容。具有思维清晰、内容丰富新颖、逻辑性、实用性强等特点,希望本书的出版,能为临床儿科提供帮助。

在编写过程中,编者力求在内容、格式上做到统一,但难免会有些疏漏和错误之处,真诚希望同道不吝指正,以便以后不断地改正和进步。

编　者

目　录

第一章　新生儿疾病

第一节　新生儿呼吸窘迫综合征

新生儿呼吸窘迫综合征(neonatal respiratory distress syndrome,NRDS)主要发生于早产儿,由于肺表面活性物质缺乏并伴随结构不成熟所致,自然病程为生后早期发病,生后2d内病情渐加重,如果不予治疗,可能由于进行性的低氧血症及呼吸衰竭导致死亡;存活者,生后2～4d情况开始改善。

(一)病因与发病机制

早产儿胎龄愈小,功能肺泡愈少,气体交换功能愈差;呼吸膜愈厚,气体弥散功能愈差;气管软骨少,气道阻力大;胸廓支撑力差,肺泡不易张开。因此,对于肺解剖结构尚未完善的早产儿,其胎龄愈小,PS的量也愈低,肺泡表面张力增加,呼气末肺功能残气量(FRC)降低,肺泡趋于萎陷。故其肺功能异常主要表现为肺顺应性下降,气道阻力增加,通气/血流值降低,气体弥散障碍及呼吸功增加,从而导致缺氧和因其所致的代谢性酸中毒及通气功能障碍所致的呼吸性酸中毒。

由于缺氧及酸中毒使肺毛细血管通透性增高,液体漏出,使肺间质水肿和纤维蛋白沉着于肺泡表面形成嗜伊红透明膜,进一步加重气体弥散障碍,加重缺氧和酸中毒,并抑制PS合成,形成恶性循环。此外,严重缺氧及混合性酸中毒也可导致PPHN的发生。

糖尿病母亲所娩的婴儿(IDM)也易发生此病,是由于其血中高浓度胰岛素能拮抗肾上腺皮质激素对PS合成的促进作用,故IDM的NRDS发生率比正常增加5～6倍。PS的合成还受体液pH、体温和肺血流量的影响,因此,围生期窒息、低体温、前置胎盘、胎盘早剥和母亲低血压等所致的胎儿血容量减少,均可诱发NRDS。此外,剖宫产儿、双胎的第二婴,NRDS的发生率也较高。

(二)临床表现

生后6h内出现呼吸窘迫综合征(RDS),主要表现为:呼吸急促(＞60次/分)是为增加肺泡通气量,代偿潮气量的减少;鼻翼扇动是为增加气道横截面积,减少气流阻力;吸气性三凹征和明显的呼气呻吟是因呼气时声门不完全开放,使肺内气体潴留产生正压,防止肺泡萎陷;吸气性三凹征是呼吸辅助肌参与的结果,以满足增加的肺扩张压;发绀是由于氧合成不足,常提示动脉血中还原血红蛋白＞50g/L。呼吸窘迫呈进行性加重是本病特点。严重时表现为呼吸浅表、呼吸节律不整、呼吸暂停及四肢松弛。由于呼气时肺泡萎陷,体格检查可见胸廓扁平;因潮气量小而听诊呼吸音减低,肺泡有渗出时可闻及细湿啰音。

随着病情的逐渐好转,由于肺顺应性的改善,肺动脉压力下降,约有30%患儿于恢复期出现动脉导管重新开放。故恢复期的 RDS 患儿,其原发病已明显好转,突然出现对氧气的需求量增加、难以矫正和解释的代谢性酸中毒、喂养困难、呼吸暂停、周身发凉、皮肤发花及肝脏在短时间内进行性增大,应注意本病。若同时具备脉压增大,水冲脉,心率增快或减慢,心前区增强,胸骨左缘第 2 肋间可听到收缩期或连续性杂音,则应确诊本病。

RDS 通常于生后第 2～3 日病情严重,72h 后明显好转。但新生儿的出生体重、肺病变的严重程度、表面活性物质的治疗、有无感染的存在及动脉导管的开放等均会对患儿的病程有不同程度的影响。若出生 12h 后出现呼吸窘迫,一般不考虑本病。

(三)辅助检查

1.实验室检查

(1)泡沫试验:取患儿胃液 1mL 加 95％乙醇 1mL,振荡 15s,静置 15min 后沿管壁有多层泡沫形成则可除外 RDS。若无泡沫可考虑为 RDS,两者之间为可疑。其机制是由于 PS 利于泡沫的形成和稳定,而乙醇则起抑制作用。

(2)用肺成熟度的判定:测定羊水或患儿气管吸引物中 L/S,若≥2 提示"肺成熟",1.5～2 为可疑、<1.5 提示"肺未成熟";PS 中其他磷脂成分的测定也有助于诊断。

(3)血气分析:pH 和动脉氧分压(PaO_2)降低,动脉二氧化碳分压($PaCO_2$)增高,碳酸氢根减低是 RDS 常见改变。

2.X 线检查

是目前确诊 RDS 的最佳手段。

(1)毛玻璃样改变:两肺呈普遍性的透过度降低,可见弥漫性均匀一致的细颗粒网状影。

(2)支气管充气征:在弥漫性不张肺泡(白色)的背景下,可见清晰充气的树枝状支气管(黑色)影。

(3)白肺:严重时双肺野均呈白色,肺肝界及肺心界均消失。

(4)肺容量减少(非 CPAP 或机械通气条件下)。尽管典型病例的胸片有其特异性表现,但动态拍摄 X 线胸片更有助于鉴别诊断、病情判定、呼吸机参数调整及治疗效果(如应用肺表面活性物质)的评价。

3.超声波检查

彩色多普勒超声有助于动脉导管开放确定和 PPHN 的诊断。

(四)诊断和鉴别诊断

典型的临床表现和 X 线胸片不难确诊,应与下列疾病鉴别。

1.湿肺

亦称新生儿暂时性呼吸增快(TTN)。多见于足月儿,为自限性疾病。系肺淋巴和(或)静脉吸收肺液功能暂时低下,使其潴留于淋巴管、静脉、间质、叶间胸膜和肺泡等处,影响气体交换。生后数小时内出现呼吸增快(>60～80 次/分),但吃奶佳、哭声响亮及反应好,重者也可有发绀及呻吟等。听诊呼吸音减低,可闻及湿啰音。X 线胸片显示肺气肿、肺门纹理增粗和斑点状云雾影,常见毛发线(叶间积液)。对症治疗即可。一般 2～3d 症状缓解消失。

2.B 族链球菌肺炎

是由 B 族链球菌败血症所致的宫内感染性肺炎。其临床及 X 线所见有时与 RDS 难以鉴别。但前者母亲妊娠晚期多有感染、胎膜前破或羊水有臭味史；母血或宫颈拭子培养有 B 族链球菌生长；机械通气时所需参数较低；病程与 RDS 不同。

3.膈疝

表现为阵发性呼吸急促及发绀。腹部凹陷，患侧胸部呼吸音减弱甚至消失，可闻及肠鸣音；X 线胸片可见患侧胸部有充气的肠曲或胃泡影及肺不张，纵隔向对侧移位。

（五）治疗

RDS 管理的目的是提供保证最多数量存活，同时不良反应最少的干预。在过去的 40 年间，已有很多预防及治疗 RDS 的策略及治疗，并经临床验证（表 1-1），现已对多数进行了系统回顾。本防治指南是经欧洲专家小组在对截至 2007 年年初的最新证据严格审阅后提供的。

表 8-1　RDS 防治建议的等级和证据的水平

建议	等级证据水平
A	至少有 1 项以随机试验（RCT）为基础的高质量的 Meta 分析，或有足够力度的直接针对目标人群的高质量的 RCT
B	其他对 RCT 的 Meta 分析，或以病例对照研究为基础的系统综述，或低级别但很有可能是因果关系的 RCT 试验
C	很好设计并实施的病例对照研究或偏倚较小的队列研究
D	病例报告、专家建议

1.产前保健

治疗 RDS 应始于产前，儿科医师应参加产前保健团队。RDS 高危的早产儿应在具备生后立即稳定患儿情况及继续进行呼吸支持，包括气管插管和机械通气相应技术的中心出生。早产通常有些征象，如条件具备，可采取宫内转诊等有关干预措施。对胎膜早破的早产使用抗生素可推迟早产，可短期使用保胎药推迟早产，以利安全转诊及产前皮质激素发挥作用。母亲接受皮质激素可减少新生儿死亡的危险性。产前单疗程皮质激素使用未对母亲及胎儿造成不良影响。与地塞米松相比，倍他米松可降低囊性脑室旁白质软化的危险性，故其被选择用于促进胎儿肺成熟。推荐方法为倍他米松每次 12mg，共 2 次，间隔 24h 肌内注射。推荐对可能于 35 周前早产的所有妊娠产前给予皮质激素。临床研究未显示产前皮质激素有统计学意义的降低 <28 周早产儿 RDS 的危险性，这可能与原始研究中极不成熟早产儿数量少有关。产前皮质激素可改善神经系统预后，即使是对非常小的早产儿亦如此。治疗至分娩的最佳间隔为开始使用皮质激素 24h 以后至 7d 内。

对于是否重复皮质激素治疗仍有争议。如果未早产，再给予第 2 疗程皮质激素可能进一步降低 RDS 发生率，但缺乏长期随访资料。动物实验显示，产前重复接受激素治疗影响脑髓鞘化。大样本的队列研究显示，随着产前激素应用的增加.新生儿头围减小。最近的 Cochrane 系统综述未推荐常规重复产前激素治疗。

推荐：

（1）对孕周 <35 周有早产危险的所有孕妇应给予单疗程的产前倍他米松，包括可能的早产、产前出血、胎膜早破或任何导致早产的情况。此项治疗可明显降低 RDS 发生率、新生儿病

死率、脑室内出血及坏死性小肠结肠炎发生率(A:推荐级别)。

(2)胎膜早破早产的母亲,每6h接受红霉素500mg可降低早产的危险(A)。

(3)因无证据表明保胎药物可改善预后,因此在早产时可不使用。但临床医师亦可考虑短期使用此类药物,以保证产前皮质激素治疗和(或)宫内转运完成(A)。

(4)皮质激素第一疗程后如未分娩,尽管使用第2疗程激素有降低RDS发生率的好处,但未带来其他明显的重要临床益处,因此,不明确推荐此用法(A)。

2.产房内稳定新生儿

表面活性物质缺乏的患儿不能保证足够的功能残余气量及维持肺泡膨胀状态。过去,对多数此类患儿首先进行100%氧气的球囊一面罩复苏,随后,早期气管插管给予表面活性物质。现已有证据表明,100%氧气复苏与足月儿及近足月儿病死率的增加有关。纯氧使早产儿生后2h的脑血流减少20%,肺泡动脉氧分压差高于空气复苏组,其对早产儿可能亦是有害的。另外,现已明确,未加控制的潮气量,无论是太大还是太小,都会造成不成熟肺的损伤。尽管目前对于持续呼吸道正压(CPAP)能否减少表面活性物质及机械通气的使用尚不清楚,但产房内已越来越普遍地使用CPAP技术。对生后的早产儿立即监测脉搏血氧饱和度可提供新生儿复苏时有关心率的信息,并有助于避免高氧的出现。在生后的转化过渡期,血氧饱和度会在5min内逐渐从60%升至90%,氧饱和度监测可帮助发现正常范围以外的婴儿并指导给氧。早产儿复苏的临床研究证据有限,此方面的推荐较弱。

推荐:

(1)使用尽可能低的氧浓度复苏,维持心率>100次/分,这样可减少脑血管收缩(B),可能降低病死率(B)。

(2)经面罩或鼻塞使用至少5~6cmH₂O压力的CPAP复苏,以稳定气道并保持功能残余气量(D)。

(3)如果复苏时需正压通气,可通过使用组合的通气设施来测量或控制吸气峰压,避免过大的潮气量,从而降低肺损伤的危险(D)。

(4)仅对面罩正压通气无效及需要表面活性物质治疗的患儿进行气管插管(D)。

(5)为避免高氧,脉搏氧饱和度监测仪可用来指导复苏时的给氧。切记,生后转换期正常氧饱和度可能介于50%~80%(D)。

3.表面活性物质治疗

表面活性物质是过去20年间新生儿呼吸治疗中革命性的突破,其应用中的很多问题已经多中心随机对照研究检验并进行了荟萃分析。已很明确,无论是对已发生RDS的患儿或有可能发生RDS的婴儿,预防性或治疗性应用表面活性物质可减少气胸(肺气漏)及新生儿死亡的发生。研究主要集中于决定最适剂量、最佳给药时间、最好给药方法及最优表面活性物质制剂。

(1)表面活性物质剂量和重复用药剂量:一支有经验的新生儿复苏/稳定团队是使用表面活性物质的前提。至少需PS脂100mg/kg,但也有些证据提示,PS脂200mg/kg用于治疗RDS更有效。多数临床实验采用"弹丸式"注入给药或相对快速地(1min)将药物给人,这类给药方式可获得较好的表面活性物质肺内分布。在不脱离呼吸机的情况下通过双腔气管导管给药对减少短期不良反应,如低氧血症及心动过缓,亦很有效。很明确,对RDS,越早给予表面活性物质效果越好。与晚期治疗用药相比,预防性使用表面活性物质可减少胎龄<31周早产儿的病死率(RR 0.61;95％CI 0.48~0.77;NNT20)、气漏(RR 0.62;95％CI 0.42~0.89;NNT50),但此策略可能导致某些婴儿接受不必要的气管插管和治疗。上述实验是在产前皮质激素较少使用的年代进行的,因此,目前推荐常规预防给药的胎龄较小,恰当的胎龄可能为<27周。采用微泡稳定实验预测个体 RDS 发生的方法可减少不必要的气管插管,但此预测方法尚未普遍使用。对有发生 RDS 危险的患儿尽早治疗,包括对 RDS 确实高危的患儿,即使未诊断 RDS,亦应在产房内预防性给予表面活性物质。对于需要表面活性物质的婴儿,可通过"INSURE"技术(气管插管-表面活性物质-拔管使用 CPAP)避免机械通气,随机实验已显示此方法可减少机械通气的使用。RDS 病程中,越早使用表面活性物质,越有可能避免使用呼吸机。

给予表面活性物质一段时间后,可能需要再次给药。随机实验显示,两剂优于单剂。一项使用 Poractantalfa(固尔苏)的研究显示,与使用单剂相比,用至三剂可降低病死率(13％比21％)及肺气漏发生率(9％比 18％)。有两种方法重复用药,第 1 种方式为给予首剂一段时间后尽快重复给药,第 2 种方法为重复给药由临床医师判断决定,灵活性更强,更常用。一项研究建议,应有较高的表面活性物质重复应用阈值,这样可减少重复用药,未对治疗结果带来不利影响,有药代动力学数据支持此方案。出生 1 周后使用表面活性物质治疗仅见到即刻反应,对长远预后无影响。

(2)表面活性物质制剂:有数种获准用于新生儿 RDS 的表面活性物质制剂,包括合成制剂(不含蛋白质)及天然制剂(从动物肺中分离得来)。有研究将 Colfosceril palmitate 与 Calfactant 及 Beractant 对比、Pumactant 与 Poractant alfa 对比,随机对照研究的荟萃分析显示,天然表面活性物质制剂优于合成表面活性物质制剂,体现在其明显减少肺气漏(RR 0.63,95％CI 0.53~0.75,NNT25)及降低病死率(RR 0.86995％CI 0.76~0.98,NNT50),所以,天然表面活性物质制剂为治疗的选择。对比天然牛肺制剂 Calfactant 与 Beractant,无论是预防性应用还是治疗性应用,二者效果一致。治疗性使用时比较猪肺制剂 Poractant alfa 与牛肺制剂 Beractant,前者可更快地改善氧合,并在各项研究中均表现出有降低病死率的趋势。与使用 Beractant 100mg/(kg·次)相比,Poractant alfa 200mg/(kg·次)在增加 RDS 患儿存活率方面有优势。亦对新合成的表面活性物质进行了比较研究,包括 Lucinactant 与 Colfosceril palmitate、Beractant 的比较,Luclnactant 与 Poractantalfa 的比较。Lucinactant 尚未取得治疗新生儿 RDS 的许可证。

推荐:

①因可以降低病死率及肺气漏,对已患 RDS 或 RDS 高危的新生儿应给予表面活性物质(A)。

②胎龄<27周的早产儿都应接受表面活性物质预防性治疗(生后 15min 内)。如果婴儿在产房内需接受气管插管,或母亲未接受产前皮质激素治疗,则对胎龄 26~30 周的婴儿应预防性使用表面活性物质(A)。

⑧对未接受任何治疗的婴儿,如有 RDS 的临床表现,如氧气需要量不断增加,应早期给予表面活性物质治疗(A)。每一个治疗单位均应建立 RDS 进展何时干预的预案(D)。

④因可减少气胸及降低病死率,在有 RDS 进展的证据时,如持续需氧、需要机械通气或 CPAP $6cmH_2O$ 需氧浓度>50%,应给予第 2 剂或第 3 剂表面活性物质(A)。

⑤对需从 CPAP 改为机械通气治疗的 RDS 患儿,应给予第 2 剂表面活性物质(D)。

⑥因可减少肺气漏及病死率,应首选天然表面活性物质(A)。天然表面活性物质中,牛肺制剂 Beractant 与 Calfactant 作用似乎相近,但与 Beractant 相比,治疗性应用 Poractant alfa 200mg(kg·次)提高存活(B)。

⑦在有可能的单位,给药后立即(或早期)拔除气管插管改为 CPAP,能缩短机械通气时间,从而有利于患儿稳定(B)。

4.病情稳定后的氧疗

目前,无确切证据指导 RDS 急性期处理时的最佳氧饱和度目标。对需复苏的较成熟婴儿的研究显示,与使用 100% 氧气相比,空气复苏恢复更快,氧化应激的证据较少,远期预后二者无区别。新生儿期后的数据提示,为避免早产儿视网膜病(ROP)和支气管肺发育不良(BPD),应使接受氧疗的早产儿氧饱和度低于 93%,不可超过 95%。大量有关试图通过维持较高氧饱和度水平来减轻 ROP 进展的研究均未能显示任何改善眼科预后的作用,相反接受高浓度氧气治疗的婴儿若出现更多呼吸系统症状,其慢性氧依赖的发生率势必增加。因无任何证据表明生后数日内的新生儿能较后期婴儿更好地耐受高浓度氧气,因此,在任何时候避免过度氧暴露似乎是合乎逻辑的。亦有证据提示,氧饱和度波动与 ROP 发生增多有关,是有害的。在使用天然表面活性物质后,可能出现高氧血症的高峰,此与Ⅰ、Ⅱ度脑室内出血增加有关。抗氧化剂如维生素 A、维生素 E 及超氧化物歧化酶已用于 BPD 发生的高危人群中,试图减少氧自由基造成的肺炎性反应。

推荐:

①氧疗婴儿的血氧饱和度应始终<95%,如此可减少 BPD 及 ROP 的发生(D)。

②给予表面活性物质后,应快速下调吸入氧浓度(FiO_2)以避免高氧血症峰值的出现,因其与Ⅰ、Ⅱ度脑室内出血(IVH)有关(C)。

③尽管需每周肌内注射 3 次,连续 4 周,应考虑肌内注射给予维生素 A,此可减少 BPD 的发生(A)。

5.CPAP 在 RDS 管理中的作用

虽然缺乏近期随机实验或数据支持 CPAP 对 RDS 患儿治疗的效果,CPAP 常用来代替机械通气对 RDS 患儿进行呼吸支持。机械通气对未成熟肺是有害的,如有可能,应尽量避免使用。拔除气管插管、撤离呼吸机后使用至少 $5cmH_2O$ 的 CPAP 可减少再次气管内插管。无使用 CPAP 可避免表面活性物质缺乏的证据,但经常采用 CPAP 而不给表面活性物质治疗轻症 RDS。越早使用 CPAP 越有可能避免机械通气(RR 0.55,95%CI 0.32～0.969NNT6)。至今尚无使用不同 CPAP 设备长期预后不同的证据,但有研究显示,短的双鼻孔鼻塞 CPAP 较单鼻孔鼻塞 CPAP 在减少再次气管插管方面有优势(RR 0.59,95%CI 0.41～0.85,NNT5)。最近,有一些新设备出现,如 Infantflow,能提供婴儿经鼻同步正压通气,在呼吸暂停婴儿的小样本研究中已证明,使用经鼻呼吸支持可降低气管插管拔管失败率。

RDS 患儿的小样本研究显示,与单纯经鼻 CPAP 相比,经鼻通气可减少呼吸功,但尚无长期随访资料,并需进一步大样本研究。

推荐：

①对有 RDS 危险的早产儿,如胎龄<30 周、未进行机械通气,应开始使用 CPAP,直至其临床状态明确(D)。

②对已发生 RDS 的早产儿,应早期使用 CPAP 并治疗性使用表面活性物质以减少机械通气(A)。

③因可减少气管插管,应使用 Infant flow 样的短双鼻塞装置,而不是单鼻塞(C)。对刚拔除气管插管的早产儿,使用至少 $6cmH_2O$ 的 CPAP 以减少拔管后近期再插管(A)。

6.机械通气策略

机械通气(MV)的目的是以最少肺损伤、最少血流动力学不稳定及其他不良事件,如与脑室旁白质软化(PVL)相关联的低碳酸血症,进行通气并维持可接受水平的血气分析。在无表面活性物质时代,MV 可减少 RDS 引起的死亡。MV 的方式有间歇正压通气(IPPV)或高频震荡通气(HFOV)。MV 的原则是在肺复张后,以适当的呼气末压(PEEP)或 HFOV 时的持续扩张压(CDP)使肺在整个呼吸周期中持续并稳定于最适肺容量。MV 治疗 RDS 分为 4 个阶段:肺复张,稳定,恢复和撤离。对肺复张而言,PEEP 和吸气峰压(PIP)或 HFOV 中的 CDP 是很关键的,应在肺压力一容积曲线顺应性较好的呼气段上维持稳定。一旦经 MV 病情稳定后,RDS 患儿应积极撤离呼吸机至临床安全的拔管状态,并维持其血气分析在可接受水平。尽量避免低碳酸血症以降低 BPD、PVL 的风险。即使是很小的婴儿,在常规通气平均气道压 $6\sim7cmH_2O$ 或 HFOV $CDP8\sim9cmH_2O$ 状态下,通常能顺利拔除气管插管。拔管后改为经鼻 CPAP 可降低再插管的风险(RR 0.62,95%CI 0.49~0.77,NNT6)。

所有类型的机械通气都有可能造成肺损伤,最小肺损伤的策略是以最佳的肺容量避免过大潮气量及肺不张。以往认为,HFOV 可较好地达到上述要求,但随着肺保护概念的引进,采用低潮气量常规通气,使得 HFOV 较常规通气在降低 BPD 发生率的优势有所减弱。通气策略及设备较通气方式更重要,应使用所在单位成功率最高的方法。对 IPPV 治疗的重症 RDS 患儿,HFOV 可能是一种有效的补救治疗措施,补救性 HFOV 降低新生儿气漏的发生,但有增加早产儿脑室内出血的危险。表面活性物质的作用是改善肺顺应性和增加肺容量,如果接受表面活性物质后在 MV 状态下患儿病情仍进一步恶化,应考虑肺过度膨胀的可能。短期肺损伤可造成气漏,如气胸或肺间质气肿,长期肺损伤可造成 BPD。

现有多种新型 MV 方式可供选择,组合式流量传感器可准确检测呼吸动作并测定吸气及呼气容量。多数这些新型通气方式已经进行小样本研究。目标潮气量通气可能对避免损伤性过度肺膨胀及低碳酸血症的发生有益,但尚无长期随访资料支持常规使用此方法。撤机时使用患者触发的或同步的呼吸机可缩短很小婴儿 MV 的时间,但尚无有关改善生存或减少 BPD 发生的长期益处的证据。试图通过撤机时维持较高的 PCO_2 促进早拔管,但目前尚无充足数据支持此方法。使用咖啡因可促进早期拔除气管插管及减少 BPD,但需长期随访验证此项治疗的安全性。为减少通气/血流比例失衡及减轻肺炎性反应,NO 吸入已用于早产儿,但无改善预后或降低 BPD 危险的证据。

推荐：

①由于可提高存活率,机械通气被用于呼吸衰竭患儿的治疗(A)。

②所有通气方式均可造成肺损伤,故应尽量缩短其使用,一旦有可能,应尽早拔除气管插管(D)。

③因可增加 BPD 及 PVL 的风险,应尽量避免低碳酸血症(B)。

④拔除气管插管后,小儿应继续接受经鼻 CPAP,这样可减少再插管(A)。

7.防治感染

早发性 B 族链球菌病(GBS)是新生儿期严重感染最常见的原因,对已知 GBS 定植的妇女,可通过产时预防性使用抗生素降低早发性败血症的发生。早发性 GBS 败血症相对罕见,发生率 1/1000,但在早产儿,病死率可达 30%,存活者,特别是合并脑膜炎者,有较高的神经系统后遗症概率。与其他危险因素一样,早产增加 GBS 存在的可能性,而且早发性 GBS 肺炎的临床症状与 RDS 非常相像。因此,应常规对所有 RDS 患儿进行血培养,并通过其他方法,如白细胞减少、血小板减少或 C 反应蛋白增高,寻找败血症的证据。对诊断为 RDS 的小儿均应使用针对 GBS 感染的抗生素,直至 48h 培养阴性除外 GBS 败血症。

推荐:RDS 患儿在接受静脉青霉素或氨苄西林治疗前,应常规进行血培养(D),这样可减少由早期 GBS 感染造成的死亡。

8.支持护理

为使 RDS 患儿获得最佳预后,良好的支持护理是必要的,这包括维持正常体温,恰当的液体管理,良好的营养支持,处理动脉导管和支持循环,维持正常血压。

(1)维持体温:维持足月儿体温的传统方法对早产儿是不够的,需要采用额外的保暖措施。生后应立即采取各种方法减少热量丢失以避免低体温,这样有利于提高存活率。避免低体温的方法包括:用预热毛毯包裹及擦干婴儿,去除已浸湿的毛毯,婴儿避开冷源,以及使用伺服式开放辐射保暖台。对胎龄<28 周的早产儿,产房处理及转诊至 NICU 的途中可使用聚乙烯袋袋装或包裹早产儿,这样,可减少低体温的发生及可能降低医院内病死率。对上述方法造成的体温增高的危险尚不了解,且无长期随访资料。由于便于操作,辐射保暖台可在 NICU 中使用,但与暖箱相比,即使遮盖,其不显性失水亦增加,因此应尽量缩短使用时间。暖箱内的早产儿通过伺服式控制温度 36℃ 可降低新生儿病死率。

推荐:维持腋温 36.1～37.1℃,腹壁温 36～36.5℃(C)。

(2)液体及营养管理:现有的 RCT 证据不足以得出液体及电解质给予在 RDS 及 BPD 的发病机制中起重要作用的结论。生后第 1 日细胞外液及钠的浓缩可能是生理性的,每日测量体重有助于指导液疗。尽管增加液体入量可能因增加动脉导管未闭(PDA)、BPD 及 NEC 发生而使病情恶化,但尚无证据表明限制液体入量有助于改善预后。多数婴儿起始静脉液量为 70～80mL/(kg·d),初期应限制钠的摄入,随后出现利尿后开始给予。无证据支持 RDS 时使用利尿药。在 RDS 治疗计划中,早期营养是重要组成部分,最初时肠道喂养可能不可行,因此应开始肠道外营养(PN),以提供足够能量和氨基酸以避免负氮平衡,促进蛋白质合成和氮潴留,促进早期生长。传统上,营养素的给入较缓慢,但近期研究显示,生后 24 小时内起给早产儿全部营养素、葡萄糖、氨基酸、脂肪是安全的。早期的随机实验显示,PN 可使胎龄 28～30 周 RDS 患儿存活率增加 40% 并缩短住院时间。血流动力学不稳定时,如低血压、吲哚美辛治疗 PDA 时,肠道营养的安全性尚不了解,但 RDS 本身不是喂养的禁忌证。即使有脐血管插管,患儿情况稳定后亦可给予少量母乳,应及早开始母乳的微量肠道"营养性"喂养,促进肠道成熟及功能完善,减少喂养不耐受,缩短至全肠道喂养的时间,促进体重增长,缩短住院时间。Cochrane 综述显示,营养性喂养未增加 NEC 的危险。

推荐:

①在环境湿度＞80％的婴儿暖箱中,多数婴儿输液从 70～80mL/(kg·d)开始(D)。

②早产儿液体及电解质的给予应个体化,每日体重下降 2.5％～4％,总体重下降 15％,而非每日均固定增长(D)。

③生后前几日限制钠的摄入量,开始利尿后给钠,应仔细监测液体平衡和电解质水平(B)。

④早期肠道外给予蛋白质、热量和脂肪能增加存活(A)。

⑤因能缩短住院时间,病情稳定的 RDS 患儿应开始微量肠道喂养(B)。

(3)维持血压:早产儿动脉低血压与患病率及病死率增加有关,然而,尚无证据表明治疗动脉低血压能改善临床结局。目前无资料提供可接受水平的血压正常值,但多数临床医师采用的标准为维持血压高于相应胎龄的平均血压。早产儿体循环血压与心排血量无明确相关,其心排血量及组织灌注是更重要的影响结局的因素。由于存在动脉导管,故超声心动图检测心排血量困难。临床可通过适当的尿量、无明显代谢性酸中毒判定组织灌注正常。

RDS 急性期的低血压与低血容量关联极少,扩容药用量应限于 10～20mL/kg,给予胶体液与病死率增加及氧气依赖有关,因此,在怀疑低血容量时,应使用晶体液。治疗早产儿低血压,就近期疗效来讲,多巴胺优于多巴酚丁胺,但如果低血压是由于心肌衰竭引起的,多巴酚丁胺可能是更佳的选择。常规治疗失败后,氢化可的松可用于治疗低血压,但增加肠穿孔的危险,特别是在同期使用吲哚美辛时。

推荐:

①如果存在组织低灌注的证据,推荐治疗动脉低血压(C)。

②如果可能,进行多普勒超声检查,测定系统血流动力学以发现低血压的原因并指导治疗(D)。

③如无心脏超声检查,首先以 0.9％氯化钠溶液 10mL/kg 扩容,以除外低血容量(D)。

④多巴胺 2～20μg/(kg·min)而不是多巴酚丁胺,用于扩容、升压治疗失败者(B)。

⑤如果最大剂量的多巴胺仍不能改善低血压,还可使用多巴酚丁胺 5～10μg/(kg·min)或肾上腺素 0.01～1μg/(kg·min)输注(D)。

⑥对常规治疗失败的难治性低血压,可使用氢化可的松 1mg/kg,每 8h 1 次(B)。

(4)动脉导管未闭(PDA)的处理 PDA 可能对极度早产的 RDS 患儿带来不利影响,预防性应用吲哚美辛可减少 PDA 和脑室内出血(IVH),但远期结局无区别。在有 PDA 早期体征,如低血压伴脉压大时,使用吲哚美辛或布洛芬治疗。虽然布洛芬肾脏不良反应较小,但其对已存在 PDA 的治疗作用与吲哚美辛相当。目前,吲哚美辛或布洛芬治疗 PDA 或手术结扎动脉导管对近期或远期预后益处的证据不足。必须依据个体临床表现、超声不能耐受 PDA 的提示来决定对症状性或无症状性 PDA 进行药物或手术治疗。

推荐：

①吲哚美辛预防治疗可减少 PDA 及严重 IVH，但无证据表明远期预后有改变，因此，对此方法不做强力推荐（A）。

②如决定进行关闭动脉导管的治疗，吲哚美辛与布洛芬同样有效（B）。

9.对推荐指南的总结

有 RDS 危险的早产儿应在有适当护理能力，包括机械通气的中心出生。如有可能，应尽量推迟早产至产前皮质激素治疗发挥最大效益时。出生时温柔复苏，维持适当心率（>100次/分），尽量避免大潮气量及使用 100％氧气。对严重早产的婴儿，考虑在产房内气管插管，预防性给予表面活性物质；对稍成熟的早产儿，应早期开始使用 CPAP，如有 RDS 征象出现，尽早治疗性应用表面活性物质。在 RDS 病程中，应尽早使用天然表面活性物质；对更成熟些的早产儿，有可能在给予表面活性物质后立即拔出气管插管使用 CPAP，此种情况应根据患儿耐受情况决定。对机械通气者，应尽量缩短机械通气时间，以避免高氧血症或低碳酸血症。

如 RDS 仍未好转，考虑重复使用表面活性物质。拔除气管插管后，婴儿应继续接受 CPAP 治疗直至病情稳定。在处理 RDS 过程中，良好的支持护理亦很重要。应使用抗生素直至除外败血症。病程中应始终维持患儿体温在正常范围，平衡液体，进行营养支持。初期可能采用肠道外营养。定期监测血压，以维持正常组织灌注，如有必要，可使用缩血管药物，如有指征，使用药物关闭动脉导管。

第二节　胎粪吸入综合征

胎粪吸入综合征（meconlum aspiration syndrome，MAS）是由胎儿在宫内或产时吸入混有胎粪的羊水而导致以呼吸道机械性阻塞及化学性炎性反应为主要病理特征，以生后出现呼吸窘迫为主要表现的临床综合征。多见于足月儿或过期产儿。据文献报道，分娩时羊水混胎粪的发生率为 5％～15％，但仅其中 5％～10％发生 MAS；而 MAS 中 10％～20％患儿并发气胸，5％患儿可死亡。

（一）病因和病理生理

1.胎粪吸入

胎儿在宫内或分娩过程中出现缺氧，其肠道及皮肤血液量减少，继之迷走神经兴奋，最终导致肠壁缺血痉挛，肠蠕动增加，肛门括约肌松弛而排出胎粪。同时缺氧使胎儿产生呼吸运动（喘息），将胎粪吸入气管内或肺内，或在胎儿娩出建立有效呼吸后，使其吸入肺内。也有学者根据早产儿很少发生羊水混有胎粪而过期产儿发生率高于 35％这一现象，推断羊水混有胎粪也可能是胎儿成熟的标志之一。

2.不均匀气道阻塞和化学性炎性反应

MAS 的主要病理变化是由于胎粪的机械性阻塞所致。

（1）肺不张：部分肺泡因其小气道被较大胎粪颗粒完全阻塞，其远端肺泡内气体吸收，引起肺不张，使肺泡通气/血流降低，导致肺内分流增加，从而发生低氧血症。

(2)肺气肿:黏稠胎粪颗粒不完全阻塞部分肺泡的小气道,则形成"活瓣",吸气时小气道扩张,使气体能进入肺泡,呼气时因小气道阻塞,气体不能完全呼出,导致肺气肿,致使肺泡通气量下降,引起 CO_2 潴留。若气肿的肺泡破裂则发生肺气漏,如间质性肺气肿、纵隔气肿或气胸等。

(3)正常肺泡:部分肺泡的小气道可无胎粪,但该部分肺泡的通换气功能均可代偿性增强。由此可见,MAS 的病理特征为不均匀气道阻塞,即肺不张、肺气肿及正常肺泡同时存在,其各自所占的比例决定患儿临床表现的轻重。

因胆盐是胎粪组成之一,故胎粪吸入除引起呼吸道的机械性阻塞外,也可刺激局部引起化学性炎性反应,进一步加重通换气功能障碍。胎粪尚有利于细菌生长,故 MAS 也可继发细菌感染。此外,近年来有文献报道,MAS 时Ⅱ型肺泡上皮细胞受损和肺表面活性物质减少,但其结论尚需进一步研究证实。

3.肺动脉高压

严重缺氧和混合性酸中毒导致肺小动脉痉挛,甚至血管平滑肌肥厚(长期低氧血症),导致肺动脉阻力增加,右心压力增加,发生卵圆孔水平右向左分流;肺血管阻力的持续增加,使肺动脉压超过体循环动脉压,从而导致已功能性关闭或尚未关闭的动脉导管发生导管水平的右向左分流,即新生儿持续肺动脉高压(PPHN)。上述变化将进一步加重低氧血症及混合性酸中毒,并形成恶性循环。

(二)临床表现及诊断

1.吸入混胎粪的羊水

诊断 MAS 的前提。

(1)分娩时可见羊水混胎粪。

(2)患儿皮肤、脐带和指(趾)甲床留有胎粪污染的痕迹。

(3)口、鼻腔吸引物中含有胎粪。

(4)气管插管时声门处或气管内吸引物中可见胎粪(即可确诊)。

2.呼吸系统表现

患儿症状轻重与吸入羊水的物理性状(混悬液或块状胎粪等)和量的多少密切相关。若吸入少量或混合均匀的羊水,可无症状或症状轻微;若吸入大量混有黏稠胎粪羊水者,可致死胎或生后不久死亡。常于生后数小时出现呼吸急促(>60 次/分)、发绀、鼻翼扇动和吸气性三凹征等呼吸窘迫表现,少数患儿也可出现呼气性呻吟。体格检查可见胸廓前后径增加,早期两肺有鼾音或粗湿啰音,以后出现中细湿啰音。如呼吸窘迫突然加重,并伴有呼吸音明显减弱,应怀疑气胸的发生。

3.持续性肺动脉高压(PPHN)

多发生于足月儿,在有文献报道的 PPHN 患儿中,约 75% 其原发病是 MAS。重症 MAS 患儿多伴有 PPHN。主要表现为严重的发绀,其特点为:当 FiO_2 >0.6 时,发绀仍不缓解;哭闹、哺乳或躁动时发绀加重;发绀程度与肺部体征不平行(发绀重,体征轻)。部分患儿在胸骨左缘第 2 肋间可闻及收缩期杂音,严重者可出现休克和心力衰竭。

4.并发症

严重 MAS 可并发红细胞增多症、低血糖、低钙血症、HIE、多器官功能障碍及肺出血等。

(三)辅助检查

1.实验室检查血气分析

pH 及 PaO_2 降低，$PaCO_2$ 增高；血常规、血糖、血钙和相应血生化检查；气管内吸引物及血液的培养。

2.X 线检查

两肺透亮度增强伴有节段性或小叶肺不张，也可仅有弥漫性浸润影或并发纵隔气肿、气胸等。临床统计尚发现：部分 MAS 患儿胸片改变不与临床表现成正比，即胸片严重异常者症状却很轻，胸片轻度异常甚或基本正常，症状反而很重。

3.超声波检查

彩色多普勒超声检查有助于 PPHN 的诊断。

(四)治疗

1.基础治疗

(1)清理呼吸道：当羊水有胎粪污染时，无论胎粪是稠或稀，头部一旦娩出，先吸引口、咽和鼻，可用大孔吸管(12F 或 14F)或吸球吸胎粪。并根据新生儿有无活力来决定是否要插管吸引，无活力者需插管，有活力者还可观察，所谓有活力是指呼吸好，肌张力正常，心率＞100 次/分，可理解为无窒息状态。吸出胎粪的最佳时间是头部刚娩出，尚未出现第一口呼吸时或插管后尚未通气前吸出胎粪，尽可能吸清，以免胎粪向下深入。吸引时不主张经气管插管导入更细的吸痰管冲吸，而是一致采用胎粪吸引管直接吸出。按时做超声雾化及胸部的物理治疗。

(2)常规监测和护理：注意保温，复苏后的 MAS 婴儿应立即送入 NICU，安装各种监护仪，严密观察心、脑、肾的损害迹象。定时抽动脉血测 pH、PaO_2、$PaCO_2$ 和 HCO_3^-，调节 FiO_2，及时发现并处理酸中毒。监测血压，如有低血压及灌流不足表现，可考虑输入血浆或全血。需监测血糖和血钙，发现异常均应及时纠正。如羊水已被胎粪污染，但无呼吸窘迫综合征，应放入高危婴儿室，严密观察病情发展。

(3)限制液体量：液体需要量为 60～80mL/(kg·d)，过多水分有可能加重肺水肿，但也不宜过少，以免呼吸道过于干燥。营养应逐步达到需要量，不能口服者采用鼻饲或给予静脉营养液。

2.氧疗与机械通气

(1)氧疗：对血氧监测证实有轻度低氧血症者应给予鼻导管、面罩或头罩吸氧，维持 PaO_2 6.65kPa(50mmHg)以上或 $tcSO_2$ 90％～95％为宜。

(2)持续气道正压吸氧(CPAP)：MAS 早期或轻度的 MAS，胸片显示病变以肺不张为主，可选用 CPAP。压力一般在 0.3～0.5kPa(3～5cmH_2O)，使 PaO_2 维持在 8.0～9.0kPa(60～70mmHg)。但对于以肺气肿为主的 MAS，不适合应用 CPAP)治疗。

(3)常频机械通气：严重病例当 pH 值＜7.2、PaO_2＜6.65kPa(50mmHg)、$PaCO_2$＞9.0kPa(70mmHg)时，需机械通气治疗。常用通气方式 CMV＋PEEP，早期肺顺应性正常，故吸气峰压(PIP)不宜过高，因高 PIP 可使肺泡过度充气而致肺泡破裂产生肺气漏，也可阻断通气良好肺泡的肺血流，使通气/血流比值失衡，影响肺氧合功能。多主张应用较低的 PEEP 0.196～0.294kPa(2～3cmH_2O)，呼吸频率不宜过快，30～40 次/分即可，伴有肺动脉高压时可采用高通气。机械通气时多数患儿需使用镇静药和肌松药。

（4）高频通气：HFV 用较高的呼吸频率、小潮气量和低的经肺压使肺泡持续扩张，保持气体交换，从而可减少高通气所致的肺气漏等肺损伤，对 MAS 有较好疗效。HFV 的通气方式有高频正压通气（HFPPV）、高频喷射通气（HFV）、高频气流间断通气（HFFI）和高频振荡通气（HFOV）等。HFOV 是 MAS 较常用的方法。

3.药物治疗

（1）抗生素的应用：MAS 不少是由于孕母宫颈上行感染炎性反应引起，且胎粪是细菌生长的良好培养基，因此疾病应早期用抗生素治疗，可根据血和气管内分泌物培养结果选用敏感抗生素。

（2）肺表面活性物质（PS）的应用：MAS 患儿内源性肺表面活性物质受到严重损害，可给予外源性肺表面活性物质治疗，提高生后 6h 和 24h 的氧合，有效改善 MAS 引起的气体弥散不足、肺不张、肺透明膜形成，不增加并发症的发生。推荐剂量为每次 $100\sim200\mathrm{mg/kg}$，每 $8\sim12h$ 1 次，可用 $2\sim3$ 次，首次给药最好于生后 6h 内。但总的疗效不如新生儿呼吸窘迫综合征好。

（3）激素的应用：激素在 MAS 中的应用疗效尚不能确定。

4.其他治疗

（1）一氧化氮（NO）吸入：吸入外源性 NO 可选择性的快速舒张肺血管平滑肌，减少肺内分流，维持较好的氧合能力，并能防止由活化的中性粒细胞诱导的早期肺损伤，对 MAS 并发持续性肺动脉高压有较好疗效。常用治疗 PPHN 的 NO 剂量开始用 20×10^{-6} 浓度，可在 4h 后降为 $(5\sim6)\times10^{-6}$ 维持；一般持续 24h，也可以用数日或更长时间。

（2）体外膜氧合作用（ECMO）：ECMO 可将体内的血液引至体外通过膜氧合器进行气体交换后再送回体内，从而用人工呼吸机暂时代替肺呼吸，使肺有足够休息的时间而得到好转。

5.并发症治疗

（1）合并气胸、纵隔气肿等肺气漏的治疗：轻症可自然吸收，重症应立即抽出气体或插管引流。

（2）合并持续肺动脉高压的治疗：当发生严重低氧血症时，应警惕合并持续肺动脉高压（PPHN）。常规治疗 PPHN 包括碱化血液、药物降低肺动脉压力、高频通气、一氧化氮吸入等，其目的为降低肺动脉压力，提高体循环压力，逆转右向左分流。

第三节　肺　出　血

新生儿肺出血（neonatal pulmonary hemorrhage，NPH）是指肺部 2 叶以上的大面积出血，不包括散在的、局灶性出血，是新生儿期常见的危重症之一，常伴发于其他疾病。本症常是新生儿多种疾病的一个严重的并发症，多发生在新生儿严重疾病晚期，是新生儿重症的重要死因之一。发病率占活产婴的 $0.2\%_0\sim3.8\%_0$；病死率为 $40\%\sim50\%$；尸检率为 $40\%\sim84\%$。由于缺乏有效的特异辅助诊断方法，临床漏诊率较高，许多新生儿肺出血往往在尸检中才发现。

(一)病因

(1)缺氧是 NPH 最常见的病因。常见于第一高峰期,其原发疾病以窒息、宫内窘迫、肺透明膜病、胎粪吸入性肺炎、肺发育不良和颅内出血等严重缺氧性疾病为主。早产儿、低体重儿居多。

(2)感染是第二高峰期的主要病因,原发疾病主要是败血症、感染性肺炎。足月儿居多。

(3)低体温硬肿症及各种严重疾病时低体温是本病的重要诱因,在其终末期常出现肺出血。

(4)严重的先天性心脏病大型:VSD、大型 PDA、大血管错位等。

(5)其他因素:新生儿高黏滞综合征、凝血机制障碍、Rh 溶血病等均与本病的发病有关。

(二)诊断

1.具有肺出血原发病和高危因素

窒息缺氧、早产和(或)低体重、低体温和(或)寒冷损伤、严重原发疾病(败血.症、心肺疾病)等。

2.症状和体征

除原发病症状与体征外,肺出血可有下列表现。

(1)全身症状:低体温、皮肤苍白、发绀、活动力低下,呈休克状态,或可见皮肤出血斑,穿刺部位不易止血。

(2)呼吸障碍:呼吸暂停、呼吸困难、吸气性凹陷、呻吟、发绀、呼吸增快或在原发病症状基础上临床表现突然加重。

(3)出血:鼻腔、口腔流出或喷出血性液体,或于气管插管后流出或吸出泡沫样血性液。

(4)肺部听诊:呼吸音减低或有湿啰音。

3.X 线检查典型肺出血胸部 X 线表现

(1)广泛的斑片状阴影,大小不一,密度均匀,有时可有支气管充气征。

(2)肺血管淤血影:两肺门血管影增多,两肺或呈较粗网状影。

(3)心影轻至中度增大,以左心室增大较为明显,严重者心胸比>0.6。

(4)大量出血时两肺透亮度明显降低或呈"白肺"征。

(5)或可见到原发性肺部病变。

4.实验室检查

(1)血气分析可见 PaO_2 下降,$PaCO_2$ 升高;酸中毒多为代谢性,少数为呼吸性或混合型。

(2)外周血红细胞与血小板减少。

(三)治疗

1.原发病的治疗。

2.一般治疗

注意保暖,保持呼吸道畅通,输氧,纠正酸中毒,限制输液量为 $80mL/(kg \cdot d)$,滴速为 $3\sim 4mL/(kg \cdot h)$。

3.补充血容量

对肺出血致贫血的患儿可输新鲜血,每次 10mL/kg,维持血细胞比容在 0.45 以上。

4.保持正常心功能

可用多巴胺 5～10μg/(kg·min),以维持收缩压在 50mmHg 以上。如发生心功能不全,可用快速洋地黄类药物控制心力衰竭。

5.机械通气

可用间歇指令正压通气(IMV)。对肺出血高危儿,为了能在肺出血前及时用机械通气,可参考评分标准(表7-3),分值≤2 分者可观察;3～5 分者应使用机械通气;≥6 分者,尽管使用机械通气效果也不理想。呼吸机参数可选择:吸入氧浓度(FiO$_2$)60%～80%,PEEP 6～8cmH$_2$O(1cmH$_2$O=0.098kPa),呼吸次数(RR)35～45 次/分,最大吸气峰压(PIP)25～30cmH$_2$O,吸呼比(I/E)1:1～1:1.5,气体流量 8～12L/min。早期每 30～60min 测血气分析 1 次,作为调整呼吸机参数的依据。在肺出血发生前,如发现肺顺应性差,平均气道压(MAP)高达 15cmH$_2$O 应注意肺出血可能。在肺出血治疗期间,当 PIP<20cmH$_2$O、MAP<7cmH$_2$O 仍能维持正常血气时,常表示肺顺应性趋于正常,肺出血基本停止。若 PIP>40cmH$_2$O 时仍有发绀,说明肺出血严重,患儿常常死亡。呼吸机撤机时间必须依据肺出血情况及原发病对呼吸的影响综合考虑。见表8-2。

表 8-2 新生儿肺出血使用持续正压通气的评分标准

评分	体重/g	肛温/℃	血 pH 值	呼吸衰竭类型
0	>2449	>36	>7.25	无
0	1441～2449	～36	～7.25	I
2	<1440	～30	～7.15	II

6.止血药

应用于气道吸引分泌物后,滴入巴曲酶 0.2U 加注射用水 1mL,注入后用复苏囊加压供氧 30s,促使药物在肺泡内弥散,以促使出血部位血小板凝集。同时用巴曲酶 0.5U 加注射用水 2mL 静脉注射,用药后 10min 气管内血性液体即有不同程度减少,20min 后以同样方法和剂量再注入,共用药 2～3 次。或用 1:10000 肾上腺素 0.1～0.3mL/kg 气管内滴入,可重复 2～3 次,注意监测心率。

7.纠正凝血机制障碍

根据凝血机制检查结果,如仅为血小板少于 80×10^9/L,为预防弥散性血管内凝血发生,可用超微量肝素 1U/(kg·h)持续静脉滴注或 6U/kg 静脉注射,每 6h 1 次,以防止微血栓形成,如已发生新生儿弥散性血管内凝血,高凝期给予肝素 31.2～62.5U(0.25～0.50mg/kg)静脉滴注,每 4～6h 1 次或予输血浆、浓缩血小板等处理。

第四节　感染性肺炎

感染性肺炎是新生儿常见疾病,也是引起新生儿死亡的重要病因。据统计,围生期感染性肺炎病死率为 5‰~20‰。可发生在宫内、分娩过程中或生后,由细菌、病毒、衣原体、真菌等不同的病原体引起。

(一)病因

1.宫内感染性肺炎(又称先天性肺炎)

主要的病原体为病毒,如风疹病毒、巨细胞病毒、单纯疱疹病毒等,病原体经血行通过胎盘感染胎儿;孕母阴道内的细菌(大肠杆菌、克雷白杆菌、李斯特菌)、支原体等感染也可经胎盘感染胎儿,但较少见;胎儿吸入污染的羊水可产生肺炎。

2.分娩过程中感染性肺炎

(1)胎膜早破 24h 以上或孕母产道内病原体上行感染羊膜,引起羊膜绒毛膜炎,胎儿吸入污染的羊水,发生感染性肺炎。

(2)胎儿分娩时通过产道吸入污染的羊水或母亲的宫颈分泌物。常见病原体为大肠杆菌、肺炎链球菌、克雷白菌、李斯特菌和 B 族溶血性链球菌等,也有病毒、支原体。早产、滞产、产道检查过多更易诱发感染。

3.出生后感染性肺炎

(1)呼吸道途径:与呼吸道感染患者接触。(2)血行感染:常为败血症的一部分。(3)医源性途径:由于医用器械如吸痰器、雾化器、供氧面罩、气管插管等消毒不严,或呼吸机使用时间过长,或通过医务人员手传播等引起感染性肺炎。病原体以金黄色葡萄球菌、大肠杆菌多见。近年来机会致病菌如克雷白杆菌、假单胞菌、表皮葡萄球菌、枸橼酸杆菌等感染增多。病毒则以呼吸道合胞病毒、腺病毒、巨细胞病毒多见;其他的病原菌如沙眼衣原体、解脲支原体等亦应引起重视。广谱抗生素使用过久易发生念珠菌肺炎。

(二)临床表现

1.宫内感染性肺炎

临床表现差异很大。多在生后 24h 内发病,出生时常有窒息史,复苏后可有气促、呻吟、呼吸困难、体温不稳定,反应差。肺部听诊呼吸音可为粗糙、减低或闻及湿啰音。严重者可出现呼吸衰竭、心力衰竭、DIC、休克或持续肺动脉高压。血行感染者常缺乏肺部体征,而表现为黄疸、肝脾大和脑膜炎等多系统受累。也有生后数月进展为慢性肺炎。周围血象白细胞大多正常,也可减少或增加。脐血 IgM>200mg/L 或特异性 IgM 增高者对产前感染有诊断意义。X线胸片常显示为间质性肺炎改变,细菌性肺炎则为支气管肺炎表现。

2.分娩过程中感染性肺炎

发病时间因不同病原体而异,一般在出生数日至数周后发病,细菌性感染在生后 3~5d 发病,Ⅱ型疱疹病毒感染多在生后 5~10d 发病,而衣原体感染潜伏期则长达 3~12 周。生后立即进行胃液涂片找白细胞和病原体,或取血标本、气管分泌物等进行涂片、培养和对流免疫电泳等检测有助于病原学诊断。

3.产后感染性肺炎

表现为发热或体温不升、气促、鼻翼扇动、发绀、吐沫、三凹征等。肺部体征早期常不明显，病程中可出现双肺细湿啰音。呼吸道合胞病毒性肺炎可表现为喘息，肺部听诊可闻哮鸣音。鼻咽部分泌物细菌培养、病毒分离和荧光抗体，血清特异性抗体检查有助于病原学诊断。金黄色葡萄球菌肺炎易合并脓气胸，X线检查可见肺大疱。

(三)治疗

1.呼吸道管理

雾化吸入，体位引流，定期翻身、拍背，及时吸净口鼻分泌物，保持呼吸道通畅。

2.供氧

有低氧血症时可用鼻导管、面罩、头罩或鼻塞 CPAP 给氧，呼吸衰竭时可行机械通气，使动脉血 PaO_2 维持在 $6.65\sim10.7kPa(50\sim80mmHg)$。

3.抗病原体治疗

细菌性肺炎者可参照败血症选用抗生素。李斯特菌肺炎可用氨苄西林；衣原体肺炎首选红霉素；单纯疱疹病毒性肺炎可用阿昔洛韦；巨细胞病毒性肺炎可用更昔洛韦。

4.支持疗法

纠正循环障碍和水、电解质及酸碱平衡紊乱，每日输液总量 $60\sim100mL/kg$，输液速率应慢，以免发生心力衰竭及肺水肿；保证充足的能量和营养供给，酌情静脉输注血浆、白蛋白和免疫球蛋白，以提高机体免疫功能。

第五节　呼吸衰竭

急性呼吸功能衰竭(acute respiratory failure,ARF)是呼吸中枢和(或)呼吸器官原发或继发的病变，引起通气和(或)换气功能障碍，使呼吸系统吸入 O_2 及排出 CO_2 的功能不能满足人体需要的外呼吸功能障碍。

(一)病因

1.气道梗阻

鼻后孔闭锁，鼻充血致鼻塞，Pierre Robin 综合征，声带麻痹，喉蹼，会厌下狭窄，气管软化症，先天性大叶肺气肿。

2.肺部疾病

肺透明膜病、肺炎、肺不张、肺水肿、肺出血、吸入综合征、支气管肺发育不良等。

3.肺受压

气胸、膈疝、食管裂孔疝、脓胸等。

4.心脏病

先天性心脏病、心肌炎、动脉导管未闭伴心力衰竭。

5.神经系统及肌肉疾病

出生时窒息、早产儿呼吸暂停、颅内出血、脑膜炎、破伤风、药物(吗啡、镁等)中毒等。

(二)病理生理

完整的呼吸功能包括外呼吸、内呼吸及血液携带 O_2 及 CO_2 的能力。呼吸衰竭通常指的是外呼吸的功能障碍,可分为通气及换气功能障碍两种。

1.通气功能障碍

是肺泡通气量减少,PaO_2 降低,同时由于排出 CO_2 量减少,$PaCO_2$ 可增加。引起原因如下。

(1)气道阻力增加:称之为阻塞性通气障碍,是较常见的一种。新生儿的呼吸道梗阻主要是黏膜肿胀和分泌物堵塞。肺部疾病时易于发生阻塞性通气功能障碍。

(2)肺泡扩张受限制:肺泡扩张受限制,使肺通气量减少,称之为限制性通气功能障碍。其原因可分为肺外与肺本身病变两种。

①肺外病变:见于脑部病变或药物使呼吸中枢抑制或受损;神经肌肉疾病累及呼吸肌,新生儿呼吸肌易于疲劳衰竭;胸腔积液、积气、横膈疝等均限制肺泡的扩张。

②肺部广泛实质性病变:如肺透明膜病、肺炎等使肺僵硬而不易于扩张。

2.换气功能障碍

换气是肺泡氧与肺毛细血管网之血流中 CO_2 气体交换的过程。肺泡通气/血流比值(V/Q)失调,肺内短路增加和弥散障碍均使换气过程发生严重障碍而导致呼吸衰竭。

(1)肺泡通气/血流比值(V/Q)失调。

(2)肺泡弥散障碍:在肺实质病变不张时,易于引起弥散功能不足。由于 CO_2 在体液中的溶解度远较氧的溶解度大,因此,虽然 CO_2 分子量较大,肺泡膜两侧的压力差较小,其弥散能力仍较氧大 21 倍,故一般临床上的弥散功能障碍大都指氧的弥散障碍。

(三)临床表现

呼吸衰竭时必有血气的变化,PaO_2 下降和(或)$PaCO_2$ 上升,二者常同时存在,对机体的影响常是综合的。

1.神经系统

呼吸衰竭对神经系统影响的病理基础是脑水肿。缺氧使脑组织酶系统破坏,引起细胞内水肿,CO_2 增高使脑间质水肿。临床上 PaO_2 低于 4.00kPa(30mmHg),SaO_2 低于 60%,$PaCO_2$ 在 9.33kPa(70mmHg)以上,pH 在 7.20 以下均可导致精神和意识的改变,甚至抽搐,称为肺性脑病。

2.循环系统

缺氧及 CO_2 滞留的早期均可引起血压升高。严重缺氧及酸中毒可使血压下降和循环衰竭。

3.肾脏

可出现蛋白尿、红细胞、白细胞及管型。由于缺氧及高碳酸血症反射性引起肾血管收缩,使肾血流减少,因此重者可发生急性肾功能衰竭。

4.消化系统

可出现消化道出血。

5.酸碱失衡及电解质紊乱

可致呼吸性酸中毒、呼吸性碱中毒,或合并代谢性酸中毒、高钾血症等。

(四)分类及诊断

1.分类

目前临床上多按血气变化的特点分类。

Ⅰ型呼吸衰竭:低氧血症型。

Ⅱ型呼吸衰竭:低氧血症伴高碳酸血症型。

2.诊断

应根据病因、临床表现及血气综合分析进行诊断。但新生儿的临床表现常不典型,故应掌握在哪些情况下易于发生呼吸衰竭而予以密切观察,以早期发现。

(1)临床指标

①呼吸困难:在安静时呼吸频率超过 60 次/分,或低于 30 次/分,呼吸节律改变甚至呼吸暂停,三凹征,伴有呻吟。

②发绀:除外周围性及其他原因的发绀。

③神志改变:精神萎靡,反应差,肌张力低下。

④循环改变:肢端凉,皮肤毛细血管再充盈时间延长(足跟部>4s),心率<100 次/分。

(2)血气指标:

Ⅰ型呼吸衰竭:$PaO_2 \leqslant 6.67kPa(50mmHg)$,海平面,吸入室内空气时。

Ⅱ型呼吸衰竭:$PaO_2 \leqslant 6.67kPa$,$PaCO_2 \geqslant 6.67kPa$。

轻症 $PaCO_2$ 6.67~9.33kPa(50~70mmHg)。

重症 $PaCO_2 > 9.33kPa$。

(3)诊断条件:临床指标①、②为必备条件,③、④为参考条件。无条件做血气时若具备临床标准①、②项,可临床诊断为呼吸衰竭。

(五)治疗

应积极治疗原发病,尽快去除病因;改善呼吸功能,提高 PaO_2、SaO_2 降低 $PaCO_2$;维持心、脑、肾等重要脏器的功能;纠正水、电解质和酸碱平衡紊乱;预防与控制感染;及时进行辅助呼吸。

1.病因治疗

积极寻找和治疗引起呼吸衰竭的原发病极为重要,针对不同的病因进行内科或外科手术治疗。

2.改善呼吸功能

(1)保持呼吸道的通畅:根据患儿的病因和具体情况可分别采用拍背、吸痰、湿化氧气吸入、雾化等方法,及时清除呼吸道的分泌物。

(2)氧疗:根据患儿的缺氧程度和具体情况可分别用面罩吸氧或头罩吸氧。

(3)呼吸兴奋药的应用:对于因呼吸中枢受抑制所导致的呼吸浅表或不规则的患儿,在呼吸道通畅的情况下可适当选用氨茶碱、东莨菪碱等药物。一般情况下,呼吸兴奋药对急性呼吸衰竭治疗效果不大,不宜常规或大量使用。

3.积极治疗并发症

并发心力衰竭时可选用洋地黄制剂和血管扩张药,常用的药物有地高辛、毛花苷 C、酚妥拉明、多巴胺、多巴酚丁胺等药物。用洋地黄制剂的剂量宜小,以防中毒。近年在严重呼吸衰竭应用酚妥拉明效果良好,它是 α 受体阻滞剂,能解除小血管痉挛,改善微循环。对改善心肌功能,改善通气,减轻肺高压、肺水肿,增加肾血流量均有作用。合并脑水肿时可给予甘露醇等药物脱水降颅压治疗,新生儿用量应偏小,一般每次 0.25~0.597kg。同时应注意静脉补液的量和张力。

4.预防和控制感染

对于感染的患者可根据临床经验选用抗生素,有条件的可根据分泌物细菌培养及药敏试验用药。

5.加强护理

维持水、电解质平衡和供给足够营养。

注意保暖和基础护理,监测呼吸、心率、血压等生命体征,定期进行血气分析和胸片检查。供给足够的营养和热量,根据患儿病因和有无并发症等具体情况调整和计算静脉补液量,维持水电解质平衡。

6.机械通气

经一般治疗无效和医疗条件具备的情况下可给予机械通气治疗。

第二章　急症和创伤疾病

第一节　婴幼儿及儿童高级生命支持

当面对一个病情危重或是受外伤的儿童时,应立刻给予系统的评估,快速判断患儿的生理状态,同时开始初步的复苏措施。首先要纠正紊乱的生理状态。特别是要评估有无气道梗阻、评估通气状态以及有无休克,如果存在异常,必须立刻进行处理。做出初步处理后,医务人员需要进一步仔细分析潜在的病因,特别需要注意那些可以治愈的和可逆的病因。随后开始给予病因治疗和对症处理(例如针对低血糖症给予静脉注射葡萄糖)。

儿童心搏骤停(cardiac arrest)最多见于进行性的呼吸衰竭或休克,而不是原发的心脏疾病。未被预知的病情恶化可以导致心动过缓、濒死样呼吸,最终导致心跳停止。随之而来的是大脑和其他重要脏器的缺氧缺血性损伤,可致神经系统功能难以恢复,即使是那些疑似心搏骤停后存活下来的患儿也一样。对于通气和氧疗等快速干预有反应以及需要高级生命支持<5min的患儿,复苏后存活下来保持神经系统功能完整的可能性更大。因此,早期判断哪些患儿有发展为心跳呼吸骤停的危险并在发生心跳停止前给予积极的干预措施是非常重要的。

注意:标准防护措施(个人防护装备)在复苏过程中必须持续使用。

一、复苏的 ABC 步骤

对每一个病情危重的患儿都必须按照以下顺序进行评估:气道是否开放,呼吸是否充分以及循环是否健全。每一步发现存在问题时,必须解决后再进行下一步的评估。因此,如果一个患儿存在气道梗阻,必须先使气道开放(如通过抬颏法和调整头部位置)再进行呼吸和循环的评估。

(一)气道(airway)

看、听和感觉上气道是否开放:看胸廓起伏和腹壁的运动来了解呼吸做功。听外在的呼吸音,如喘鸣音、鼾音和呻吟。将听诊器放在患儿嘴边或气管上可以更清晰地听到吸气声。将脸贴近患儿的口鼻可以感觉气流的运动。自主呼吸费力以及呼吸做功增加但是没有气流的运动提示气道存在梗阻。严重的气道梗阻常伴有意识水平的改变,包括烦躁和嗜睡。

对于气道的管理,首先采用非侵入性的方法,例如氧疗、抬下颏、推颌、吸痰和面罩气囊加压通气。侵入性的方法包括气管插管、喉罩,气管切开术。气管切开只用于其他方法不成功的时候。如果怀疑有颈部损伤时,颈椎必须固定起来,避免过度仰伸和弯曲(详见后面儿童外伤患者的评估章节）。下面的讨论是假设基础生命支持已经建立。

了解儿童气道解剖的对于气道的管理非常重要。小儿的舌头体积相对较大，并且喉头的位置较高较前。婴幼儿是被动的鼻式呼吸者；因此，鼻咽部的分泌物、血液或异物可导致明显的呼吸窘迫。

（1）将患儿的头部置于嗅花位。使颈部轻度伸展头部轻轻后仰，从而使面部朝前。这个位置可以保持口腔、喉部和气道在一直线上。如果压额抬下颌后气道阻塞仍然存在，则需要重新调整头部位置。对于婴幼儿和 8 岁以下的儿童，由于枕骨相对较大，会导致明显的颈部弯曲，这时可以通过在肩部下垫毛巾卷来改善，放置后使头部置于中间位置（图 2-1）。年龄较大的儿童，只需要轻度仰伸头部。注意避免过度仰伸颈部，尤其在婴幼儿。

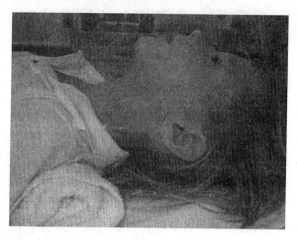

图 2-1　＜8 岁儿童保持最佳气道开放的正确体位：用一块折叠的床单或毛巾肩膀下来调整枕骨的位置，使口腔、喉部和气道呈一直线

（2）采用抬下颌或推下颌的手法（图 2-2）。抬下颌时注意避免将压力作用于颏下三角，或通过推下颌角的方法抬下颌。压额法不能用于有颈椎损伤可能的患者。

（3）吸引口腔中的任何异物。

（4）用手指或 Magil 钳清除可见的异物，必要时使用喉镜介导。不要用手指盲扫。

（5）放置辅助气道，如口咽气道或鼻咽气道（图 2-3）可缓解由于舌后坠至后咽部所致上气道梗阻。这是失去意识的儿童最常见的气道梗阻的原因。正确放置口咽气道需要测量上牙龈中点到下颌角的长度（图 2-4），并且只能用于失去意识的儿童。鼻咽气道需要选择恰好可放入鼻孔中，而且长度相当于鼻孔到耳屏的距离（图 2-5）。这种辅助气道应避免用于存在明显面中部损伤的患儿，因为可能通过损伤的筛板导致颅内贯通伤。

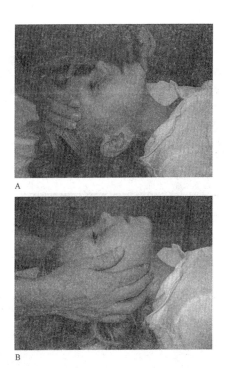

图 2-2　A.对没有颈椎创伤的患儿采用压额-抬下颏法开放气道:用一只手轻轻抬起下颏,另一只手
　　　轻轻压额使头后仰。B.对可能有颈椎创伤的患儿采用推下颌法开放气道:抬高下颌角
　　　使下颌和舌头向前来开放气道而无须弯曲颈部

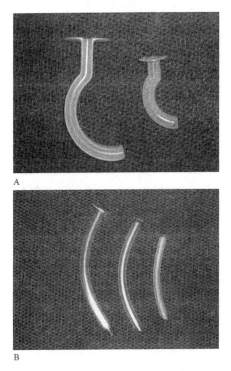

图 2-3　A.口咽气道的各种型号。B.鼻咽气道的各种型号

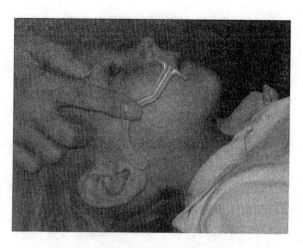

图 2-4　口咽气道型号的选择:将气道置于患儿面部旁,通过测量上牙龈中点到下颌的距离来评估合适的型号

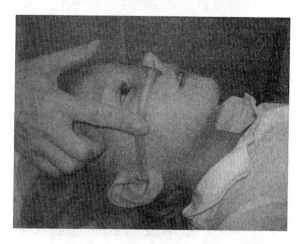

图 2-5　鼻咽气道型号的选择:将气道置于患儿面部旁,通过测量鼻孔到耳屏的距离来评估合适的型号

(二)呼吸(breathing)

呼吸状态的评估主要靠检查来完成。观察胸廓起伏的强度以及是否对称、呼吸频率和做功(如有无三凹征、鼻扇和呻吟)、辅助呼吸肌的应用、皮肤的颜色,以及有元气管偏移。注意观察精神状态。如果有条件,使用脉搏血氧监测仪和潮气末二氧化碳检测仪更好。听外在的呼吸音,如喘鸣音。听诊有无进气声、呼吸音是否对称以及啰音。感觉有无皮下捻发感。

如果自主呼吸弱,开始给予100%氧气进行面罩气囊正压通气,并根据患儿的呼吸做功调整气囊的膨胀度。选择一个合适的面罩,可以包绕鼻梁至下颌区域,以保证密闭性。在面罩周围形成一个"E-C夹"以保证面罩紧密的罩在患儿脸上:将拇指和示指形成一个"C"形围绕在面罩上,中指、无名指和小指放在下颌骨上使下颌抬高贴紧面罩(图2-6)。此法最适合双人操作。充足的通气反映在胸廓的适度起伏以及听诊双侧肺通气良好。如果面罩气囊加压通气胸廓起伏不明显,需重新调整气道的位置。如果气道仍然阻塞,予以清除气道异物,包括用喉镜直接暴露气道再用Magil钳清除异物。休克或严重呼吸窘迫的患儿出现双侧呼吸音不对称时则提示气胸的存在,必要时需行针刺胸腔穿刺术。在年龄小的患儿,呼吸音的传导可由于胸壁的传导作用减弱,使气胸的听诊不明显。气囊面罩通气在绝大多数病例中都是有效的。

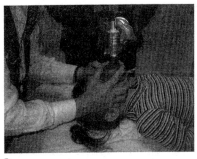

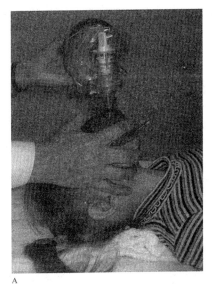

图 2-6　A.带减压阀的面罩气囊通气,单人操作手法:将拇指和示指形成一个"C"形围绕在面罩上,
中指、无名指和小指放在下颌骨上使下颌抬高贴紧面罩。B.带减压阀的面罩气囊通道,
双人操作手法:第 1 个救助者用双手形成"C-E 夹",第二个求助者提供通气

注意:有效的氧合和通气是成功复苏的关键。

对面罩气囊通气无反应、昏迷、需要气道保护的,以及可能需要较长时间通气的患儿,需进行气管插管正压通气。插管时按压环状软骨。环甲膜切开术很少用到。高级气道的管理技术在本章附录的参考文献中描述。

(三)循环(circulation)

休克的诊断可以通过临床查体快速判断。临床检查可通过以下几点进行灌注情况的评估。

1.脉搏

检查外周动脉搏动的强弱。脉搏变得微弱、纤细仅见于严重的低血容量。通过比较外周动脉和中心动脉的搏动强弱可以判断休克的存在。在婴幼儿,中心动脉应检查肱动脉。

2.心率

与相应年龄心率的正常值进行比较。心动过速是应激状态的非特异性表现;心动过缓是心搏骤停前的指征,需要立即进行积极的复苏。

3.四肢

休克进展时,四肢从末梢到近心端逐渐变凉。患儿的四肢若从末梢到肘部和膝部都变凉提示存在严重的休克。

4.毛细血管再充盈时间(CRT)

这是评估灌注的重要指标,CRT>2s 为异常,除非患儿体温低。

5.精神状态

低氧血症、高碳酸血症或缺血可导致精神状态的改变。其他一些严重的但可治疗的情况，如颅内出血、脑膜炎和低血糖症也可导致精神状态的改变。

6.皮肤颜色

肤色苍白、灰暗、花纹或苍灰均提示循环不良。

7.血压

必须记住重要的一点,休克(重要脏器的灌注不足)可以出现在血压下降至相应年龄组血压正常值低限前。当外周血管容量下降,外周血管的阻力增高,血压可维持正常直到血容量减少35%~40%,此时随之而来的是血压的快速甚至不可逆的恶化。存在各种低灌注表现而血压正常的休克称为代偿性休克。到血压下降,即出现低血压性休克。血压的测量必须手动进行,注意选择合适大小的袖带,因为自动化的机械测量用于儿童时可能不准确。

二、休克的处理

静脉通路的建立对于休克患儿非常重要,但有时很难建立。应当首先尝试建立外周静脉通路,特别是肘静脉通路;如果不成功,则应尽快进行中心静脉穿刺。可供选择的部位包括股静脉、锁骨下静脉或颈内、外静脉,或者行肘静脉、股静脉、隐静脉切开,还可建立骨内通路(图2-7)。对于病情危重的患儿,当外周静脉通路无法快速开放时,可考虑进行骨内穿刺。必须综合考虑施救者的个人技术以及患儿需要开放静脉通路的紧急程度来决定采用哪种侵入性的操作。用短且管径宽的输液导管以保证最大的滴速。在非常危重的患儿,需要开放两条静脉通路。新生儿还可采用脐静脉置管术。如果需要持续的心搏监测或是经常需采血进行实验室检查,可考虑开放动脉通路。

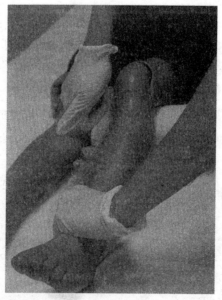

图 2-7　骨内穿刺置管术。用手掌牢固抓住穿刺针,使针头垂直于胫骨平面,以胫骨粗隆下两横指处
　　　　为穿刺点进针。稳固地、以旋钮式动作持续进针,直到感到阻力突然降低,说明针已进入
　　　　骨髓腔。可以抽出血液和骨髓证实穿刺位置正确

(一)休克状态的区别以及最初的治疗

对有效循环不足的治疗应该针对病因进行。

1.低血容量性休克

儿科患者最常见的休克类型是低血容量休克(hypovolemic shock)。常见的原因包括脱水、糖尿病、发热性疾病、出血和烧伤。最初的治疗应给予生理盐水或乳酸林格液(等张晶体液)。每1剂给予20ml/kg,必要时可以重复使用,直到灌注正常。儿童可耐受大剂量的液体扩容。典型的低血容量性休克仅需要60ml/kg液体,但如果继续丢失严重则需要更多的液体扩容。治疗要根据适当的监护以及不断地再评估做出变化。对创伤患者,如果给予2个剂量的晶体液扩容仍没有反应,则需输注浓缩红细胞。在简单的低血容量性休克一般不需使用升压药。

2.血流重分布性休克(distributive shock)

是由于血管容量增加引起的,其循环血量是正常的,如败血症、过敏反应、脊髓损伤。最初的治疗也是给予等张晶体液扩容,但当给予两个剂量20ml/kg的晶体液扩容灌注仍未正常,则需要使用升压药。血流重分布性休克的患儿必须转入儿科重症监护室监护。

3.心源性休克(cardiogenic shock)

常见于先天性心脏病、心肌炎、心律失常或药物摄入(如可乐定、抗抑郁药物等),也可见于其他原因所致的持续休克状态。心源性休克的诊断可根据以下体征:心律失常,颈静脉怒张,啰音,异常心音,如第三、第四心音,心包摩擦音,窄脉冲或肝脏肿大。胸部X线平片可见心影增大和肺水肿。可以给予第1个剂量的晶体液,但是升压药和减低后负荷的药物也必须予以改善灌注。但需要注意的是给予多个剂量的液体扩容可能使病情恶化,所以综合的心肺功能监护是必需的。心源性休克的患儿必须转入儿科重症监护室监护。

(二)观察和进一步的处理

临床上需要再评估机体对每1剂液体的反应以决定是否需要再给下1剂液体扩容。持续的中心静脉压监测、胸部X线片和留置尿管监测尿量有助判断血容量状态。

如果颅内压有升高的可能,如严重的头部损伤、糖尿病酮症酸中毒或脑膜炎时,扩容必须小心。但即便在这些情况下,也要尽快恢复正常的血容量以获得足够的平均动脉压,这样才能得到足够的颅内灌注压。

三、心肺复苏总结

按照ABC的顺序来进行评估,在开始下一步骤前,如果发现前一步骤存在生理功能的异常,必须立即干预。在给予干预后,必须进行再评估以保证干预措施有效,从而确保不会出现判断不出病情恶化,这一点非常重要。

四、儿科急救用药

保持气道的开放和给予呼吸支持是儿科心肺复苏的主体,但药物的使用有时也是需要的。通过外周静脉留置管给药,使药物能快速分布到中央循环。在接近静脉留置管的接头处快速推注药物,再用生理盐水冲管,以达到最快的全身起效。如果没有静脉通路或骨内穿刺未建立时,有些药物可以通过气管内导管给入(表2-1)。使用预先印有药物剂量、器械型号、静脉推注液体的剂量以及基于身长的紧急测量卷尺(broselow 卷尺)或预先印有复苏药物的卡片比使用估算公式,可帮助我们获得更为精确的剂量,使得剂量误差最小化。常用儿科急救药物总结,见表2-2。

表 2-1　可通过气管导管给入的急救药物

利多卡因
肾上腺素
阿托品
纳洛酮

表 2-2　儿科急救药物

药物	适应证	剂量和给药途径	注意事项
阿托品	1.心源性心动过缓 2.迷走神经导致的心动过缓,如行喉镜检查或气管插管时 3.抗胆碱酯酶中毒	0.01～0.02mg/kg(最小剂量 0.1mg;最大剂量 2mg)。IV,IO,ET。每 5min 可重复 1 次。	阿托品对原发于心脏疾病的心动过缓的血流动力学改变可能有效。因为婴幼儿有时可出现反复心动过缓,美国心脏病协会推荐的最小剂量为 0.1mg。在儿科,由于缺氧缺血导致的心动过缓的一线用药是肾上腺素
碳酸氢盐	1.可证实的代谢性酸中毒 2.高钾血症	1mmol/kg IV 或 IO;根据动脉血气:0.3×kg×剩余碱。每 5min 可重复一次	缓慢推注。碳酸氢钠只有在充分氧合、通气、灌注良好的情况下才能有效。有一些不良反应
10%氯化钙	1.可证实的低钙血症 2.钙通道拮抗药过量 3.高钾血症、高镁血症	10～30mg/kg 缓慢 IV,最好从中心静脉给药,或小心的 IO	钙剂不再用于心脏停搏。如果外渗可导致严重的组织坏死。需小心应用
肾上腺素	1.心动过缓,特别是由于缺氧缺血引起的 2.低血压(灌注不足) 3.心脏停搏 4.使室颤患儿对首次电除颤更敏感 5.无脉性心电活动 6.过敏反应	心动过缓和心脏停搏: IV/IO: 0.01mg/kg 1∶10000 的溶液。ET;0.1mg/kg 1∶1000 的溶液 过敏反应: SC/IM:0.01mg/kg 1∶1000 的溶液,最大剂量 0.3mg,可每 5～15min 重复 1 次。持续静脉滴注:0.1～1μg/(kg·min)	肾上腺素是儿科复苏最重要的单一用药。最近的儿科研究显示大剂量的肾上腺素不会改善存活儿童的出院时间和神经系统预后。还有研究显示可能存在不良反应,包括增加心肌耗氧量和加重停搏后心肌的功能异常,因此,不再推荐使用大剂量的肾上腺素

药物	适应证	剂量和给药途径	注意事项
葡萄糖	1.低血糖症 2.精神状态改变（根据经验） 3.与胰岛素一起用于高钾血症	0.25～0.5g/kg IV 或 IO。必要时可持续输注	10％葡萄糖 2～4ml/kg 25％葡萄糖 1～2ml/kg
纳洛酮	1.阿片类药物过量 2.精神状态改变（根据经验）	0.1mg/kg IV,IO 或 ET；最大剂量 2mg。必要时可重复使用	不良反应很少。在年幼儿童可给予 1 剂 2mg。必要时重复使用，在阿片类药物过量时也可持续输注

ET.气管内给药；IO.骨内穿刺给药；IV.静脉给药；SC.皮下给药

第二节　病情危重儿童的处理

一个病情不稳定的患儿可能已确诊（哮喘持续状态和呼吸衰竭,已知的先天性心脏病的并发症）,或存在不明原因的心脏呼吸衰竭。最初的处理必须快速辨别和逆转威胁生命的情况。患有慢性疾病的儿童可能存在原发病的急剧恶化,也可能出现新的无关原发病的情况。

（一）急救处理的准备

复苏开始时需同时从 2 个方面进行:快速心肺功能评估和相应的检查,同时开放静脉通路和开始心肺功能监测。为了同时完成上述目标所采取的措施列举如下:

（1）如果预先已被告知患者即将到达,准备一间复苏室以及召集所需的医务人员做好准备。例如已知患儿为严重头部外伤后无反应,则需通知神经外科医生和放射科医生做影像学检查。

（2）明确急救小组的工作职责。需要有 1 名小组组长和相应指定人员分别负责气道的管理、胸外按压、开放静脉通路、抽血做实验室检查、连接监护仪、采集相关病史资料和提供家庭支持服务。团队的协作是非常重要的。

（3）准备相应年龄所需的急救设备（包括喉镜片、气管内导管、鼻饲或口饲管、静脉导管、导尿管）和监护仪（心肺监护仪、脉搏血氧监测仪和合适的血压袖带）,所有物品应备好随时可以使用。如果可以,使用基于身长的紧急测量卷尺。表 8-3 可见相应年龄气管内导管的型号。带套囊的气管导管可用于住院的儿童和超过新生儿期的婴幼儿。套囊的压力要小心监测,控制在 $20cmH_2O$ 以下。在某些特定情况下,如肺顺应性很差或高气道阻力时,使用带套囊的气管导管可能更有利于压力控制。

（二）接诊和评估

患者到达后,急救小组组长开始对患者进行快速评估,而其他成员按照预先安排的分工各施其责。如果患者由院前救护人员转运来院,需要重点注意他们的报告,包括他们已获得的信息和观察的结果。所有的干预措施和用药必须由组长下达以避免混乱。组长应当避免亲自进行复苏操作,以免干扰其对复苏最佳方向的把握。一份详细以时间顺序进行记录的病历应当保存好,其中包括所用药物、干预措施及患者对干预的反应。

所有工作

除了心外按压和通气外,还需保证完成以下工作:

(1)100％高流量的氧气。

(2)心肺监护仪、脉搏血氧监测仪,插管患者还需潮气末 CO_2 监测仪。

(3)血管通路(外周、骨内穿刺或中心静脉穿刺),需准备两条通路。

(4)抽血和输送。床边血糖监测非常重要。

(5)生命体征监测。

(6)褪去衣服。

(7)Foley 导管和鼻饲或口饲管置管。

(8)完整的病史。

(9)通知相关的顾问医生。

(10)家庭支持。

(11)如果病例涉及潜在的恐怖主义、团伙暴力或威胁到医护人员或家庭成员的安全,需要启动法律、激活安保系统和锁好急诊室。

表 2-3　根据年龄估计体重和设备型号

年龄(岁)	体重(kg)	气管导管型号(mm)[a,b]	喉镜片(型号)	胸腔引流管(Fr)	吸引管(Fr)
早产儿	1～2.5	2.5(只能用无套囊的)	0	8	5
足月新生儿	3	3.0(只能用无套囊的)	0～1	10	8
1	10	3.5～4.0	1	18	8
2	12	4.5	1	18	10
3	14	4.5	1	20	10
4	16	5.0	2	22	10
5	18	5.0～5.5	2	24	10
6	20	5.5	2	26	12
7	22	5.5～6.0	2	26	12
8	24	6.0	2	28	14
10	32	6.0～6.5	2～3	30	14
青少年	50	7.0	3	36	14
成年人	70	8.0	3	40	14

a 导管内径

b 如果使用有套囊的导管,管径减 0.5mm

以下操作酌情进行

(1)固定颈部。

(2)行 X 线胸片检查(放置静脉导管和气管插管)。

(3)放置中心静脉压导管和动脉导管。

第三节　儿科创伤患者的处理

创伤,包括车祸伤、摔伤、烧伤和溺水,是 1 岁以上儿童死亡的最主要原因。所有从事儿科救护工作的人员都必须清楚地认识到其严重性。创伤预防专家、院外转运人员、急诊重症监护医生、康复医生和护士之间的通力协作将减少这种可怕结果的发生。

以急救小组的方式来处理严重创伤的患儿,如前所述分配角色,是最佳的处理方法。接诊处平静的气氛有利于患儿得到妥善的照护。清醒的患儿受到严重创伤后是非常恐慌的,安慰可以减轻其焦虑情绪。必须给予镇静镇痛药使患儿镇定下来。放任患儿遭受不必要的痛苦是不合理的。应迅速地给予口服或静脉镇痛药来治疗疼痛,并开始持续的监护。患儿父母通常存在焦虑、愤怒、内疚等情绪,需要医护人员、社会工作者或儿童成长专家(知识渊博的儿童成长方面的治疗专家)给予长期的援助。为了提供最佳的多学科医疗支持,区域性儿科创伤中心可以提供由急诊科、创伤外科、矫形骨科、神经外科和重症医学等方面儿科专家组成的专门小组。但是大多数严重创伤患儿并不能立刻转至这些创伤中心。初级医疗机构必须对存在威胁生命的创伤的患儿进行初步的评估及处理,使其可以平稳地转运至大型的儿科创伤中心。

一、损伤的机制

用文字记录损伤发生的时间、损伤的类型(例如被快速减速的汽车撞击)、继发的损伤(如果患儿被第一次撞击抛落),在现场患儿的表现,给予了哪些干预措施和转运过程中的临床表现。急救人员的报告是非常重要的。如果患者需要二次转运,转寄所有关于患者的信息给相应的医疗机构。

儿童的创伤大部分是钝挫伤,贯通伤仅占 10%。头部和腹部创伤最常见和严重。

二、最初的评估和处理

绝大多数到达医院时仍存活的创伤患儿可以治愈出院。由于大部分死于创伤的儿童是因为头部创伤引起的,因此在救治严重创伤的患儿时,必须把脑复苏放在最重要的位置上。评价患儿的预后,要看患儿功能恢复的最终水平。严格地按照 ABC 的步骤来进行复苏,可以保证最佳的氧合、通气和灌注,而最终保证脑的灌注。

初步和第二步的评估是一种采用系统的方式对创伤病人进行评估和治疗的方法,这种方法可以分为快速评估和稳定的阶段以及接下来的全身检查和重点监护阶段。

三、初步评估

初步评估的目的是立即识别和治疗由创伤导致的生理上的紊乱。这是复苏的阶段。最优先进行的仍然是气道、呼吸和循环,但需要根据创伤的部位进行调整。

气道,注意颈椎的固定;

呼吸;

循环,注意出血的控制;

活动障碍(神经损伤);

暴露(维持环境温暖,褪去衣物以便于检查)。

关于 ABC 的评估和治疗已在本章的前一部分讨论,根据创伤位置不同而增加的部分将在下文中阐述。

(一)气道

不能进行恰当的气道管理是导致不必要的发病和死亡的最常见原因。所有的创伤患者都应给予 100% 高流量的氧气。在评估和气道管理的同时给予颈椎保护,首先给予手法内固定,不要牵引,再给予硬质的颈椎套圈保护。头部和身体要放置在一个由轻质软垫(如厚毛毯)包绕的背板上,来进一步固定头部和身体,以保证在患儿呕吐时可以整体转动患儿。接着评估气道的开放情况。在需要气管插管时应采用推下颌的方法而不用抬下颏的方法以避免颈椎的弯曲及仰伸。吸引清理口咽部的血液、异物及分泌物,移除松动的牙齿。如果听到上气道梗阻的呼吸音或是有舌后坠发生,可以插入口咽气道。意识状态处于抑制水平(Glasgow 昏迷评分<9 分)的患儿、需要较长时间通气或过度换气的患儿、严重头部创伤或是准备进行手术干预的患儿需要在面罩吸氧后予以气管插管。可以选择经口气管插管,这样可以避免影响颈椎的操作。如果没有禁忌证,比如可能伤及筛板的明显面中部损伤,在 12 岁以上的有自主呼吸的患儿可以选择经鼻气管插管。喉罩气道(LMA)的使用在入院前和住院中都逐渐增多。LMA 装置是由 1 根柔韧的管子和与之相连的一个可充气的橡胶罩组成。LMA 可以盲插进下咽部,固定在喉头,封闭食管。使用它的优点包括容易插入、降低对气道的潜在损伤和较高的成功率。与经口气管插管相比,患者对于 LMA 的需求更多;然而,LMA 不能用于需要较长时间通气以及最终的气道管理。极少数情况下,如果气管插管不成功,特别是面部创伤严重的患儿,可能需要行环甲膜切开术。对于 12 岁以下的患儿,可以选择细针环状软骨穿刺术,即用大号的留置针头穿刺环甲膜。而正式的可控的气管切开术则需要手术修正。

(二)呼吸

大部分通气问题可以通过本章前述的方法和正压通气解决。呼吸的评估如前所述:观察是否有足够的呼吸频率、对称的胸廓起伏、呼吸音、呼吸做功、皮肤的颜色、气管偏移、捻发音、连枷胸、畸形或贯通伤。创伤性肺损伤包括气胸、血胸、肺挫伤、连枷胸和中枢神经系统抑制。不对称的呼吸音,尤其伴有气管偏移、发绀或心动过缓,提示可能有气胸发生,可能是非张力性的。为排除张力性气胸,可用大号留置针针头与注射器相连,在第二肋间隙锁骨中线处穿刺入胸腔抽气。若存在气胸或血胸,则在第四肋间隙与腋前线交点处放置胸腔引流管,连接水封瓶。穿刺点应在肋骨上缘,以免损伤位于肋骨下缘的血管神经束。对于开放性气胸可以暂时采用凡士林油纱从三边包裹伤口形成一个瓣阀。

（三）循环

在气道和呼吸的干预措施开始后,应当开始评估血流动力学状态。除了上述的循环评估内容外,在创伤的患者评估有无进行性的内出血和外出血是很重要的。在开始进行循环评估时应早期开放大孔径的静脉通路,最好开放两条通路。如果外周静脉通路不能建立,则应行中心静脉穿刺、静脉切开或骨内穿刺。通常从接诊患者开始就要给心肺功能监护和脉搏血氧饱和度监测。应当监测外周循环灌注和血压,并不断重复测定和记录。所有患儿都应测定红细胞比容和尿量。在低血压并且对于等张晶体液扩容无反应的患儿和已知有出血的患儿应测定血型并行交叉配血。根据临床情况可选择性进行凝血功能、生化、转氨酶、淀粉酶、毒物筛查等检测。

外出血可以通过直接压迫来止血。为了避免损伤邻近的神经血管结构,应避免将血管钳放置在血管上(除头皮外)。判断内出血的部位是件很困难的事情。内出血的部位可发生在胸部、腹部、腹膜后腔、盆腔和大腿。颅内穹窿部位的出血在婴幼儿以外的儿童很少会导致休克。一名有经验的临床医生可以结合 CT 扫描或超声检查判断出内出血的部位。

在胸部贯通伤或钝挫伤后出现休克、无脉性心电活动、脉压变窄、颈静脉怒张、肝大或心音遥远,需要怀疑有无心脏压塞发生。行超声检查即可确诊,也可通过心包穿刺术和快速扩容来诊断和治疗。

创伤超声检查术或者是针对创伤评估的超声检查(focused assessment with sonography fortrauma,FAST)是成年人创伤患者的常规检查手段。针对四个切面的检查(Morison 隐窝、脾肾隐窝、盆腔膀胱后间隙和心脏的肋下切面)的目的是发现相应部位有无游离液体或血液。有明显创伤的成年人患者若是这项检查发现异常,可能需要外科手术治疗。而在儿童这项检查的准确性和指导意义则没有那么清晰。实性脏器的损伤常常被错过,儿科创伤的治疗大部分是非手术的。因此,在儿童即使超声检查发现游离液体,也很少提示需要手术处理或者需要改变创伤处理的方式。

当患儿出现低灌注的征象时需要给予有力的治疗:一个心动过速的儿童,毛细血管再充盈时间 3s,或者存在其他灌注不足的证据,提示其处于休克状态和存在持续的重要脏器损伤。如前所述,低血压已经是休克的晚期表现。容量复苏时首先给予快速滴注生理盐水或是乳酸林格液,剂量为 20ml/(kg·次)。如果给予 2 个剂量的晶体液扩容灌注仍未正常,则给予浓缩红细胞 10ml/kg 输注。

给予每个剂量的液体扩容后都应进行快速再评估。如果灌注仍未正常,则再给一个剂量的液体扩容。对于扩容无反应或是过后再次出现低血容量的表现,则提示需要输血或可能需要进行外科探查。外出血每丢失 1ml 血液需要补充 3ml 的晶体溶液。

一个常见的问题是头部外伤患儿有颅内高压的危险,又同时存在低血容量。在这种情况,循环血容量必须恢复正常以保证足够的脑灌注,因此,需要进行液体扩容直到灌注正常。此后在小心连续的监护下给予维持的液体。不应在头部外伤的儿童限制液体。

(四)残疾——神经系统缺陷

评估瞳孔的大小、对光反射和意识水平分级。意识水平分级可通过 AVPU 系统来评估（表 2-4）。儿童 Glasgow 昏迷评分量表可以作为第二步评估的一部分（表 2-5）。

表 2-4　评估意识水平的 AVPU 系统

A	Alert 清醒
V	Responsive to Voice 对声音有反应
P	Responsive to Pain 对疼痛有反应
U	Unresponsive 无反应

表 2-5　Glasgow 昏迷评分量表[a]

睁眼反应	
自发性地睁眼反应	4
对声音刺激有睁眼反应	3
对疼痛刺激有睁眼反应	2
任何刺激均无睁眼反应	1
语言反应：儿童（婴幼儿采用改良的）[b]	
定向的（咕咕声、咿呀学语）	5
对话混淆不清（烦躁哭闹、可被安慰）	4
言语错乱（疼痛刺激会哭）	3
含糊的发音（疼痛穿刺发出呻吟）	2
无反应	1
最佳上肢运动反应：儿童（婴幼儿采用改良的）[b]	
可按指令动作（活动正常）	6
能确定疼痛部位（触摸会回缩）	5
对疼痛刺激有肢体退缩反应	4
疼痛刺激时肢体过屈	3
疼痛刺激时肢体过伸	2
疼痛刺激时无反应	1

[a] 各项反应的得分的总和在 3～15 分。总分＜8 分时通常提示中枢神经系统抑制，可能需要正压通气

[b] 如果没有列出改良的内容，同样的反应可适用于儿童和婴幼儿

(五)暴露和环境

不明显的创伤可能被忽视，除非将患儿的衣物全部脱掉，并且进行从前到后的全面检查。剪开衣物以便尽量少的移动患儿。因为具有相对较大的体表面积，婴幼儿和儿童的体温会迅速降低。低体温除了在单纯的头部损伤患儿外，可能会影响疾病的预后。因此，对患儿需要进行持续的体温监测及应用必需的保暖措施。高热会给急性脑损伤的患儿带来不良的后果，因

此需要保持正常的体温。

（六）监护

应立即接上心肺功能监护仪、脉搏血氧监护仪、呼气末二氧化碳监测仪。在初步评估完成前，以下的各种"管子"也应当留置完成。

1.鼻饲管或口饲管

正压通气导致的胃扩张会增加发生呕吐和误吸的机会。在有明显面中部损伤的患儿，应避免使用鼻饲管以免增加发生颅内损伤的机会。

2.导尿管

应当留置导尿管以记录尿量。导尿的禁忌证是有尿道断裂的风险，其体征包括尿道出血、阴囊出血或肛查前列腺移位。应检查尿液隐血试验以确定有否尿路出血。在留置导尿管后除了最初流出的尿液，之后的尿量应当＞1ml/（kg·h）。

四、第二步的评估

在复苏阶段过后，开始进行全身检查以便发现所有的损伤，再来决定优先处理的重点问题。

（一）皮肤

检查有无撕裂伤、血肿、烧伤、肿胀和擦伤。有异物需除去异物，进行必要的清创。表皮的改变可能提示潜在的病理变化（如肾挫伤导致的肾旁血肿），但是有时即使是显著的内伤有时也无明显的皮肤改变。明确患儿近期有无进行破伤风的预防接种，对于未完全免疫的患儿需要注射破伤风免疫球蛋白。

（二）头

检查有无鼓室积血或是从鼻孔流出脑脊液。Battle 征（乳突血肿）和浣熊眼（raccoon eyes）是颅底骨折的晚期征象。检查伤口，注意有无帽状腱膜或颅骨损伤。当有意识水平改变、创伤后惊厥或神经定位症状（详见后面头部创伤部分）的时候，需行头部的 CT 扫描。对有颅底骨折的患儿可考虑注射肺炎双球菌疫苗。

（三）脊髓

所有儿童都应排除颈椎损伤。在年龄大于 4 或 5 岁的儿童，可以自我表述否认有颈部中线的疼痛或中线部位的触痛，并且不存在可能掩盖颈部疼痛的其他部位的损伤，临床神经系统检查正常（包括四肢自主活动）可以排除颈椎损伤。如果可以行影像学检查，首先行颈椎侧位片，再行正位片、齿突照片，有些情况下还需行倾斜位片。检查结果正常并不能排除明显的骨、韧带以及脊髓的损伤。因此，对反应迟钝的患儿都应行颈椎固定直到患儿清醒过来，并且进行适当的神经系统检查。整个胸腰椎均要逐一触诊，并对有疼痛或压痛的部位进行放射学检查。

（四）胸部

气胸在初步评估时就应发现并进行减压。血胸可发生在肋骨骨折、肋间血管损伤、大的肺血管损伤或肺实质损伤。即使放了胸导管减压但仍然有大的气漏则提示存在气管支气管损伤。肺挫伤常常需要机械通气，心肌损伤和大血管的损伤在儿童比较罕见。

(五)腹部

腹部闭合伤常见于多系统损伤。有意义的腹部损伤可能并不伴有表皮的征象或生命体征不稳定。腹部柔韧、肌紧张、膨胀、肠鸣音减弱或消失、灌注不良均提示需要立即进行小儿外科创伤手术探查。实性脏器的损伤通常可以通过非手术的方法控制,而出现肠穿孔或低血压时则必须手术治疗。系列的检查、超声、CT 扫描可对诊断提供帮助。肝功能检查结果升高有很好的特异性,但只对肝脏损伤有敏感性。如果不伴有闭合性的头部损伤,凝血功能的检查作用不大。在受伤后是否立即进行血浆淀粉酶的测定仍有争议,最近的研究显示淀粉酶水平升高与胰腺损伤有相关性。

(六)骨盆

骨盆骨折的典型表现为疼痛、骨摩擦音和异常运动。骨盆骨折是留置尿管导尿的相对禁忌证。需要行肛检,注意张力、压痛,男童还要注意前列腺的位置。必须行大便潜血检查了解有无肠道损伤。

(七)泌尿生殖系统

怀疑尿道断裂时(见前面讨论),在插尿管前需行尿路造影检查。对于血尿的儿童行诊断性影像学检查包括 CT 扫描或偶尔的静脉尿路造影。肾损伤的处理绝大多数是非手术治疗,除非发生肾蒂损伤。

(八)四肢

长骨骨折很常见,但一般不危及生命。需要检查脉搏、灌注情况和感觉。神经血管受损时需要立即请骨科专家会诊。骨折诊断延迟可见于昏迷的患者。因此,需要进行重复检查以发现之前遗漏的骨折。对于开放性骨折的处理包括抗生素、预防破伤风和请骨科会诊。

(九)中枢神经系统

大部分多系统创伤的儿童死于头部创伤,因此必须给予头部创伤的儿童最佳的神经系统监护。显著的损伤包括弥漫性轴索损伤、脑水肿、硬膜下、蛛网膜下腔、硬膜外血肿和脑实质出血。脊髓损伤比较少见。AVPU 系统的意识水平检查(表 8-4)或 Glasgow 昏迷评分量表(表 8-5)必须反复评估。必须进行完整的感觉运动检查,若出现异常需要立即请神经外科专家会诊。屈肌或伸肌的姿势代表颅内高压,除非确诊为惊厥发作。如果伴有固定且散大的瞳孔,提示脑疝的发生,在灌注正常的情况下,应立即给予甘露醇或 3% 高渗生理盐水降颅压。治疗目标包括积极治疗低血压以改善脑灌注,给予氧疗使血氧饱和度维持在 90% 以上,维持正常的血碳酸水平(呼气末二氧化碳 $35\sim40\text{mmHg}$),避免过高热和疼痛刺激。必要时可考虑早期给予气管插管、镇静、麻痹治疗。尽管短暂的过度换气仍可用于急性脑疝,但预防性应用过度通气目前已不再推荐使用。有癫痫发作时需要排除显著的颅内损伤。在创伤的治疗中,磷苯妥英常用于治疗癫痫发作。对于怀疑脊髓损伤的患儿使用大剂量的皮质激素不一定有效,也不是常规治疗手段。头部创伤不是使用皮质激素的适应证。

第四节 头部创伤

闭合性头部损伤(closed head injuries)可以从非常严重到轻微的无症状的创伤,从不伴有后遗症到导致死亡。可能伴有较轻的闭合性头部创伤、长期的肢体残疾和神经精神后遗症。

诊断要点:

在儿童创伤性脑损伤最为常见。

快速的加速-减速力量(如摇晃婴儿)和直接的头部创伤一样可以导致脑损伤。

快速评估包括用 Glasgow 昏迷评分量表评估精神状态和评估瞳孔对光反射。

较小的头部创伤也需要进行筛查,包括评估所有的症状和进行完整的神经系统检查。

一、预防

预防头部创伤可以通过几个简单的策略来实现。在滑雪、骑自行车、玩滑板、滚轴溜冰和雪橇时使用头盔。在儿童中越野车的使用导致这些孩子发生脑损伤的概率增高。与越野车相关的死亡中有 35% 发生在年龄<16 岁的儿童。限制儿童使用越野车可以预防头部创伤。建议家庭不要使用旋转的婴儿学步车是第 3 种重要的预防策略。

二、临床表现

病史应当包括受伤的时间、途径和细节。坠落的距离、地面的情况、事发时的意识水平、随后的精神状态和活动、遗忘和呕吐都是重要的细节。需要考虑到损伤的途径并完成包括详尽的神经系统检查在内的体格检查。寻找相关的损伤,例如下颌骨骨折、头皮或颅骨损伤或颈椎损伤。脑脊液或血液从耳或鼻流出、鼓室积血或迟发的眶周血肿(浣熊眼)或 Battle 征均提示颅底骨折。监测生命体征,使用 AVPU 系统(表 8-4)或 Glasgow 昏迷评分量表(表 8-5)评估患儿的意识水平,记录患儿是激惹还是嗜睡;瞳孔是否等大、瞳孔的大小和对光反射;眼底镜检查;反射;躯体姿势和直肠的张力。注意有无虐待儿童的行为存在;损伤的观察要与病史、儿童的发育水平和损伤的途径相一致。

应当行放射影像学检查。X 线片仅在贯通性脑损伤或除外异物时有用。主要的发病率不是直接由颅骨骨折引起,而是由于相关的颅内损伤引起。基于患儿的临床表现如持续的呕吐或神经系统检查异常(包括精神状态异常且不能快速由异常转变为正常)需要行 CT 扫描。在婴幼儿,即使神经系统检查正常也不能除外有意义的颅内出血;有外伤史的儿童,如果头皮检查有发现,如大的血肿,考虑行 CT 检查。

三、鉴别诊断

小婴儿如果无创伤史时需考虑败血症。中枢神经系统感染、中毒或其他药物的影响也可导致与头部创伤相似的精神状态的改变,但是通常没有受伤的外部征象。以下是对一些特殊的头部创伤进行介绍。

(一)脑震荡(轻微的创伤性脑损伤)

脑震荡(concussion)是一种短暂的精神状态改变,伴或不伴意识丧失。可以看到躯体的、意识的或情绪的影响。头痛、遗忘、恶心和呕吐很常见。共济失调并不少见,但是在具体的神经系统检查时没有定位表现。CT 扫描可以正常。处理是基于临床过程,并需要随访。当患者经过一段时间的观察,证实临床表现有显著改善的趋势即可出院。父母可在家中观察患儿,当患儿表现出意识水平的改变、持续的呕吐、出现新的症状或已有的症状加重时需要返院。

(二)弥漫性轴索损伤

弥漫性轴索损伤是创伤性脑损伤的一种潜在的严重形式,其特征是昏迷但神经系统检查时无定位表现。一般可以没有创伤的外部体征。最初的 CT 扫描可以正常,或者仅表现为散在的小范围的脑挫伤和低密度灶。弥漫性轴索损伤可能导致长期的肢体残疾。

四、并发症

(一)中枢神经系统感染

开放性头部创伤(骨折伴有附着处撕裂伤)由于直接污染导致有感染的风险。颅底骨折累及到筛板或中耳腔损伤可导致肺炎链球菌进入中枢神经系统。

(二)急性颅内高压(acute.ntracranial hypertension)

密切观察可以发现颅内压升高的早期症状和体征。早期识别对于避免灾难性后果至关重要。除了创伤因素,颅内压升高伴或不伴有脑疝可见于自发性颅内出血、中枢神经系统感染、脑积水、动静脉畸形破裂、代谢紊乱(如糖尿病酮症酸中毒)、脑室腹腔引流术后梗阻或肿瘤。症状包括头痛、视力改变、呕吐、步态困难和进行性意识水平的下降。其他体征包括颈强直、脑神经麻痹和进行性的偏瘫。库欣三联征(心动过缓、高血压和呼吸不规则)是晚期和预后不良的表现。如果考虑有颅内压升高,在行腰椎穿刺前需先行 CT 扫描,因为穿刺可能导致脑疝发生。如果患儿的情况不稳定需要推迟腰椎穿刺检查。

五、治疗

治疗颅内压升高必须迅速、积极。严格注意给予适当的氧疗、保证通气和维持灌注是至关重要的。可控有序的给予适当的镇静、肌松剂再插管,插管同时给予降低颅内压的药物,避免低血压和低氧血症的发生均是治疗的重点。短暂的过度通气可考虑用于急性脑疝形成。甘露醇($0.5g/kg$,IV)和呋塞米($1\sim2mg/kg$,IV)用于脱水。高渗生理盐水(3%)也可用于脱水。这些措施可以快速降低颅内压。必要时可予以补液和升压药来维持正常的动脉血压和外周灌注。辅助治疗措施包括抬高床头 30°、治疗高热和疼痛、保持头部在中线位置。立即进行神经外科评估。

六、预后

轻微创伤性脑损伤的患儿在观察一段时间后检查持续正常,在父母可以适当进行监管和随访的情况下,可以带着详细的书面指引出院。患儿应避免体育活动直到安静休息和活动时症状均消失。大部分患儿可以治愈。若症状持续存在,则应及时安排康复和/或神经心理评估。

中-重度脑损伤患儿的预后取决于多种因素,包括最初的损伤、有无缺氧缺血损伤、有无发展到颅内高压以及颅内高压的处理和相关的损伤。

第五节　烧伤

一、热灼伤

诊断要点和典型特征：

烧伤的分类取决于位置和烧伤的范围。

手、足、面部、眼睛、耳和会阴的烧伤总是被认为是严重的烧伤。

热灼伤(thermal inj ury)是导致儿童意外死亡和毁容的一个主要原因。疼痛、致残以及与虐待儿童有关，在儿科避免烧伤的发生是一个重要的课题。常见的原因包括热水或食物、家用电器、火焰、烧烤架、汽车相关的烧伤和卷发棒。烧伤最常发生在刚学步的儿童——男孩的发生率高于女孩。

(一)预防

绝大多数的烧伤是可以避免的。盛放热水的容器应当尽可能远离柜子边缘。热水器的温控器应当调至<120°F(49℃)。化学药品和电器应当放在儿童接触不到的地方。6 个月以上的儿童参加户外活动时应当使用防晒霜和戴帽子，减少日光暴晒。

(二)临床表现

烧伤的临床分类与烧伤的性质、范围和厚度有关。浅表的烧伤表现为疼痛、皮肤干、红、高度敏感。晒伤是一个常见的例子。治疗主要是减少表皮的损害。部分厚度(二度)烧伤可分为浅表和深度烧伤，取决于外观和恢复时间。浅度烧伤表现为皮肤色红，常见水疱形成。深度烧伤表现为皮肤色白和干燥，按压后变苍白，受累皮肤对疼痛的敏感性降低。全层烧伤影响到整个表皮层和真皮层，留下没有血供的皮肤。白色或黑色的，干燥、凹陷、外观像皮革样的伤口除非进行皮肤移植术，否则会留下坚硬、不平整和纤维化的瘢痕。全层或深度烧伤是最严重的烧伤，涉及范围包括全层皮肤、筋膜层、肌肉、甚至骨头。鼻部或面部毛发的蜂鸣音、鼻和口腔发现碳质化物质或出现喘鸣音可见于吸入性烧伤，可能导致严重的气道受伤。

(三)鉴别诊断

当有相关病史提供时，烧伤容易确诊。对于不会说话的儿童，当不能提供病史时，首先需要与蜂窝织炎相鉴别。

(四)并发症

浅度烧伤通常愈合良好。深度烧伤和全层烧伤则有留下瘢痕的风险。失去了屏障功能，使患儿容易发生感染。在全层烧伤时，对深部组织的破坏可能导致功能丧失、挛缩、在环形烧伤时出现室筋膜综合征。肾衰竭可继发于肌红蛋白尿或微血管病性溶血，高钾血症则与横纹肌溶解有关。

(五)治疗

对烧伤的治疗取决于受伤的深度和范围。根据烧伤的范围可以分为重度的和轻度烧伤。轻度烧伤是指浅表和部分厚度烧伤的面积<体表面积的 10%，或全层烧伤的面积<体表面积的 2%。手、足、面部、眼睛、耳和会阴的局部厚度或全层烧伤均视为重度烧伤。

1.浅度烧伤

这些烧伤可以在门诊治疗。应当给予患儿有效镇痛治疗,必要时重复给药。可口服可待因或静脉使用麻醉药。浅表烧伤给予冷敷和镇痛治疗。部分厚度烧伤合并有水疱时的治疗包括使用消毒剂清洗伤口、局部使用抗菌药物覆盖和密切观察有无感染。水疱在更深度的部分厚度烧伤时出现早,如果是开放性损伤,可能需要清创。或者,水疱也可在清洁和包扎后作为一个保护性的皮瓣。清创后,伤口应当用稀释的(1%~5%)碘附溶液清洗,再用生理盐水彻底冲洗,最后用外用的抗生素覆盖。伤口应当用蓬松的敷料包裹,并且每 24 小时检查一次。伤口如果有潜在的可能发生毁容或功能丧失——特别是面部、手、手指或会阴的烧伤——应当立即转诊至烧伤外科医生。在出院时应当提供给患儿门诊镇痛治疗。

2.全层烧伤、深度或大范围的部分厚度烧伤和皮下烧伤

重度烧伤时需要注意创伤处理时的 ABC 情况。在口或鼻烧伤时需要早期建立人工气道,因为可能与吸入性烧伤有关,可发生严重的气道狭窄。

初步评估的项目应当逐项进行。可由于吸入一氧化碳、氰化物或毒性产物导致吸入性损伤。应当留置胃管和导尿管。通过第二步评估确定有无其他损伤存在,包括有无受虐可能。

液体复苏是基于对患儿容量状态的评估。大量的液体丢失是因为与毛细血管的通透性升高和剥脱的皮肤有关。一旦血管内容量充足,还应给予适当的液体以满足增加的体液丢失。所需液量由临床表现、烧伤占体表面积的比例、烧伤的深度和年龄决定。维持正常的血管内压力和补充丢失的液体是至关重要的。Parkland 烧伤时液体治疗公式是 4ml/kg/% 体表面积,在烧伤后第一个 24h 给人,其中半量在第一个 8h 内给入,余下的持续给入。

住院的指征包括如前所述的重度烧伤、随访不能确定的爆炸、吸入、电灼或化学性烧伤、与骨折相关的烧伤或者需要静脉使用镇痛药的患儿。有慢性代谢性疾病或结缔组织病的儿童和婴幼儿均应住院治疗。有皮下烧伤的患儿需要立即住院,应当在烧伤专科医生的指导下住在烧伤治疗中心,需要液体复苏、伤口清创或临时的伤口外敷料换药。

(六)预后

预后取决于很多因素。总体来说,烧伤的体表面积越大、深度越深,远期发病率和病死率就越高。

二、电灼伤

即使短暂接触高压电源也可导致接触燃烧。这些烧伤可按上述指导方案治疗。当一个婴儿或刚学步的儿童咬电线的时候,口唇与电线的接触部位会烧成苍灰色和坏死,周围有红斑。这种烧伤的晚期并发症是唇动脉出血。如果形成电弧,使电流在体内穿过,这种热损伤的程度取决于电流的路线;因此,需寻找电流出口处的伤口和内在的损伤。可能发生深部组织的广泛性受损。电流穿过心脏可能导致无脉性心律失常。电灼伤对神经的影响可以分为即时发生(如混沌、定向障碍、外周神经损伤)、延迟发生(如室筋膜综合征后肢体血栓形成导致的神经损伤)或晚期发生(如损害注意力和记忆)。

第三章　呼吸道与纵隔疾病

第一节　胸腔外气道先天性疾病

诊断要点和典型特征：

从出生后或者生后数月出现。

吸气声通常尖锐（"哮吼声"），但是由于诊断不同症状多变。

症状为中度至重度时需要呼吸道直视检查。

一、喉软骨软化病

喉软骨软化病（laryngomalacia）是一种良性的先天性疾病，是支撑声门上结构的软骨发育不全所致。这是婴儿持续喉鸣最常见的原因。通常在出生后 6 周出现。喉鸣在仰卧、活动、有上呼吸道感染以及喂养时加重；然而临床表现可以是多样的。患者在睡眠时可能会有轻微氧饱和度下降。胃食管反流可能也与喉软骨软化病有关，需要进行处理。情况通常随着年龄的增长而有所改善，常在 2 岁前恢复；但是有一些病例症状可持续数年。直接喉镜检查看到吸气时"∞"形状的会厌塌陷（可有或者没有过长、多余的杓状软骨）可以诊断。有典型表现但对患者影响轻微的（在休息时没有喉鸣或三凹征），可能没有必要进行检查。通常也没有必要治疗。然而，对有严重呼吸道梗阻症状并且有喂养困难、生长障碍、阻塞性睡眠呼吸暂停、呼吸衰竭或者严重呼吸困难的患者，可能需要行会厌成形手术。

二、其他先天性疾病

其他较罕见的先天性喉部病变（喉闭锁、喉蹼、喉囊肿、声门下血管瘤和喉裂）的最好的评估方法是直接喉镜检查。喉闭锁（laryngeal atresia）在出生后即会出现严重的呼吸窘迫，通常是致命的。喉蹼（laryngeal web）表现为嘶哑、失声和喉鸣，其与声带前面一部分互相融合有关。是否需要手术矫治取决于气道梗阻的程度。

据认为，先天性囊肿和喉囊肿有类似的起源。先天性囊肿表浅一些，而喉囊肿与喉的内部相沟通。囊肿一般包含液体，而喉囊肿可能包含气体或者液体。气道梗阻通常较明显，需要手术或者激光治疗。

声门下血管瘤（subglottic hemangiomas）可以在婴儿期见到，有上呼吸道梗阻表现，可以和类似的皮肤病变有关（但不是所有的）。虽然这些病变有自愈倾向，但气道梗阻仍可能需要手术治疗，甚至气管切开。

喉裂（laryngeal cleft）是非常罕见的病变，是由环状软骨后部融合障碍引起的。有这种情况的患者可能有吸气时严重的喉鸣音、反复或者是慢性的肺炎、生长发育障碍。吞钡检查对有严重误吸的患者通常有阳性表现，但是即使行直接喉镜检查也很难明确诊断。患者常需要接受气管造口术和胃造口术，因为手术纠正是否成功可被弄混。

第二节　胸腔外气道获得性疾病

诊断要点和典型特征：表现为急性或者亚急性症状。

吸气时伴有喉喘鸣。喉鸣的音高根据疾病的不同而不同。

可能会出现危及生命的情况，要求对患者进行详细的评估。

一、哮吼综合征

哮吼（croup）为急性的喉部炎症性疾病，包括病毒性哮吼症（喉气管支气管炎）、会厌炎（声门上炎）和细菌性支气管炎。这些是对有急性喉喘鸣症状的患者需主要进行的鉴别诊断，但是也要考虑痉挛性哮吼、血管神经性水肿、喉部或者食管的异物和咽后壁脓肿。

(一)病毒性哮吼

病毒性哮吼（viral croup）通常在秋季和早冬影响幼儿，多数是由副流感病的血清型引起。其他的引起哮吼的病原体包括呼吸道合胞病毒（RSV）、人类偏肺病毒、流感病毒、麻疹病毒、腺病毒和肺炎支原体。尽管整个呼吸道通常都会出现炎症的表现，但是上呼吸道梗阻主要是由声门下水肿形成引起的。

1.临床表现

(1)症状和体征：通常有上呼吸道感染的前驱症状，随后出现犬吠样咳嗽和喉喘鸣。一般无发热或有低热，偶尔出现高热。病情轻微的患者在活动时可能出现喉喘鸣。当梗阻加重，严重的病例在安静时也会发生喉喘鸣，伴随有三凹征、呼吸困难和青紫。体检时有咳嗽且无流涎，则支持病毒性哮吼的诊断而不是会厌炎。

(2)影像学表现：对于有典型表现的患者不需要行颈部侧位 X 线片，但是如果 X 线表现声门下狭窄而没有气管炎的异常表现且会厌正常则支持诊断。

2.治疗

病毒性哮吼症的治疗为对症治疗。轻微的哮吼仅有犬吠样咳嗽而没有安静时的喉鸣音，只需要口服补液和少量的处理等支持治疗。先前曾经使用雾化治疗，但临床研究并没有证实其有效。安静时出现喉鸣的患者需要积极干预。血氧饱和度下降的患者需要给氧。因为雾化用外消旋肾上腺素（Racemic epinephrine，2.25％的溶液；0.05ml/kg，最大量不超过 1.5ml，用无菌生理盐水稀释）可以在 10～30min 迅速起效，所以是最常用的。外消旋肾上腺素和盐酸肾上腺素都对缓解症状、减少插管有效。

糖皮质激素对哮吼的疗效曾有争议，但现在已经证实其有效。地塞米松（Dexamethasone）每次 0.6mg/kg 肌内注射能改善症状，减少住院时间和插管的频率，缩短急诊室逗留时间。口服地塞米松（0.15mg/kg）似乎也有相同的效果。吸入性布地奈德（2～4mg）也能改善症状，减少住院时间。2h 内起效，该药物可能与地塞米松一样有效；然而地塞米松仍然是类固醇中成本-效益最好的选择。而且地塞米松也已被证明在相同的剂量比泼尼松龙（氢化泼尼松）更有效。

如果在使用糖皮质激素和雾化肾上腺素后 3h 内症状好转，患者可以安全的出院，不必担心症状突然反弹。但是如果需要反复的雾化肾上腺素或者呼吸窘迫症状持续,患者需要住院严密观察、支持治疗和按需要进行雾化治疗。对即将出现呼吸衰竭的患者必须建立有效气道。如果住院患者经过治疗症状仍然持续超过3～4d,需要考虑其他潜在的病因。

对即将出现呼吸衰竭的患者需要建立人工气道。使用较通常使用的气管内导管直径稍小的导管进行插管是较安全的。拔管应该在2～3d完成,以减少发生喉部损伤的风险。如果患者拔管失败,可能需要行气管造口术。

3.预后

大多数哮吼症的儿童病情平稳,在数天内好转。一些证据显示有哮吼合并喘鸣病史的患者可能会有气道高反应性。但还不是很清楚是气道高反应性先于哮吼发作还是病毒感染引起的哮吼症改变了气道功能。

(二)会厌炎

随着流感嗜血杆菌结合疫苗的引进,会厌炎(epiglottitis)的发病率大幅下降,现在在推行疫苗接种的国家会厌炎已非常少见。如果发生会厌炎,可能和儿童没有接种流感嗜血杆菌疫苗有关或者由于其他病原体(如不能分型的流感嗜血杆菌、奈瑟脑膜炎球菌、链球菌)在已经种疫苗的人群流行引起。

1.临床表现

(1)症状和体征:典型表现是突然出现高热、吞咽困难、流涎、声音低沉、三凹征、青紫和较柔和的喉鸣音。患者通常喜欢坐成所谓"嗅犬"姿势,让气道在这种情况下可以更好地打开。可能会进展至气道全部阻塞,导致呼吸停止。最终明确诊断需通过直视会厌检查,应由有经验的呼吸道专科医生在可控条件下进行操作(通常在手术室进行)。典型的表现是会厌肿胀、呈樱桃红色,及杓状软骨肿胀。

(2)影像学表现:颈部侧位 X 线片显示典型的"指纹"征有助于诊断。然而进行 X 线片可能会耽误紧要的气道干预。

2.治疗

一旦会厌炎诊断明确,必须立即对儿童进行气管内插管,但对成年人不是必需的。多数麻醉师倾向于行全身麻醉(而不是肌肉松弛药)以更容易地进行插管。在气道建立后,应行血培养和会厌分泌物培养,患者应该开始给予恰当的且可以覆盖嗜血流感杆菌和链球菌的静脉用抗生素治疗(头孢曲松钠或者类似的头孢菌素)。当直视下会厌明显减小,通常可在 24～48h 拔管。静脉内给予抗生素应持续 2～3d,随后给予口服抗生素,完成10d疗程。

3.预后

及时对疾病的识别和恰当的治疗通常能很快缓解水肿和炎症。复发不常见。

(三)细菌性气管炎

细菌性气管炎(假膜性哮吼,pseudomembranous croup)是一种严重的、威胁生命的喉气管支气管炎。由于地塞米松的应用已使严重的病毒性哮吼的治疗得到改进,且疫苗也减少了会厌炎的发病率,气管炎则成为需要进入儿童 ICU 治疗的儿童呼吸道急症更常见的病因。当患者出现严重的上呼吸道梗阻和发热,则在鉴别诊断时需高度怀疑本病。常见的病原体是金黄色葡萄球菌,但流感嗜血杆菌、A 群链球菌、奈瑟菌、卡他莫拉菌和其他病原体也曾经有报道。这种疾病的出现可能是在原有病毒性哮吼的基础上细菌侵犯局部黏膜,从而导致炎症水肿,脓液分泌还有假膜。尽管气管的分泌物培养经常出现阳性,但血培养几乎都是阴性。

1.临床表现

(1)症状和体征:早期的临床表现和病毒性哮吼相似。不同的是其病情并不是逐渐进展,且患儿出现高热、中毒表现、进展性或间歇性严重的上呼吸道梗阻,对常规哮吼治疗无反应。突发性呼吸停止或者进展性呼吸衰竭的发病率高,在这种情况下需要气道干预治疗。也可能出现中毒性休克和急性呼吸窘迫综合征的表现。最近,据报道,有气管假膜的亚型患者的最初临床表现不太严重。然而这些患者仍然有气道梗阻的威胁生命的风险,仍然需要积极的药物治疗和气管清理。

(2)实验室和影像学表现:白细胞计数通常增高并且核左移。气管分泌物培养通常显示其中一种致病的病原体。颈部侧位 X 线片显示会厌正常,但声门下和气管严重狭窄。通常可在X 线片中看到气管周围不规则的黏膜轮廓,应该引起注意。支气管镜检显示正常的会厌、气道内很多脓性分泌物和膜性物质可证实诊断。

2.治疗

怀疑细菌性气管炎的患者需要在可控的环境下行直视气道检查并且行气道清理。因为呼吸停止或进展性呼吸衰竭的发病率高,所以大多数患者需要插管。患者也可能需要进一步呼吸道清理、湿化、频繁地吸痰、重症监护以防止气道内导管被脓痰堵塞。静脉用的抗生素抗菌谱需覆盖金黄色葡萄球菌、流感嗜血杆菌和其他提到的病原菌。浓稠的分泌物会持续数天,通常会导致细菌性支气管炎的插管时间要比会厌炎和哮吼症更长。尽管这种疾病较严重,但是如果可以及时识别和治疗,报道的病死率是非常低的。

二、声带麻痹

单侧或双侧的声带麻痹(vocal cord paralysis)可能是先天性的,或者更常见喉返神经受损。获得性麻痹的高危因素包括难产(特别是面先露)、颈胸部手术(例如导管结扎或气管食管瘘修补)、外伤、纵隔包块、中枢神经系统疾病(例如 Arnold-Chiari 畸形)。患者通常表现为不同程度的声嘶、误吸或者高调的喉鸣。单侧的声带麻痹发生在左侧可能性较大,因为左侧的喉返神经行程较长,邻近胸部的主要结构。单侧声带麻痹的患者经常出现嘶哑但是很少出现喉鸣。对于双侧声带麻痹,位置越靠近中线,呼吸道梗阻的状况越严重;位置越横向,越容易出现误吸、声嘶甚至失声。如果有部分功能保留(局部麻痹),内收肌功能常较外展肌功能运作好,其可引起吸气时高调喉鸣和正常的嗓音。

单侧声带麻痹患者很少需要气道干预(气管切开),但是双侧麻痹的患者常常需要。临床上评估麻痹可以通过喉镜直视下检查声带功能或者用更有创的肌电图来检查肌肉电活动。肌电图可以区分声带麻痹和杓状软骨脱位,后者预后较好。治愈的可能性与神经损伤的严重程度和康复潜能有关。

三、声门下狭窄

声门下狭窄(subglottic stenosis)可能是先天性的,或者更常见的原因是气管内插管。新生儿和婴儿插管时声门下特别容易受到损伤。声门下区是婴儿气道最狭窄的部分,支撑声门下区的环状软骨是唯一完整包绕气道的软骨环。临床表现差别较大,从完全无症状到严重的典型的上呼吸道梗阻。反复拔管失败的有喉鸣的患者很可能存在声门下狭窄。儿童反复多次出现喉炎，病程较长或者较严重者也应该怀疑有声门下狭窄。通过支气管镜检和直视操作来判断声门下大小来做出诊断。当气道损害情况严重时经常需要气管切开。最终可能需要手术干预来纠正狭窄。根据狭窄类型的不同，通过手术打开的环状软骨分离（继发的损害比先天性病变更适用）可能值得尝试。对有症状的声门下狭窄的儿童可进行喉气管重建，即用其他来源的软骨补片（例如肋骨）以扩大气道已成为标准的治疗过程。

四、喉乳头状瘤病（laryngeal papillomatosis）

喉部的乳头状瘤是良性的、疣样生长的、难以治疗的儿童最常见的喉部赘生物。人乳头状瘤病毒 6，11 和 16 是相关的病原体。大部分乳头状瘤患儿的母亲在生产时都有生殖器尖锐湿疣的病史，因此病毒可能是通过被污染的产道感染的。

疾病开始发作的年龄通常是 2～4 岁，但也有青少年型复发性呼吸道乳头状瘤病。起病年龄越小可能预后越差。患者逐渐出现声嘶、声音改变、哮吼样咳嗽或者喉鸣，引起威胁生命的气道梗阻。通过直接喉镜检查诊断。超过 95％患者在诊断时病变已累及喉部，而大部分患儿仅累及一个部位。

最新开发的针对女性的人乳头状瘤病毒的疫苗可能是最有效的预防策略。然而一旦疾病发生，则治疗应以解除呼吸道梗阻为方向，通常需通过手术切除病变。当出现威胁生命的气道梗阻或呼吸停止时气管切开是必要的。有不同的外科治疗方法（激光、杯钳或冷冻）已经应用于切除乳头状瘤；通常会复发，可能需要多次手术。病变偶尔会扩散至气管和细支气管，手术切除会非常困难。干扰素治疗仍然是有争议的。幸运的是，病变通常会在青春期前自行缓解，因此治疗目标是在病变缓解前保证气道的通畅。

第三节　先天性胸内气道病变

一、气道软化

诊断要点和典型特征：

慢性单调喘鸣合并或不合并犬吠样咳嗽。

呼吸道症状对支气管扩张药无反应。

(一)概述

当气道的软骨结构不足以维持气道开放时提示存在气管软化（tracheomalacia）或支气管软化（bronchomalacia）。因为婴儿气道的软骨一般较软，所有的婴儿的气道在气道外压力超过气道内压力时，主气道都会有一定程度的可变的塌陷。气管软化，不论是先天性或者继发性，可变的塌陷都会导致气道梗阻。先天性病变可能是独立的或者合并其他发育畸形。先天性气管软化和支气管软化也可能合并气管食管瘘、血管环或心脏畸形，从而引起发育过程中对气道的外在压力。气管软化可能与各种综合征有关。先天性气管软化可能仅局限于气管的一部分，也可能会涉及整个气管及其他传导气道。在一些严重的病例，病变区域的软骨可能存在软骨缺失或者发育不良。继发性气管软化与早产儿长期机械通气导致的慢性气管损伤、气管食管瘘、严重的气管支气管炎有关,大血管畸形和先天性心脏病、肿瘤、脓肿或感染、囊肿也会引起气道的压迫。

(二)临床表现

粗大的喘鸣音、咳嗽、喉鸣、疾病反复发作、反复发作的气喘对支气管扩张药没有反应或者X线片的改变,这些都是常见的症状。在出生后刚开始的数月症状较隐蔽,在烦躁、激动或者有上呼吸道感染的时候,症状加重。通过X线透视或者支气管镜检可以做出诊断。吞钡试验可以排除其他并发症。

(三)治疗

病变单独存在时可以进行非手术治疗,症状一般会随着生长发育而改善。合并其他病变例如气管食管瘘和血管环时,需要治疗原发病。在气管软化较严重的病例,可能需要进行气管插管或气管造口。然而仅插管或气管造口很少有满意的疗效,因为人工气道以下仍然存在气道塌陷。可能需要正压通气以扩张塌陷的气道。手术干预(气管固定术或主动脉固定术)可以考虑在机械通气前或者试图中止通气支持时作为替代治疗。

二、血管环和血管吊索

(一)概述

最常见的压迫气管或者食管的血管病变就是血管环(vascular ring)。血管环可能由双重主动脉弓、右主动脉弓和左肺动脉韧带或者开放的动脉导管形成。当左肺动脉由右肺动脉分支出来就形成肺动脉吊索。其他常见的血管异常包括异常的无名动脉、左颈动脉和异常的右锁骨下动脉。除了右锁骨下动脉外其他所有的血管异常都可以导致气管压迫,并在婴儿期出现慢性气道梗阻的症状(喉鸣、粗大的喘鸣和哮吼样的咳嗽)。

(二)实验室和影像学表现

症状通常在仰卧位时加重。当存在双主动脉弓时呼吸窘迫最严重,可能会导致窒息、呼吸停止,甚至死亡。除了无名动脉异常或颈动脉畸形外,其他血管畸形都会出现食管压迫,导致喂养困难,包括吞咽困难和呕吐。吞钡试验看到受压迫的食管是诊断的要点。X线胸片和超声心动图可能会漏诊。可以通过血管造影、胸部增强CT、MRI或MRA及支气管镜检以进一步明确解剖位置。

(三)治疗

有明显症状的患者需要手术纠正,特别是有双主动脉弓畸形的患者。症状通常在纠正术后得到改善,但可能仍有持续而轻微的与气管软化相关的气道梗阻症状。

三、支气管源性囊肿

(一)概述

支气管源性囊肿一般发生在中纵隔膜(见后面纵隔包块相关章节)靠近隆突及邻近主支气管处,但也可发生在肺的其他部位。大小为2～10cm。囊壁薄,可能包含脓液、黏液或者血液。囊肿是从原始前肠的异常肺芽发育而来。它也可以合并其他肺先天性畸形,例如肺隔离症或大叶性肺气肿。

(二)临床表现

支气管源性囊肿由于气道压迫或者感染可以在儿童早期出现急性呼吸窘迫的表现。其他患者根据囊肿的位置、大小和压迫气道的程度的不同,可能出现慢性喘鸣、咳嗽、间断性气促、复发性肺炎或者复发性喉鸣等慢性症状。

也有些患者直到成年都一直没有症状。然而所有没有症状的囊肿最终都会出现症状,而胸痛是最常见的主诉。体格检查通常是正常的。可能会出现气管移位、呼吸音减弱等阳性体征;由于气体的滞留,在病变的肺叶区域叩诊可能呈鼓音。

支气管源性囊肿诊断性研究的选择是有争议的。胸部的 X 线片可以看到气体滞留、受影响肺叶过度充气或者看到可有或没有液气平面的球形病变。然而在 X 线片看不到较小的病变。CT 扫描是一种更好的影像学检查,可以区分实性还是囊性的纵隔肿块,还可以明确囊肿与气道和肺的关系。吞钡试验可以帮助了解病变是否和消化道相通。也可以选择 MRI 和超声等其他影像学检查。

(三)治疗

治疗方法是手术切除。术后需要行积极的肺部物理治疗以预防并发症(肺不张或者囊肿切除部位远端的肺部感染)。

第四节　先天性肺实质畸形

以下是其中一些先天性肺畸形的简介。

一、肺缺如和发育不全

单边的肺缺如(一侧肺完全缺失)气管仍然连接主支气管,且通常有完整的气管环。左肺常比右肺更易受累。随着生后补偿性的生长,余下的肺常嵌入到对侧的胸腔。X 线胸片显示纵隔移位至患侧,也可能出现脊椎的畸形。肺的缺如或发育不全可能联合其他的先天畸形,例如一侧或者双侧的肾缺失、肋骨融合,而疾病的严重程度主要与相关畸形的损害程度有关。大约有 50% 的患者可以存活;右肺缺如的病死率较左肺缺如高。这个差别可能不是由于相关畸形的发病率高引起,而是由于右侧肺缺如引起纵隔更大程度的偏移导致气管压缩和血管结构的扭曲变形而导致的。

肺发育不全是一侧或双侧的肺组织的不完全发育,以肺泡数量及气道分支减少为特征。在围生期的尸体解剖中存在肺发育不全的高达 10%～15%。肺的发育不全可能是由于胸腔内的肿块,导致肺缺乏生长空间、胸腔体积减小、胎儿呼吸动度减少、肺血流减少,或可能主要由于中胚层缺陷导致多器官系统受累而引起的。先天性膈疝是最常见的原因,出生婴儿中的发病率为 1:2200。其他原因包括叶外型肺隔离症、横膈膨出或发育不全、胸部神经母细胞瘤、胎儿水肿、先天性乳糜胸;胸廓异常、膈膨升、羊水过少、染色体异常、严重的肌肉骨骼异常和心脏的病变也可能导致肺发育不良。出生后的因素可能也起到了重要作用,例如有晚期支气管肺发育不良的婴儿也会出现肺发育不良。

(一)临床表现

1.症状和体征

临床表现有很多的变化,这与肺发育不良的严重程度还有相关的畸形有关。肺发育不良与新生儿期气胸有关。一些新生儿表现为围生期的应激、严重的急性呼吸窘迫和继发于肺发育不良的新生儿持续肺动脉高压(没有并发畸形)。患有程度较轻的肺发育不良的儿童可能表现为慢性咳嗽、呼吸促、气喘和反复肺炎。

2.实验室检查和影像学表现

X线胸片可看到较小胸廓一侧有不同程度的容量减少,伴纵隔移位。如果胸片上有气管移位的表现应该疑诊肺缺如。如果胸片不能明确诊断,则胸部CT扫描是最好的选择。肺通气灌注扫描、血管造影和支气管镜都对诊断有帮助,可显示与肺组织发育不良有关的肺血管减少或者气道过早钝化的表现。分析动脉血气可以明确呼吸功能损害的程度。

(二)治疗与预后

支持性治疗为主。结局由发育不良的程度和肺动脉高压的程度决定。

二、肺隔离症

肺隔离症(pulmonary sequestration)是指与气管支气管树不相通的、没有功能的肺组织,其接受一个或多个异常动脉系统的供血。不正常的肺组织起源于肺发育的胚胎期。它分为叶外型和叶内型。叶外型隔离症肺组织包块在解剖上与正常肺组织完全分离,有封闭、明显的胸膜。它的血供来自体循环(更典型),肺循环或两者都有。较少见与食管或胃相通。从病理上看,叶外型隔离症作为一个孤立的胸廓病变出现在隔膜附近,位于腹部的病变较少见。大小为0.5~12cm。90%病例病变都在左侧。与叶内型隔离症相比,其通常通过体循环或者门脉系统静脉回流。

组织学检查可发现一致扩大的细支气管、肺泡管和肺泡。有时支气管结构看起来正常,然而常有管壁的软骨有缺陷或者发现有无软骨的结构。病变内有时会发现淋巴管扩张。叶外型隔离症可以合并其他畸形,包括支气管源的囊肿、心脏畸形、膈疝,膈疝可出现在过50%病例中。

叶内型隔离症是肺的一个孤立的部分,在正常胸膜内,接受一个或多个来自主动脉弓或其分支的动脉的血供。叶内型隔离症通常在下叶(98%),2/3在左侧,它很少合并其他先天性畸形(<2%;叶外型隔离症为50%)。很少在新生儿期起病(与叶外型隔离症不同)。一些研究者推测叶内型隔离症是一种获得性病变,继发于慢性感染。临床表现包括慢性咳嗽、喘息、反复肺炎。叶内型隔离症患者较少出现咯血。通常通过血管造影诊断,可看到较粗的体循环动脉灌注病变。近来螺旋CT增强扫描或者磁共振血管造影在明确是否有异常体循环动脉对肺供血已被证明有帮助。治疗通常采取手术切除。

三、先天性肺叶气肿

先天性肺叶气肿(congenital lobar emphysema)也被称为婴幼儿大叶气肿、先天性局限性肺气肿、单叶局限性肺气肿、先天性肥厚性肺叶气肿或者先天性肺叶过度充气,最常表现为严重的新生儿呼吸窘迫或者生后第1年逐渐出现呼吸损害。较罕见的是年长儿童或者年轻的成年人症状较轻微或者间歇发作以致延误诊断。白种人男性较多见。尽管先天性肺叶气肿的原因还没有完全明确,但是一些病变表现出由于不正常的起源或者支气管软骨分布异常引起的支气管软骨发育异常。这会导致呼气时气道塌陷,产生气道梗阻,以及下文讨论的症状。

（一）临床表现

1.症状和体征

临床特征包括呼吸困难、气促、青紫、喘息和咳嗽。患侧呼吸音减弱,可能出现叩诊过清音、纵隔移位及患侧胸廓隆起。

2.影像学检查

X线胸片表现为受影响肺叶过度扩张(通常为上叶或者中叶;＞99％),肺纹理明显分离,邻近肺组织塌陷,纵隔向健侧移位,患侧膈肌压低。新生儿期X线胸片诊断由于患侧肺叶有肺泡液潴留而表现为均一的密度影,可能不容易分辨。其他影像学检查包括胸部X线胸片加透视、通气灌注检查、胸部CT扫描还有支气管镜检、血管造影、开胸探查。

（二）鉴别诊断

先天性肺叶气肿的鉴别诊断包括气胸、肺大疱、肺不张伴代偿性肺气肿、膈疝、先天性囊腺瘤。最常见的部位是左肺上叶(占42％)和右肺中叶(占35％)。必须将局限性阻塞性肺气肿与继发于外在包块压迫(支气管源的囊肿、肿瘤、淋巴结病、异物、假性肿瘤或浆细胞肉芽肿、血管压迫)、由简单的球瓣机制引起的肺叶过度充气或由于感染和不同原因引起的炎症导致黏液栓梗阻而导致的过度充气区别开来。

（三）治疗

当出现明显的呼吸困难,往往需要部分的或者完全的肺叶切除。症状较少的年长儿童是否行肺叶切除术可能结果相差不大。

四、先天性肺囊性腺瘤样畸形

先天性肺囊性腺瘤样畸形(congenital cysticadenomatoid malformations)是单边的错构性病变,通常在出生后第1天出现明显的呼吸困难。这种疾病占了先天性肺囊性病变的95％。

左右肺受累机会均等。病变起源于妊娠期4～6周,即肺发育的胚胎期。病变表现为腺样、占位性肿块或者终末呼吸系统结构增生,形成内部相通的各种大小的囊肿,内有立方形的或是有纤毛的假复层柱状上皮。病变中可能有黏膜息肉状结构,在支气管上皮下的囊肿壁有局灶性增多的弹性组织。气道可能有畸形且往往缺乏软骨。

这种疾病分为5种类型。

0型也称为腺泡发育不良或缺失型,非常少见且不能存活。

1型最常见(占50％～65％),由1个或多个大的囊泡(直径＞2cm)构成,囊泡有成熟肺组织的特征。1型可手术切除。80％患者体检或X线胸片提示纵隔明显移位,与婴儿型大叶性肺气肿易混淆。大约75％的1型病变发生在右侧。通常报道有90％的存活率。

2型病变(占10％～40％病例)由许多小的囊肿(＜2cm)构成,类似扩张后的细支气管,常同时合并其他畸形(60％),特别是肾脏缺如或发育不良、心脏畸形和肠闭锁。大约60％的2型病变发生在左侧。较明显的纵隔移位较1型病变少(占10％),存活率也较低(40％)。

3型病变(5％～10％)由较小的囊肿构成(＜0.5cm),表现为巨大的、固定的肿块伴有纵隔移位,存在积液从肿块移位导致出现腔静脉阻塞和压迫心脏的风险,报道的存活率为50％。

4型病变(10％～15％)表现为末梢腺泡的错构畸形。

（一）临床表现

1.症状和体征

出生后很快出现明显的呼吸困难。随着呼吸的出现而出现囊泡的扩张，对正常肺组织形成压迫并形成纵隔疝。呼吸音减弱。3 型病变叩诊可能呈浊音。年长的患儿可以出现自发性气胸或肺炎样症状。近来更多患者通过产前超声来诊断这类疾病。

2.实验室结果和影像学检查

1 型病变胸部 X 线检查表现为肺内的肿块与软组织密度相近，内有散在分布的不同形状和大小的透光区，通常伴有纵隔移位和肺纵隔疝。放置不透光的胃管于胃部可有助于鉴别膈疝。2 型病变 X 线表现除了囊肿较小外其他方面类似于 1 型病变。3 型病变表现为一侧胸腔实性均质性肿块，并导致明显的纵隔移位。因为先天性囊性腺瘤样畸形没有体循环血供，所以其与肺隔离症相鉴别并不困难。

（二）治疗

对于产前已经明确诊断的病例，这类疾病的治疗是不同的，且不需要产前干预。这些患者中有 6%～10% 可以自行恢复，因此需要对他们进行连续追踪。必须注意是否有作为这类疾病的并发症的积液的发生与发展。1 型和 3 型病变后治疗包括手术切除受影响的肺叶。由于存在感染和空气滞留的风险，且病变虽然与气管支气管树相交通但是缺乏黏液的清除功能，故常常采用切除术。由于 2 型病变常合并其他严重畸形，治疗方法会更复杂。部分切除术是不可行的，因为在切除明显受影响的区域后较小的囊肿仍会扩散。有报道，囊性腺瘤样畸形有恶变倾向，因此在仅仅观察病情变化的期待治疗时应更加小心。最近发展的针对先天性病变的宫内手术已经有了可喜的成果。

五、支气管肺发育不良

诊断要点和典型特征：

出生后 1 周内出现急性呼吸窘迫。

需氧疗或机械通气，胎龄 36 周或日龄 28d 仍需持续的氧疗。

持续的呼吸异常情况，包括体征和 X 线胸片表现。

（一）概述

在新生儿重症监护室支气管肺发育不良（bronchopulmonary dysplasia，BPD）仍然是急性呼吸窘迫的一个最显著的后遗症，在出生体重＜1000g 的婴儿中发病率约为 30%。这个疾病在 1967 年被 Northway 和他的同事们首先描述，他们报道了一组需要长时间的机械通气和氧疗来治疗肺透明膜病的早产儿的临床表现、影像学结果和病理结果。从急性肺透明膜病进展至慢性肺部疾病的过程分为 4 个阶段：阶段Ⅰ，出生后即出现的急性呼吸窘迫，通常为肺透明膜病；阶段Ⅱ，急性肺部疾病的临床表现和 X 线表现恶化，通常是由于继发于动脉导管未闭的肺血流量增加；阶段Ⅲ和阶段Ⅳ，慢性肺部疾病进展的标志。

近年来，由于新的治疗方法的整合（人工肺表面活性物质、产前糖皮质激素应用和保护性的通气策略），以及小胎龄出生的新生儿存活率的提高，BPD 的病理学表现和临床过程已经发生改变。尽管慢性肺部疾病的发病率没有变化，但疾病的严重程度已经下降。从病理角度看，这种"新的"BPD 是一种发育异常，以气体交换面积减少、炎症损伤减少、血管结构异常为特征。

(二)发病机制

导致 BPD 发展的明确机制仍然不清楚。目前的研究显示这些婴儿不正常的肺机制是由于结构上的不成熟、表面活性物质缺乏、肺不张和肺水肿引起的。此外,机械通气可引起气压伤,以及给予氧气可能会使抗氧化剂防御机制还没足够成熟的儿童产生有毒的氧代谢产物。这些对肺的持续伤害导致呼吸机和氧气需求的恶性循环,结果引起肺的进展性损伤。因此有BPD 儿童的肺早期表现为炎症、细胞增生,以及接下来的纤维化愈合。过度液体治疗、动脉导管未闭、间质性肺气肿、气胸、感染、肺动脉高压,还有继发于肺损伤或者感染的炎症刺激对疾病的发病机制也起到重要的作用。

(三)临床表现

国家健康研究院 BPD 工作小组最新的一份摘要提出了该疾病的定义:需氧疗超过 28d,有正压通气或者连续气道正压通气病史,以及有相关的胎龄史。新的定义调整了与该疾病相关的几个关键观察点,即:①尽管大部分这些儿童为早产且合并肺透明膜病,但是足月的新生儿合并胎粪吸入、膈疝或者持续肺动脉高压时也会发生 BPD;②一些极早产儿需要最低限度的呼吸机支持,但是尽管没有出现严重的急性呼吸衰竭的临床表现,随后仍进展为长时间需氧;③出生后 1 周内死亡的新生儿可能已经存在类似 BPD 的侵蚀性、纤维增生性病理损害;④出生后 1 周已经出现可以预测 BPD 的生理上的异常情况(气道阻力的增加)和肺损伤的生化标记(蛋白酶—抗蛋白酶比率改变,炎症细胞和炎症介质增加)。

BPD 的临床病程从轻微的氧气需求增加经过数月逐渐演变,变为需要长期气管造口和机械通气的更严重的疾病,通常持续至出生后 2 年时间。一般来说,患者可表现出对氧气和呼吸机依赖的缓慢、稳定的改善,但是也可以出现呼吸症状急性加重导致频繁的住院治疗及住院时间延长。临床管理通常包括对生长和营养(对氧气依赖和呼吸窘迫的婴儿对热量的要求很高)、代谢状态、神经发育情况以及不同的心肺功能异常情况的密切观察。

(四)治疗

1.药物治疗

早期足量应用肺表面活性物质治疗可以提高患者不合并发生 BPD 的生存率,并能降低总的病死率,减少对呼吸机的需求。出生后短疗程的糖皮质激素疗法能有效地增加撤离呼吸机的成功率。较长疗程的糖皮质激素应用则与脑瘫的发病率增加有关。在治疗中通常会应用吸入性皮质类固醇和偶尔应用的受体激动药,但这对 BPD 病程的整体效应仍不清楚。

患者可能会出现继发于慢性低氧血症、高碳酸血症或者其他刺激因素的水钠潴留。如果肺部听诊有水泡音或其他肺水肿的表现,则可能长期或间歇应用利尿药治疗;临床研究表明通过利尿治疗可以很快改善肺功能。但是利尿药常常会出现不良反应,包括严重容量不足、低钾血症、碱中毒、低钠血症和肾钙质沉着症。常需要补充钾和精氨酸。

2.气道评估

儿童如存在明显喉鸣、睡眠呼吸暂停、慢性气喘或极度呼吸困难,则需要诊断性的支气管镜检来评估结构上的病变(例如声门下狭窄、声带麻痹、气管狭窄、气管软化、支气管狭窄或气道肉芽肿)。另外,当慢性肺部疾病恶化时应该考虑胃食管反流和吸入的可能性。

3.肺动脉高压的治疗

BPD 的婴儿有合并肺动脉高压的风险,许多这样的患儿即使只有轻微的低氧血症也会导致肺动脉的压力的明显升高。为了尽量减少低氧血症的不良反应,肺动脉高压的患儿动脉血氧饱和度应保持在 93% 以上,同时应小心避免在视网膜血管发育时组织内氧过多。应进行心电图和超声心动图检查监测右心室肥厚的发展。如果右心室肥厚持续存在或原来不存在而现在出现时应考虑有间歇性低氧血症,需要进一步评估氧合情况,特别是当婴儿睡眠的时候。有插管病史的婴儿可以进展为继发于高腭弓或者声门下狭窄的阻塞性睡眠呼吸暂停。食管钡剂造影、食管 pH 探查、支气管镜检和心导管检查有助于诊断未知的心脏或肺部病变,这些病变可以促进潜在的病理生理改变的发生,例如吸入、气管软化、阻塞性睡眠呼吸暂停、心脏结构的病变。长期的护理应包括监测高血压及左心室肥厚进展情况。

4.营养和免疫接种

BPD 婴儿的营养问题可能是由于耗氧量增加、喂养困难、胃食管反流和持续的低氧血症所致。常需要高热卡配方奶和胃造口以保证足够的摄入量并避免水分过多。建议进行常规的免疫接种包括流感疫苗的接种。当出现怀疑病毒感染引起的气喘急性发作时,快速的呼吸道合胞病毒诊断性测试有助于早期治疗。呼吸道合胞病毒的免疫接种可减少 BPD 患儿毛细支气管炎的发病率。

5.机械通气

对于呼吸机依赖的 BPD 患儿,即使 pH 是正常也应尽量保持 $PaCO_2 < 60mmHg$,因为高碳酸血症对水钠潴留、心功能及肺血管张力有潜在的不利影响。对有严重肺部疾病的患儿应缓慢调整呼吸机参数,因为许多调整后的效果需数天才能表现出来。

(五)鉴别诊断

BPD 的鉴别诊断包括胎粪吸入综合征、先天性感染(例如巨细胞病毒或脲原体)、肺囊性腺瘤样畸形、反复吸入、肺淋巴管扩张、完全性肺静脉异位引流、过度水化和特发性肺纤维化。

(六)预后

表面活性物质的替代治疗对减少 BPD 的发病率和病死率有非常明显的效果。现在胎龄较小的婴儿越来越多的存活下来。令人惊讶的是,新生儿监护的影响并没有明显降低 BPD 的发病率,仍有 50% 存活者会诊断为这个疾病。这个疾病特征性地发生在最不成熟的婴儿身上。而大部分存活者的远期前景是乐观的。后续的研究表明,肺功能可能会随着年龄增长改变。有报道,在首次出现 BPD 体征 10 年后,可发生过度充气和小气道损伤。另外,这些婴儿发生持续低氧血症、气道高反应性、运动不耐受、肺动脉高压、慢性阻塞性肺部疾病和肺发育异常等后遗症的风险增高。越小越不成熟的婴儿,越容易出现神经发育异常。脑瘫、听力障碍、视力异常、痉挛性双侧瘫痪还有生长发育迟缓的发病率也增加。也有报道会发生喂养异常、行为障碍及增强的易怒性。注重良好的营养、预防呼吸系统的感染和气道高反应可以带来最好的结果。耐心、持续的家庭支持、对发育问题和学校表现的关注,还有语言和物理治疗对改善远期的前景有帮助。

第四章　心血管疾病

8‰的新生儿出生时有先天性心脏病(congenital heart defect)。随着医学和外科监护技术的进展,目前90%以上的先天性心脏病患儿可以存活到成年。小儿心血管专科不仅包括先天性心脏病的诊断与治疗,也包括成年人心血管疾病危险因素的预防,例如肥胖、吸烟和高血脂。心血管专科医师除评估先天性心脏病手术治疗的必要性、风险外,还需提醒患者和家属注意一些成年后的问题,例如妊娠的影响、妊娠中抗凝血治疗的风险、成年后如何去选择合适的职业等。获得性和家族性心脏病,如川崎病、病毒性心肌病、原发性心肌病和风湿性心脏病也是儿童期发病和死亡的重要原因。

第一节　心力衰竭

心力衰竭是心脏不能满足机体循环和代谢需要的一种临床状态。充血性心力衰竭这个词并不是一直都准确,因为一些明显心功能不全的患者有运动不耐受和疲劳的症状,但并没有充血的证据。几乎所有由先天性心脏病发展到心力衰竭的婴儿都是在出生后6个月内。婴儿心力衰竭的普遍原因包括室间隔缺损、动脉导管未闭、主动脉缩窄、房室间隔缺损、大的动静脉畸形和慢性房性快速性心律失常。根据病因学,与心肌病有关的代谢性疾病、线粒体病和神经肌肉病可以发生在任何年龄。后天性因素,如心肌炎造成的心力衰竭也可以发生在任何年龄。心力衰竭的患儿可能会出现易怒、喂养时出汗、易疲劳、运动不耐受或者肺充血的证据。

一、心力衰竭的治疗

治疗应该集中在潜在的病因和症状上。不论何种病因,当心室收缩功能失调时,较早出现神经激素的激活。血浆儿茶酚胺(如去甲肾上腺素)水平升高引起心动过速、多汗和肾素-血管紧张素系统的激活,使外周血管收缩,水钠潴留。尚无儿童心力衰竭的诊断或治疗方法的金标准。基于心脏功能的3个决定因素:①前负荷;②后负荷;③收缩力,治疗必须个体化,目标是提高心功能。

二、心力衰竭的住院治疗

心脏功能失调的患者可能需要住院接受抗心力衰竭的初始或加强治疗。所用的药物将部分依据心力衰竭的病因来选择。

静脉注射用强心药

1.降低后负荷

(1)米力农(Milrinone):是一种选择性磷酸二酯酶抑制药,通过增加环磷酸腺苷来改善心肌的收缩力状态。米力农在增加心脏收缩能力方面是剂量依赖性的,另外它还能扩张体循环和肺循环血管,因此在左、右心室收缩功能障碍时都有效。米力农减少心脏直视手术后低心排综合征的发生率。常用剂量范围为 $0.25\sim0.75\mu g/(kg\cdot min)$。

（2）硝酸甘油（Nitroglycerin）：硝酸甘油主要作为一种静脉容量血管扩张药，降低左、右心房的压力。可能会出现体循环血压下降及反射性心动过速。硝酸甘油常用于改善冠状动脉血流量，在由于先天性心脏病手术后冠状动脉的低灌注而出现心排血量减少时可能特别有用。通常静脉注射剂量范围为 $1\sim3\mu g/(kg\cdot min)$。

2.增强心肌收缩力

（1）多巴胺（Dopamine）：它是一种天然的儿茶酚胺，主要是通过激活心脏 β-肾上腺素能来增加心肌的收缩力。多巴胺也可直接作用于肾脏的多巴胺受体，从而改善肾灌注。通常用于心力衰竭时的剂量范围是 $3\sim10\mu g/(kg\cdot mln)$。

（2）多巴酚丁胺（Dobutamine）：它是一种自然产生的儿茶酚胺，通过心脏 β-肾上腺素能的激活增加心肌收缩力，并产生很小的外周血管收缩作用。多巴酚丁胺有一个明显的优势就是通常不会造成显著的心动过速。然而，该药跟多巴胺一样，不能选择性地改善肾灌注。常用剂量范围本质上与多巴胺是相同的。

3.机械循环支持

继发于心肌病、心肌炎或心脏手术后的严重的、难治的心力衰竭儿童需要机械性支持。机械支持通常用于心脏功能改善之前的有限时间内，或作为心脏移植的桥梁。

（1）体外膜氧合（extracorporeal membraneoxygenation，ECMO）：对于患有难治性心脏或肺功能衰竭的患者来说 ECMO 是一个提供氧合、排除二氧化碳、给予血流动力学支持的临时手段。血液通过静脉系统（如右心房）中的定位导管离开患者，然后经过膜氧合器，最后再通过动脉系统（如主动脉或颈动脉）的导管送回患者体内。调整流速来维持足够的全身灌注，以平均动脉压、酸碱状态、终末器官的功能和混合静脉血氧饱和度来判断灌注的情况。密切监测患者心肌收缩力的改善。风险是显著的，包括严重的内部和外部出血、感染、血栓形成和泵衰竭。

（2）心室辅助装置：由于患者的体型、设备的可用度以及科室的技术，心室辅助装置在儿童中的应用是有限的。这些装置与 ECMO 比较起来，是较少的侵入性血流动力学支持装置。使用电池供电的泵，使血液从左心室流入心尖部的套管，再通过一个定位在主动脉或肺动脉的单独导管返回到患者。应用心室辅助装置，出现出血和泵衰竭的风险比 ECMO 低，但依然存在感染和形成血栓的风险。

三、心力衰竭的门诊处理

药物

1.降低后负荷的药物

口服的降低后负荷的药物通过降低全身血管阻力来提高心排血量。在需要长期治疗的心力衰竭儿童，血管紧张素转化酶（ACE）抑制药[卡托普利（captopril），依那普利（Enalapril），赖诺普利（Lisinopril）]是一线药物。这些药物可以阻滞血管紧张素Ⅱ介导的全身血管收缩，在心脏结构正常但左心室心肌功能下降的儿童特别有用[如心肌炎或扩张型心肌病（DCMS）]。它们还有助于改善二尖瓣和主动脉瓣关闭不全，同时也有助于控制由于大的左向右分流（这种分流中，体循环阻力通常是升高的。）导致的难治性心力衰竭。

2.β受体阻滞药

虽然在成年人心力衰竭治疗中,β受体阻滞药有明显的益处,然而在一项随机对照研究中,使用β受体阻滞药[卡维地洛(Carvedilol)]的心力衰竭儿童与安慰剂组相比,并没有表现出任何显著的改善。但是,β受体阻滞药在一些已经服用 ACE 抑制药的难治性心力衰竭患儿中可能有辅助治疗效果。在心力衰竭的发病机制中,由于交感神经系统的激活,循环中会产生过多的儿茶酚胺;虽然这有显著的益处,但是这种代偿性反应随着时间的推移会使心肌纤维化、心肌肥厚、心肌细胞凋亡,促进心力衰竭的进展。β受体阻滞药(如卡维地洛与美托洛尔)能对抗这种交感神经活化,并且可能会抵消这些有害影响。β受体阻滞药有显著的不良反应,在一些患者中会出现心动过缓、低血压和心力衰竭恶化。

3.利尿药

为了维持低血容量状态及控制肺淤血和肝淤血的相关症状,在心力衰竭时利尿药治疗可能是必需的。

(1)呋塞米(Furosemide):它是速效襻利尿药,可静脉注射或口服。它能从体内移除大量的钾和氯化物,长期使用会产生低氯性碱中毒,因此长期使用时应监测电解质。

(2)噻嗪类:噻嗪类是作用于远端肾小管的利尿药,在严重心力衰竭病例作为对呋塞米的补充。

(3)螺内酯(Spironolactone):螺内酯是保钾利尿药,属于醛固酮抑制药。它经常与呋塞米或噻嗪类联合应用来增强利尿的功能。因为它有保钾的作用,因此可能不需要额外补充钾离子。除了利尿作用,螺内酯也可被用来作为神经激素拮抗药,在心力衰竭治疗中有潜在的好处。

4.洋地黄(Digitalis)

洋地黄是强心药,它可以增强心肌的收缩力,同时也可以降低体循环阻力。在临床实践中使用的洋地黄制剂是地高辛(Digoxin)。对成年人心力衰竭患者的研究表明:地高辛的使用不能减少心力衰竭的病死率,但是可以降低心力衰竭的住院率。儿童还没有这方面的对照研究。

(1)剂量:最初的剂量应为总剂量的一半,在治疗的第 6 小时和第 12 小时,分别给予总剂量的1/4(表 4-1)。24h 后,可以给予维持剂量。在成年人,维持血清中地高辛浓度 0.5~0.9ng/ml 已被证明能有效地改善心力衰竭,而浓度≥1ng/ml 没有相同的有益效果。再者,在儿童没有相关的数据,大多数病例只有当特别关注其顺应性或毒性时,才会监测地高辛的血药浓度。

表 4-1　地高辛剂量表

年龄	注射用剂量	口服
早产儿	0.035mg/kg	0.04mg/kg
1 周至 2 岁	0.05mg/kg	0.06mg/kg
<1 周或>2 岁	0.04mg/kg	0.05mg/kg

(2)洋地黄毒性:地高辛治疗期间发生的任何心律失常,如果不能证实为其他原因所致,均

应考虑与该药有关。室性二联律和一度、二度或三度房室传导阻滞,均为地高辛中毒的特点。如果怀疑地高辛中毒,应测得其谷浓度。

(3)洋地黄中毒:这种紧急情况必须马上处理。地高辛中毒最常发生在那些摄入了他们父母或祖父母药物的幼儿。即使摄入药物已有几个小时,也应立即给患儿洗胃。那些摄取大量地高辛的患者应该接受大剂量的药用炭治疗。在高度心脏传导阻滞时,应给予阿托品或临时心室起搏。地高辛免疫性 Fab 段可以用来扭转可能危及生命的中毒。抗心律失常药物可能是有效的。

5.限制液体

由于利尿药的有效性,心力衰竭儿童很少限制液休。在心力衰竭儿童中,确保足够的热量摄入,以促进生长发育为更重要的目标。

第二节　发绀型先天性心脏病

一、法洛四联症

诊断要点和典型特征:

婴儿时期出现低氧血症。

25%的患者出现右位主动脉弓。

胸骨左上缘收缩期喷射性杂音。

(一)概述

法洛四联症(tetralogy of Fallot,ToF)是一种单一的胚胎异常,可引起多种形态问题。肺流出道漏斗部隔膜的前向移位导致右心室流出道梗阻,这种移位同样导致室间隔缺损、主动脉骑跨于室间隔顶部。右心室肥大不是因为肺动脉狭窄,而是因为一个大的室间隔缺损的存在;它要对抗体循环的压力。ToF 是发绀型心脏病变中最常见的类型,发病率占先天性心脏病的10%。25%的患儿是右位型主动脉弓,15%患儿伴房间隔缺损。

右心室流出道梗阻造成室间隔缺损部位的右向左分流,梗阻越严重及体循环血管阻力越低,右向左分流就越严重。15%的 ToF 与第 22 号染色体长臂的缺失(22q11,DiGeorge 综合征)有关。这种现象在右位型主动脉弓患儿中更常见。

(二)临床表现

1.症状和体征

临床表现与右心室流出道梗阻程度相关。患儿仅有轻度梗阻时可表现为轻度发绀或无发绀,梗阻严重的患儿从出生时就伴有严重的发绀。无症状者很少。右心室流出道梗阻明显的患儿多数在出生时已有发绀,到 4 岁时几乎全部都伴有发绀。随着瓣膜下梗阻的加重,发绀通常也逐渐加重。生长和发育无明显延迟,但易疲劳且运动时呼吸困难常见。依据年龄和发绀的严重程度,患儿手指、足趾呈不同程度的杵状指(趾)样改变。从以往来看,年龄大一些的 ToF 患儿常常蹲踞以增加体循环的阻力,减少右向左分流,从而促使血液进入肺循环,以减轻发绀症状。由于目前在婴儿期已做出诊断,蹲踞现象已很少见。

缺氧发作,也叫发绀,是严重 ToF 的一种表现。其特点包括:①突然发作或逐渐加重的发绀;②呼吸困难;③意识改变,从易激惹到晕厥;④收缩期杂音减弱或消失(右心室流出道逐渐完全梗阻)。这些情况通常从 4～6 个月的时候开始出现。青紫发作的治疗通常是吸氧或使患者保持膝胸位(增加患者体循环的阻力)。静脉内注射吗啡应该慎用。普萘洛尔(Propranolol)是一种 β 受体阻断药,可以减轻右心室流出道的阻力。如果存在酸中毒,一旦发现应该静脉注射碳酸氢钠纠正。长期口服普萘洛尔对延迟手术治疗可能有效,但是一旦出现缺氧发作,就应尽快进行手术干预。

体格检查时可触及右心室抬举,S2 为单一的、主动脉瓣优势,胸骨左缘第 3 肋间可闻及 Ⅱ～Ⅳ/Ⅴ级粗糙的收缩期喷射性杂音,并向背部放射。

2.实验室检查

继发长期动脉氧饱和度降低的年长婴儿或儿童,血红蛋白、红细胞比容以及红细胞计数通常升高。

3.影像学检查

X 线胸片显示心脏大小正常。右心室肥厚,呈靴型心。主肺动脉段通常凹陷,如果存在右主动脉弓,主动脉结位于气管右侧。肺血管影通常减少。

4.心电图

QRS 电轴右偏＋90°～＋180°。P 波通常正常,常出现右心室肥大,但右心室应变模式罕见。

5.超声心动图

二维影像具有诊断性,可显示右心室壁肥厚、主动脉骑跨、大的主动脉瓣下室间隔缺损;可以明确是否存在漏斗部和肺动脉瓣梗阻,并测量近端肺动脉的直径。应显示冠状动脉的解剖结构,当右心室流出道有异常分支横过时,如果在该区域行外科扩张术可能会使冠状动脉横断。

6.心导管术和心血管造影术

大多数病例心导管术可显示心室水平右向左分流。存在不同程度的动脉血氧饱和度降低。右心室压力处于体循环压力水平;如果室间隔缺损大,监测到的右心室压力水平和左心室相同。肺动脉压力一直较低。肺动脉瓣膜和(或)漏斗部水平可记录到压力梯度。右心室血管造影提示右心室流出道梗阻以及心室水平的右向左分流。心导管术主要适应证是建立冠状动脉和远端肺动脉解剖。

(三)治疗

1.非手术治疗

一些治疗中心目前主张无论患儿体重大小,均在新生儿期对 ToF 进行完全矫正。而有些中心则提倡对那些实施完全矫正有明确风险的小婴儿进行非手术治疗。患者通过口服 β 受体阻滞药行药物非手术治疗可减少反复的缺氧发作而推迟进行外科治疗。有些患者也可以通过在婴儿期行球囊扩张术或在右心室流出道放置支架而达到缓解。

由于严重的右心室流出道梗阻而导致几乎没有前向的肺动脉血流的患者可能依赖于动脉导管进行血液循环。在这些患者中,最常见的姑息手术是从锁骨下动脉至单侧肺动脉置入

Gore Tex 分流管(改良 Blalock-Taussing 分流)以取代动脉导管(被结扎和分离)。以确保无论漏斗部或瓣膜梗阻的程度如何仍有足够的肺动脉血流。有些学者认为,该术后患儿的肺动脉(ToF 患者的肺动脉通常很小)生长的程度优于行外科完全矫正术者。

2.完全矫正

根据患者的解剖结构和外科中心的经验,对 ToF 的开胸手术从出生至 2 岁均可施行。目前外科治疗倾向于对有症状婴儿进行更早期修复。完全矫正手术的主要限制性解剖因素是肺动脉直径的大小。在外科手术中需关闭室间隔缺损以及解除右心室流出道梗阻,且手术病死率低。

(四)疗程和预后

患有严重 ToF 患儿常常出生时即有严重发绀。这些儿童需要早期手术治疗,包括 BlalockTaussing 分流术或完全的矫正。所有 ToF 儿童最终都需要开胸手术。2 岁前行完全矫治手术通常效果比较好,且可存活至成年。根据不同程度的修复需要,患者常需在首次肺动脉瓣置换术后的 10～15 年行二次外科手术。经导管肺动脉瓣手术正在研究中,在未来可能帮助一些患者避免二次开胸手术。ToF 患者可由于室性心律失常而猝死。有功能的肺动脉瓣以及无扩张的右心室可减少心律失常的发生和提高运动耐力。

二、肺动脉瓣闭锁合并室间隔缺损

诊断要点和典型特征:

症状取决于肺血流的多少。

肺血流通过未闭的动脉导管和(或)主动脉肺动脉侧支。

肺动脉瓣完全闭锁合并室间隔缺损本质上是法洛四联症(ToF)的极端形式。因为没有从右心室至肺动脉的前向血流,肺血流必须来源于动脉导管或多条主肺动脉侧枝(MAPCAs)。临床症状取决于肺血流量。如果血流充足,患者病情可能稳定。如果肺血流不足,会发生严重的低氧血症并需要及时地缓解治疗。新生儿在准备手术前静脉注射前列腺素 E1(PGE1)以维持动脉导管开放。比较罕见的情况下,如果动脉导管对肺血流贡献较少(如主肺动脉侧枝血流足够),可停止使用 PGE1。一旦稳定下来,可施行姑息性肺动脉分流术或完全矫正术。在大多数治疗中心,在新生儿期行姑息性分流术以增加肺血流,以待数月后行开胸矫正手术。

超声心动图常可用来诊断。心导管术和心血管造影通常用来明确肺动脉血流的来源。心脏磁共振成像也是一种对诊断提供帮助的影像学方法。自身肺动脉狭小和血流不足时,可通过重建患者自身血管或利用人工材料创建分流来行肺动脉分流术。当肺动脉足够大时,可行从主动脉至肺动脉干的主肺动脉侧枝的移植以完成修复。

由于肺血管先天异常和肺血流量异常,肺血管疾病在合并室间隔缺损的肺动脉瓣闭锁中很常见。即使患者在婴儿期进行了外科矫正术也存在此风险。肺血管疾病是 30 岁之前死亡的常见原因。

三、肺动脉瓣闭锁伴完整的室间隔

诊断要点和典型特征:

完全不同于肺动脉瓣闭锁合并室间隔缺损。

出生时有发绀。

主动脉、肺动脉侧枝较少时肺血流量依赖于动脉导管。

有时存在右心室依赖的冠状动脉。

(一)概述

虽然肺动脉瓣闭锁伴完整室间隔(PA/IVS)听起来似乎和肺动脉闭锁合并室间隔缺损相关,但实际上两者是有显著不同的。顾名思义,肺动脉瓣是闭锁的。肺动脉环通常有一个由融合瓣膜尖端组成的小隔膜。室间隔是完整的。肺动脉主干通常存在并紧邻闭锁的瓣膜,但有些发育不全。右心室常出现不同程度的缩小。右心室的大小对于外科手术的成功至关重要。在一些肺动脉瓣闭锁伴室间隔完整的儿童中,足够大的右心室最终可以行双心室修复。正常的右心室由 3 部分组成(流入道、小梁部或体部和流出道)。任何一部分的缺陷将导致右心室功能不全,必须行单心室姑息矫治。即使 3 个组成部分都存在但是部分患儿的右心室体积仍不足。

出生后,肺血流由动脉导管提供。与肺动脉瓣闭锁合并室间隔缺损不同,肺动脉闭锁伴完整室间隔时主肺动脉侧枝血流常不存在。为了维持导管开放,必须在出生后马上持续输入 PGE1。

(二)临床表现

1.症状和体征

新生儿常常出现发绀,在动脉导管关闭后更甚。在肺动脉瓣听诊区可听到因动脉导管未闭而产生的收缩期吹风样杂音。如果右心室大小足够,以及心室出口仅为三尖瓣的话,许多儿童会出现三尖瓣关闭不全,此时在胸骨左缘下部可闻及全收缩期杂音。

2.影像学检查

根据三尖瓣关闭不全的程度,心脏大小可从较小到明显增大。在严重三尖瓣关闭不全时,右心房显著增大,胸片中心脏轮廓可填满胸廓。

3.心电图

心电图显示额面电轴左偏(45°~90°)。左心室电活动为主,并有右心室电活动的缺乏,特别是在右心室发育不全时。常出现显著的右心房肥大。

4.超声心动图

超声心动图显示肺动脉瓣闭锁合并不同大小的右心室腔和三尖瓣环发育不全,并能提示顺畅的心房内交通。卵圆孔未闭或房间隔缺损有助于右心减压。

5.心导管术和心血管造影术

右心室的压力常超过体循环。右心室血管造影提示肺动脉无充盈。也可提示右心室腔的大小,右心室 3 个组成部分是否发育不良,以及是否存在三尖瓣关闭不全。一些肺动脉瓣闭锁伴完整室间隔的患儿在右心室和冠状动脉间存在窦道。这些窦道提示冠状动脉循环可能取决于高右心室压力。在右心室依赖的冠状动脉循环患者中试图减轻右心室压力可由于突然的冠状动脉灌流减少而引起心肌损伤和梗死。

(三)治疗和预后

在所有导管依赖型病变中,在进行手术之前,通常用 PGEi 来稳定患者和维持动脉导管开放。手术通常在出生后第 1 周内进行。因为血流从右心房流入左心房的唯一通道是房间隔缺损,必须有通过房间隔缺损的非限制性血流。

可能需要 Rashkind 球囊房间隔造口术来使房间隔保持开放。如果右心室 3 个部分均存在,以及最终计划行双心室修复,可在对患儿行心导管术时对肺动脉瓣打孔并扩张,造成右心室至肺动脉的前向血流从而促进右心室腔的发育。如果右心室体积不够、存在明显的窦道、存在右心室依赖性冠状动脉循环或肺动脉瓣在行心导管术时不能顺利张开,可行 Blalock-Taussing 分流术以建立肺血流。随后在婴儿期,可创建右心室和肺动脉的通道以刺激右心室腔发育。如果右心室大小或功能不足以行双心室修复,一种类似于单心室矫治的方法对患儿最有益。存在明显的窦道或冠状动脉异常的患者,如果他们有冠状动脉灌注不足和猝死的风险时,可考虑行心脏移植。

这种情况的预后应慎重。最终决定是否行双心室修复、Fontan 手术或心脏移植取决于患者的局部解剖。

四、三尖瓣闭锁

诊断要点和典型特征:

出生时即有明显的发绀。

心电图提示电轴左偏、右心房增大、左心室肥厚。

(一)概述

三尖瓣闭锁是指右心房和右心室之间完全没有血液流动,三尖瓣完全闭锁。根据大动脉的位置关系,三尖瓣闭锁分为两种类型(大动脉位置正常或大动脉转位)。全身的静脉回心血量必须通过房间隔(卵圆孔未闭或房间隔缺损)到达左心房。左心房同时接收体循环和肺循环回流的血液。血液在左心房完全混合,导致不同程度的动脉血氧饱和度下降。

因为没有血液流入,右心室的发育依靠心室的左向右分流。当没有室间隔缺损或是室间隔缺损很小的时候,右心室常严重发育不良。

(二)临床表现

1.症状和体征

症状通常在婴儿早期即出现,大多数婴儿在出生时即有发绀。生长发育差,且婴儿常常有喂养困难、呼吸急促和呼吸困难。肺血量逐渐增多的患者可能会发展成心力衰竭,而发绀不明显。室间隔缺损常有杂音,在胸骨左缘下部容易听到。长期发绀的年长儿会有杵状指(digital clubbing)。

2.影像学

心脏从轻微到显著增大。肺动脉主干通常很小或缺如。根据心房水平缺损的大小不同,右心房中到重度扩大。肺血管影通常减少,但如果肺动脉血流没有被室间隔缺损或肺动脉狭窄限制,肺血管影可增加。

3.心电图

心电图显示电轴左偏,P 波高耸,提示右心房发育不良。几乎所有病例都会出现左室肥大或者左室优势。

4.超声心动图

二维超声心动图具有诊断意义,它可以显示三尖瓣缺如、大动脉之间的关系、室间隔缺损的解剖结构、心房水平的分流情况和肺动脉的大小。多普勒彩色超声可以帮助明确在室间隔缺损或右室流出道肺动脉血流受限程度。

5.心导管检查和心血管造影

心导管检查提示心房间的右向左分流。由于动、静脉血在左房混合,左室、右室、肺动脉以及主动脉的血氧饱和度同左房相同。如果房间隔缺损较小,右心房压力可上升。右室和体循环压力正常。导管不能从右心房通过三尖瓣进入右心室。如果存在限制性的卵圆孔未闭或者房间隔缺损时需要进行房间隔球囊造口术。

(三)治疗和预后

在肺血流无限制的患儿中,可给予利尿药和降低后负荷等传统抗心力衰竭治疗直至出现室间隔缺损代偿。有时为了防止肺动脉血流过多对肺血管床的损伤需进行肺动脉结扎。

常用的手术方案是分期行三尖瓣闭锁矫治术。肺动脉血流减少的婴儿在体肺分流术(BT分流术)前需给予 PGE1。当婴儿 4～6 个月血氧饱和度开始下降,体肺动脉分流逐渐减少时行 Glenn 术(上腔静脉与肺动脉吻合术),患儿达到 15kg 时行 Fontan 术(将下腔静脉和上腔静脉连接至肺动脉)。

三尖瓣闭锁患者的预后依赖肺动脉血流能够满足组织足够的氧合而不至于发生心力衰竭,Fontan 术术后的长期预后并不清楚,尽管目前患者能够存活 20～30 年。开胸手术前肺动脉压低的患儿行 Fontan 术的短期预后比较理想。

五、左心发育不良综合征

诊断要点和典型特征:

出生时轻度发绀。

很少有听诊发现。

导管关闭后迅速出现休克。

(一)概述

左心发育不良综合征(hypoplastic left heart syndrome,HLHS)包括与左心发育不良有关的左心梗阻性疾病。这种综合征占婴儿先天性心脏病的 1.4%～3.8%。

主要原因为二尖瓣和主动脉瓣关闭不全或狭窄。新生儿生存依赖于未闭的动脉导管,因为进入体循环的前向血流量不足或缺失。主动脉和冠状动脉的血流仅由未闭的动脉导管提供。左心发育不良综合征的婴幼儿在出生时病情通常稳定,但是出生后由于动脉导管关闭病情迅速恶化。如未经治疗,平均死亡时段在出生后第 1 周。如不予 PGE1 治疗,导管很少能保持开放,婴幼儿存活不会超过数周或数月。

产前行胎儿超声心动图一般可以确诊。产前诊断能为准父母提供指导,使婴儿在有丰富经验的医院分娩并给予治疗。

(二)临床表现

1.症状和体征

患 HLHS 的新生儿,因为动脉导管保持开放出生时病情稳定。若导管闭锁病情急剧恶化,继发于全身灌注不足而出现休克和酸中毒。因导管关闭肺血流增多,可使血氧饱和度在一段时间内增高。

2.影像学

出生后第 1 天,X 线胸片示心影缩小,其他改变可能相对不明显;之后,如果动脉导管关闭或给氧使肺血流量增加导致肺静脉淤血,X 线胸片可显示心影增大。

3.心电图

心电图显示电轴右偏,右心房增大,右心室肥厚伴左心室缩小。V_6 导联 Q 波消失,V_1 导联常出现 qR 波形。

4.超声心动图

超声心动图可用来诊断。可以诊断主动脉、左心室发育不良伴二尖瓣和主动脉瓣闭锁或严重狭窄。体循环依赖于动脉导管未闭。由于冠状动脉必须由导管经小的主动脉提供血流,彩色多普勒超声显示升主动脉为逆向血流。

(三)治疗和预后

由于体循环依赖于开放的动脉导管,初始的 PGEi 治疗是挽救生命的必用药。之后的治疗依赖于肺循环和体循环之间的平衡,这两者又依赖于右心室。数天后肺血管阻力下降,肺循环增加,体循环低灌注。治疗的直接目的是促进体循环血流量。即使存在缺氧和发绀,也应尽量避免给氧,因为给氧会降低肺血管阻力并进一步增加肺循环血流量。氮可用来使吸入的氧浓度降低至 17%。该疗法可以提高肺动脉阻力、增加体循环血流量、改善组织灌注,但必须严格监测。体循环后负荷降低也有利于组织灌注。氧饱和度保持在 65%~80%或氧分压精确地保持在 40mmHg,就能使组织有足够灌注量。

婴儿出生后,在多种治疗方案中必须及时选择一种方案。行 Norwood 手术需横断相对正常的主肺动脉,使其与小的升主动脉相连接。整个主动脉弓由于内腔过小必须行重建手术。之后为了恢复肺血流量,必须行 Blalock-Taussig 分流术(从锁骨下动脉连接至肺动脉)或者 Sano 分流术(从右心室连接至肺动脉)。行 Norwood 术后的患儿在生后 6 个月和 2~3 岁时,分别需要行 Glenn 术(体肺循环分流减少时,从上腔静脉到肺动脉吻合)和 Fontan 术(下腔静脉到肺动脉,完成心脏静脉旁路手术)。虽然这是一种优于非外科干预的改进方法,然而 HLHS 在行 Norwood 手术后,1 年的生存率为 70%~90%,5 年生存率为 60%~70%,所以在儿科心脏病中仍然是最具有挑战性的疾病之一。

原位心脏移植手术也是 HLHS 治疗的一种选择。移植后的生存率高于 Norwood 手术,但是等待移植时出现的死亡会增加总病死率,使移植的总病死率与 Norwood 的总病死率相等,即 5 年存活率为 72%。当外科姑息性手术失败或出现全身性右心衰竭(经常出现在青少年或是青壮年)时,也可以考虑行心脏移植术。

目前,一些医疗中心为 HLHS 患儿提供了一种由外科专家和心脏介入手术专家合作的"复合"手术方法。在行这种复合手术时,首先需要开胸和结扎肺动脉分支以减少肺动脉血流;然后,也是通过开放的胸腔,由介入学家置入一个 PDA 支架以维持体循环输出。第二阶段被认为是"综合性 Glenn 吻合术",在此过程中使肺动脉吻合并卸下导管支架,同时通过外科把上腔静脉与肺动脉连接在一起。与 Norwood 手术相反,主动脉弓是在第二阶段进行改建的。大部分经验丰富的中心,经过第一阶段"复合"手术后的生存率高于 90%。然而远期随访尚不详。

六、大动脉转位

诊断要点和典型特征：

新生儿发绀，无呼吸窘迫。

男性更常见。

(一)概述

大动脉转位(transposition of the great arteries，TGA)是新生儿期常见的发绀型先天性心脏病，居发绀型先心病的第 2 位，占先天性心脏病的 5%，男女患病比为 3∶1。是由于胚胎期动脉主干旋转分离异常导致主动脉由右心室发出，肺动脉由左心室发出。这被称为"心室-大血管不一致"。患者可能会有室间隔缺损，室间隔也可能是完整的。如果不经治疗，转位常合并早期的肺动脉狭窄。因为肺循环与体循环并行，两个循环之间如果没有血液混合的话将会导致死亡。特别是心房之间的交通(房间隔缺损或者是卵圆孔未闭)非常重要。大多数在心房水平进行血液混合(也有一些发生在导管水平)。如果出生时心房内混合不足，患儿会出现严重的发绀。

(二)临床表现

1.症状和体征

许多新生儿体重较重(达 4000g 以上)，且有严重的发绀而无呼吸窘迫或明显的杂音。伴有大的室间隔缺损的婴儿发绀较轻且通常有明显的杂音。心血管检查的表现取决于心脏内缺损情况。每一个心室都有可能发生流出道受阻，必须排除缩窄。

2.影像学

大动脉转位患儿的 X 线胸片通常无诊断学意义。有时心影呈"蛋形"，因为主动脉直接位于肺动脉前方，从而显现出狭窄的纵隔影。

3.心电图

由于正常新生儿的心电图为右室优势型。大动脉转位时心电图的诊断意义不大，因为经常显示为正常。

4.超声心动图

二维超声和多普勒超声可以清楚地显示解剖和生理。主动脉发自右心室，肺动脉发自左心室。必须对相关的缺损进行评估，如室间隔缺损，右室、左室流出道狭窄，或者是主动脉缩窄。必须仔细检查房间隔，因为任何受限对等待修复术的儿童来说都是有害的。冠状动脉的解剖结构是多种多样的，必须在外科治疗之前分析清楚。

5.心导管检查以及心血管造影

完全性大动脉转位且无血液混合障碍时经常实行 Rashkind 球囊房间隔造口术。许多患者在超声心动图的指导下进行。冠状动脉如果在超声心动图上显示不清，可通过升主动脉造影来显示。

(三)治疗

推荐早期手术治疗。大动脉调转术(arterialswitch operation，ASO)取代了先前的心房转位手术。在 4～7d 的婴儿中实施大动脉调转术。大动脉在瓣膜上水平横断和调转，并对冠状动脉进行分离和移植。小的室间隔缺损可自行关闭，但是大的室间隔缺损应进行修补。房间隔缺损也必须关闭。对于那些大动脉转位合并完整室间隔的患者,为避免由于左室把血液泵入低阻力的肺循环而产生左心室失调,应早期行手术修补术(<14d 龄)。如果存在大的室间隔缺损,左室压可维持在体循环压力水平,左室不会失调,手术治疗可延迟几个月。患有卵圆孔未闭合室间隔缺损的婴儿在 3、4 个月时应给予手术治疗,因为早期肺瓣膜疾病合并此类缺损将增加早期手术风险。

在大多数心脏中心,大动脉调转术的存活率在 95% 以上。大动脉调转术优于 mustard andsenning 转位术,因为大动脉调转术后支持体循环的是左心室。患者进行心房转位术后右心室是支持体循环的心室,这将会增加晚期右心室衰竭的风险而需要心脏移植。

1.先天性矫正性大动脉转位

矫正性大动脉转位(congenitally corrected transposition ofthe great arteries,ccTGA)不同于一般的先天性心脏病。取决相关的损伤,患者可能出现发绀、心功能不全或者没有症状。在 ccTGA 中,房室以及心室大动脉间连接不一致同时发生,导致右心房与形态学上的左心室连接来支持肺动脉。相反,左心房血液通过三尖瓣进入形态学上的右心室来支持主动脉。常见的并发症为室间隔缺损和肺动脉狭窄。左侧常见发育异常的三尖瓣。如果不合并其他的病变,ccTAG 患者一直到成年因为发现左侧房室瓣关闭不全或者心律失常才被诊断。

以前,外科手术方式为直接关闭室间隔缺损和减轻肺动脉流出道梗阻———一种维持右室作为支持体循环并连接主动脉的心室的方法。现在认识到有些患者会因为右心室手术的失败而缩短寿命,因此提倡其他的外科技术。双调转手术就是其中的一种。在肺动脉和体循环动脉血被阻而流向对侧心室(体循环静脉血回流至右心室,肺静脉血液回流至左心室)时可应用心房调转术。然后行大动脉调转术恢复形态学左心室为支持体循环的心室。

ccTGA 出现完全性心脏传导阻滞的发生率每年大约升高 1%,总发生率为 50%。

2.右室双出口(double-outlet right ventricle)

在这种畸形中,两个大动脉都起源于右心室。通常存在室间隔缺损使血液流入左室。症状取决于室间隔缺损的位置和半月瓣的关系。缺损的位置各异,大动脉之间可正常或者异常相连。若没有流出道梗阻,则存在大的左向右分流,临床表现类似于大的室间隔缺损。也可能会出现肺动脉瓣狭窄,特别是室间隔缺损的位置离肺动脉主干很远时。这个在生理上类似于法洛四联症。反过来说,如果室间隔缺损离肺动脉很近,则主动脉流出道可能受阻(taussig-bing 畸形)。目前旨在早期纠正。左室血流通过室间隔进入主动脉(室间隔邻近主动脉),右室进入肺动脉用于维持肺循环的通畅。如果室间隔远离主动脉,则可能需要动脉调转术。超声心动图可诊断和观察大血管起源部位及其与室间隔的关系。

七、完全性肺静脉异位引流

诊断要点和典型特征:

肺静脉回流异常引起发绀。

伴或不伴有心脏杂音,可能会有肺动脉瓣区第二心音增强。

右心房扩张和右心室肥大。

(一)概述

这种病变占所有先天性心脏病的 2%。与肺静脉流入左心房不同,肺静脉血常流入到左心房后方的一个汇合点,汇合之后不流入左心房,而流入体循环静脉系统中。体循环和肺循环静脉血液在右心房水平完全汇合。完全性肺静脉异位引流患者的表现取决于流入体循环的路径和流出道是否有梗阻。

这种畸形分为心内型、心上型、心下型。肺静脉汇合后直接流入心脏会出现心内型完全性肺静脉异位引流,通常通过冠状静脉窦进入右心房(很少直接进入右心房)。心上型是肺静脉汇合后注入右侧上腔静脉、无名静脉或者左侧上腔静脉。心下型经常在横膈下汇入下腔静脉。心下型的肺静脉回流经常受阻。这种肺静脉阻塞是潜在的外科急症。心上型肺静脉阻塞的可能性更小。肺静脉汇合后注入多个位置,称为混合型完全性肺静脉异物引流,这种类型很少见。

因为体循环静脉血流完全进入右心房,在房间隔处可出现右向左的分流,可能是因为房间隔缺损或者卵圆孔未闭。完整的房间隔时则需要在出生时进行房间隔球囊打孔来充盈左心。

(二)临床表现

1.肺静脉回流通畅

未受阻的完全性肺静脉异位引流合并房间隔缺损通常倾向于发生肺静脉血流增多、心脏肥大和心力衰竭,无发绀。血氧饱和度通常在 $80\%\sim90\%$。大多数患者因为肺血流增加而出现轻到中度的肺动脉压力升高。大多数病例肺动脉压仍小于体循环压力。

(1)症状和体征:患者在新生儿期和婴儿早期轻度发绀。之后相对表现良好,除了有频繁的呼吸道感染。患者体型瘦小,类似于大量左向右分流的患者。检查显示甲床和黏膜微暗,但是不会出现外表发绀和杵状指。脉搏正常。可触及右心室抬举样搏动,P2增强。肺动脉和三尖瓣血流增加会出现收缩期和舒张期杂音。

(2)影像学检查:X 线胸片可见右心肥大和肺动脉主干增粗。肺纹理增加。当异常的静脉通过永存的左上腔静脉流入无名静脉再进入右上腔静脉时,心脏轮廓为"雪人""8 字"形,3 岁以前心室和无名静脉扩张不太明显。

(3)心电图检查:心电图示电轴右偏和不同程度的右心房扩张、右心室肥大。可见右心前导联 qR 波型。

(4)超声心动图:超声心动图示右心房后有一个与之不连续的腔,这是诊断依据。二维超声和彩色多普勒可增加诊断的准确率,很少需要心导管术。

2.肺静脉回流受阻

这种情况包括所有的心下型完全性肺静脉异位引流患者和在横膈上方流入全身静脉的少数患者。肺静脉通常在汇入上腔和下腔静脉处受阻。

(1)症状和体征:新生儿通常出生后不久因为严重的发绀和呼吸困难需要早期手术纠正。心脏体格检查提示右心室显著搏动,第二心音增强,无分裂。尽管有时无杂音,仍可在肺动脉区听到收缩期杂音,向肺部传导。舒张期杂音不常见。

(2)影像学检查:心影小,结合充气支气管造影术可见肺静脉严重充血。X 线胸片提示常误诊为严重的肺部疾病。在一些较轻病例中,肺静脉充血会造成心脏大小正常或者轻微增大。

(3)心电图:心电图提示电轴右偏和右心房扩大,右心室肥大。

(4)超声心动图:超声心动图示左房左室缩小,高的右室压导致右心扩大。对于心下型完全性肺静脉异位引流,出现血管在降主动脉前方并行,再进入下腔静脉左侧,彩色多普勒超声心动图显示血流在融合处或者在肝部位受阻。

(5)心导管检查和心血管造影:若超声心动图不能显示解剖位置,心导管和心血管造影可显示异常静脉直径的大小。导管检查有助于计算肺部与全身血流比率、肺高压的程度以及肺血管阻力。

(三)治疗

完全性肺静脉异位引流通常需要手术治疗。肺静脉回流梗阻需立即手术治疗。在非梗阻型肺静脉异位引流中手术可延迟几周甚至几个月。外科治疗的时间取决儿童的体重增长和肺部感染的情况。如不需要早期手术并且房间隔又存在隔膜的患者,可在新生儿期进行房间隔球囊扩张。

(四)病程和预后

外科治疗后大多数患者的预后良好,但是,很多会发展为晚期肺静脉狭窄。这种肺静脉狭窄无论通过心导管介入还是外科手术都很难治疗,预后较差。避免肺静脉的直接缝合可降低术后吻合口狭窄的复发机会。但是肺静脉的任何操作都会增加狭窄发生的风险。

八、永存动脉干

诊断要点和典型特征:

早期心力衰竭伴或不伴青紫。

收缩期喷射性喀喇音。

(一)概述

永存动脉干在先天性心脏畸形中所占的比例<1%。来自心脏的单个大动脉可供应体循环、肺循环和冠状动脉循环。动脉干形成是胚胎期总动脉干不能分化成主动脉和肺动脉,常伴有室间隔缺损。动脉瓣叶有2~6瓣并且瓣膜可能关闭不全或狭窄。

动脉干按肺循环的解剖结构分为几个亚型。单一的肺动脉主干可能来源于动脉干根部并形成肺动脉分支(1型)。另外,肺动脉可能分别来自大的动脉干,与另一分支紧密相连(2型)或相隔很远(3型)。

永存动脉干患者,其来自于双心室的血流仅通过单一的出口流出心脏。因此,肺动脉的氧饱和度与体循环动脉的氧饱和度相同。体循环动脉氧饱和度的高低依赖于肺循环进入体循环的概率。如果肺血管阻力正常,肺循环血流量就大于体循环血流量,氧饱和度相对较高。如果因肺血管阻塞性或肺小动脉阻塞性疾病引起肺血管阻力升高,肺血流量和氧饱和度就会降低。两个心室的收缩压是体循环压力。

(二)临床表现

1.症状和体征

多数永存动脉干患儿以高肺血流量为显著表现。一些患者有不伴青紫的心力衰竭表现。心脏体检可发现心前区搏动过强,胸骨左下缘可触及收缩期震颤,早期常有比较大的收缩期喷射性喀喇音。S_2 亢进、无分裂,胸骨左下缘可听见全收缩期杂音。由于增多的肺静脉血,当其经二尖瓣回流时在心尖区可听到全舒张期杂音。动脉干功能不全可出现额外舒张期杂音。

肺血流减少的患儿早期可出现青紫。最常见的表现是生长迟缓,容易出现疲劳和心力衰竭。心脏搏动无过强表现。S_1 和 S_2 亢进、无分裂。在胸骨左下缘可以听见全收缩期杂音。由于肺静脉回流减少，无二尖瓣杂音。常可听见响亮的收缩期喷射性喀喇音。

2.影像学

X 线常显示靴型心，肺动脉主干缺如，大的主动脉向右弯曲 30%。肺血管纹理随肺血流量变化而变化。

3.心电图检查

电轴一般正常，右心室肥大或双心室肥大常见。

4.超声心动图

常显示单个大动脉骑跨（类似于法洛四联症，但没有直接来自心脏的第二大动脉）。可确定肺动脉的起始端及动脉干瓣膜异常程度。彩色多普勒能显示肺血流情况和动脉干瓣膜的功能情况，这两者对于治疗很关键。

5.心导管检查术和心血管造影

心导管检查虽不是常规检查，但对患肺血管疾病的年长儿可能有价值。在动脉根部可见单一的血管影图像，通过注射造影剂可见肺动脉的起源和动脉干灌注不足的量。

(三)治疗

对于高肺血流量和充血性心力衰竭的患儿需要抗心力衰竭治疗，这种情况下常需进行手术治疗。由于出现心力衰竭，常在新生儿期行手术治疗。应使室间隔缺损关闭让左心室出口到动脉干瓣膜。由于可能存在梗阻，要将肺动脉主干(1 型)或肺动脉分支(2～3 型)与动脉干分开，常需要从右心室到肺动脉建立含瓣膜的通道。

(四)病程和预后

手术效果好的患儿预后较好。与合并法洛四联症的患儿类似，在婴儿期放置的右心室到肺动脉的导管会因年龄的增长而不能满足需要，在儿童后期需要修正导管。在未行修复术的患者发生早期肺血管阻塞性疾病的风险比较高，并且对超过 4～6 个月龄的患儿，即使是病情比较稳定的患儿，延迟行开胸手术都是不明智的。

第三节　后天性心脏病

一、风湿热

在医疗水平低下和人口密集的贫困的发展中国家，风湿热仍然是发病和死亡的主要原因，甚至在发达国家风湿热还未彻底消除。在美国，风湿热的总发病率＜1/100000；在有些地区存在再发的现象，如 20 世纪 80 年代的犹他州，3～17 岁儿童中的发病率接近 12/100000。

在易感人群中，上呼吸道的 A 组 β-溶血性链球菌感染是发病的主要诱因。只有特定血清型的 A 组链球菌属会引起风湿热。最新研究发现，体内存在相关免疫应答基因的易感宿主比率接近 15%。在咽喉部定植的 A 组链球菌启动免疫应答，包括以下步骤：①链球菌抗原致敏 B 淋巴细胞；②抗链球菌抗体的产生；③免疫复合物的形成并与心肌、肌纤维膜抗原引起交叉反应；④心肌和瓣膜的炎症反应。

　　风湿热在美国发病高峰为 5~15 岁,女孩和非裔美国人更常见。在 20 世纪 80 年代,患风湿性心脏病(简称风心病)学龄儿童(白种人和非白种人)年病死率<1/100000。

(一)临床表现

　　根据修订版 Jones 标准(表 4-2),急性风湿热确诊需要两个主要表现或一个主要表现加两个次要表现(包括链球菌感染阳性表现)。除个别风湿热患者仅表现为舞蹈症或长期的心肌炎外,明确诊断必须要有足够证据证明链球菌感染,如猩红热、咽拭子 A 组 β-溶血性链球菌培养阳性、抗链球菌溶血素滴度或其他链球菌抗体滴度升高。与无并发症的链球菌感染相比,风湿热的抗链球菌溶血素滴度显著升高。

表 4-2　风湿热的琼斯诊断标准(修订版)

主要表现
心肌炎
多发性关节炎
舞蹈症
环形红斑
皮下结节
次要表现
临床表现
早期的风湿热或风湿性心脏病
多发性关节痛
发热
实验室检查
急性期反应:ESR、C 反应蛋白及白细胞升高
P-R 间期延长
其他
链球菌感染的证据:抗"O"抗体或其他链球菌抗体升高,咽拭子培养出 A 组链球菌

　　1.心肌炎(carditis)

　　心肌炎是风湿热最严重的表现,轻重不一,从轻度炎症到威胁生命的心力衰竭。心肌炎可为全心地炎症反应,也可只局限于心脏瓣膜、心肌、心包。瓣膜炎很常见,最易侵犯二尖瓣。二尖瓣关闭不全是急性风湿性心肌炎最常见的瓣膜后遗症。首次风湿热发作后 5~10 年才出现二尖瓣狭窄。因此二尖瓣狭窄在成年人更常见。

　　由于风心病存在单个瓣膜关闭不全,所以可闻及因主动脉瓣关闭不全所致的早期递减性舒张期杂音。在单瓣膜和多瓣膜疾病中第二常受累的是主动脉瓣。主动脉瓣膜病常见于男性和非裔美国人。在患儿中不会出现明显的风湿性主动脉瓣狭窄。大量研究发现,形成继发性重度主动脉瓣狭窄最短时限是 20 年。

　　2.多关节炎(polyarthritis)

　　大关节(膝关节、髋关节、腕关节、肘关节和肩关节)最易受累,并且是典型的游走性关节炎。常见关节肿胀和间歇性关节活动受限,这是常见的主要诊断标准之一,80%的患者可有此表现。单纯的关节痛不是主要诊断标准。

3.舞蹈症

舞蹈症是随意的、无目的的运动,随情绪变化。这些症状逐步恶化并且可能导致共济失调和言语不清。随意运动出现后,肌无力逐渐明显。舞蹈症症状虽可持续 3 个月,但常为自限性。在急性风湿热发作后数月至数年,可能不出现舞蹈症症状。

4.环形红斑

躯干和四肢近端出现边界清楚匐行性的斑疹,常可波及脸颊部。

5.皮下结节

只出现在重症患者,常见于关节部、头皮、脊柱。直径大小在数毫米至 2cm 之间不等,无压痛,与皮肤无粘连。

(二)治疗和预防

1.急性发作期的治疗

(1)抗感染治疗:抗链球菌感染是首要的。选用长效苄星青霉素,根据患者年龄和体重,一次肌内注射(0.6~1.2)百万 U。也可口服青霉素 V,250~500mg,2~3/d,连续使用 10d;或选用阿莫西林(amoxicillin)50mg/kg(总量不超过 1g),每天 1 次,连续使用 10d。窄谱头孢菌素、克林霉素、阿奇霉素或克拉霉素用于青霉素过敏患者。

(2)抗感染

①阿司匹林(Aspirin):每天 30~60mg/kg,分 4 次服用。这个剂量通常可以在很大程度上减轻关节炎和发热的症状。剂量增大则可能产生极大的不良反应,而且也没有临床证据表明高剂量阿司匹林,如血液中水杨酸盐的浓度维持在 20~30mg/dl 时存在短期或长期良好疗效。疗程存在个体差异,一般为 2~6 周,并在这个过程中逐步减量。这样的方案疗效可靠。其他的非甾体消炎药在临床上也常有使用,相对阿司匹林来说较少引起 Reye 综合征。

②皮质类固醇:临床上使用得比较少,仅在一些患有严重的心肌炎和心力衰竭的患者使用。类固醇的使用方案:每天口服泼尼松(Prednisone)2mg/kg,维持 2 周;第 3 周始减量至每天 1mg/kg,联合使用阿司匹林每天 50mg/kg;第 3 周末停用泼尼松,继续使用阿司匹林 8 周或直到复查 C 反应蛋白阴性,血沉下降。

(3)心力衰竭的治疗:心力衰竭的治疗取决于瓣膜受累和心功能不全的症状以及严重程度(详见前文心力衰竭部分)。

(4)卧床休息和适当锻炼:并不是所有患者都需要卧床休息。可以根据症状决定活动量和程度,应该允许患儿自己决定活动量。但当有明显的风湿活动迹象时,患儿不应去学校上学。大部分的急性风湿热发作患儿不需要住院治疗。

2.急性发作后的治疗

(1)预防:有过风湿热病史的儿童如果再次感染 A 组 β-溶血性链球菌而得不到良好治疗将有极大的复发风险,所以预防至关重要。可进行随访,建议长时间规律使用苄星青霉素。肌内注射比口服有更好的依从性,是预防风湿热的首选用药途径。对于一过性的风湿热或者没有累及心脏的患者,3~5 年的疗程或成年后(21 岁)停药是很有效的预防方法。现在推荐的预防方案如下。

①每 4 周肌内注射 1 次苄星青霉素 G:体重<27kg 的患者,给予 60 万 U;体重>27kg,给

予 120 万 U。

②每天口服 1 次磺胺嘧啶：体重＜27kg 的患者，给予 500mg；体重＞27kg，给予 1g。可能引起恶血质（血液疾病），对减轻链球菌感染作用较差，所以效果不及苄星青霉素 G。

③青霉素 V：口服 250mg，每天 2 次可以达到与磺胺嘧啶大致相同的预防效果，但较肌内注射苄星青霉素 G 效果差（每 100 个患者中每年复发链球菌感染 5.5 人，而肌内注射苄青 G 为 0.4 人）。

④红霉素：对青霉素和磺胺类药物过敏的患者可选择口服红霉素 250mg，每日 2 次。

(2)瓣膜损伤后遗症：正如上文提到的，风湿热最常累及二尖瓣和主动脉瓣。心肌炎的严重程度也表现为多种多样。在大多数严重病例中，心力衰竭或需要进行瓣膜置换的情况可在急性期出现。而病情轻的患者，他们的瓣膜异常可持续存在，需要终身药物治疗并最终需要瓣膜置换。其他患者可完全康复，没有遗留心脏后遗症。虽然预防性应用抗生素以防止发生心内膜炎过去常被推荐使用在遗留有瓣膜异常的患者，但是感染性心内膜炎的预防指南在 2007 年重新做了修订，常规预防只适用于人工瓣膜置换的患者。

二、川崎病

川崎病是 1967 年在日本最早被描述。原来被称为皮肤黏膜淋巴结综合征（mucocutaneous lymph node syndrome）。病因仍不明确，也没有特异的诊断试验。在美国，川崎病是儿童获得性心脏疾病的主要病因。80％的患者＜5 岁（诊断中位年龄为 2 岁），男女患者比例为 1.5∶1。诊断标准：发热 5d 以上，伴下列临床表现中的 4 项：①双侧无痛性非渗出性结膜炎；②唇和口腔改变（唇皲裂、草莓舌和口腔黏膜炎症）；③颈部淋巴结肿大，直径不小于 1.5cm，多单侧；④多形性红斑；⑤四肢改变：掌跖红斑、水肿、脱皮。表 4-3 所示的临床特征并不一定是诊断标志之一，但多与川崎病相关。

心血管系统并发症是川崎病最严重的特征。急性期的并发症包括心肌炎、心包炎、瓣膜性心脏病（多引起二尖瓣和主动脉瓣反流）以及冠状动脉炎。如果患儿发热超过 5d，但上述临床表现不足 4 项的，超声心动图提示冠状动脉损害可确诊为非典型的川崎病。冠脉损害可以是轻微的一过性的扩张到动脉瘤形成。动脉瘤的形成在病期的前 10d 内罕见。未经治疗的患儿有 15％～25％的可能发生冠状动脉瘤。动脉瘤形成的高危因素有：男性，幼儿（＜6 个月），未经静脉注射丙种球蛋白（intravenouslmmunoglobulin，IVIG）治疗。但是，19％的动脉瘤消退后可能引起梗阻或狭窄，最终导致冠状动脉缺血。巨大的动脉瘤（＞8mm）消退的可能性小，几乎 50％最终变成狭窄。需要加以注意的是，动脉瘤中急性血栓形成会引起心肌梗死，对近 20％的患儿是致命性的。

治疗

川崎病患儿立即治疗是静脉内注射 IVIG 和大剂量阿司匹林。这种治疗对降低冠状动脉扩张和动脉瘤形成的发生率有效。近年来推荐的方案是：IVIG，2g/kg，静脉缓慢输注至少 10～12h，联合使用阿司匹林每日 80～100mg/kg，分 4 次服用。大剂量阿司匹林的疗程在各医院各不相同，很多医院在患者退热后 48～72h 就开始减量。也有部分医院持续使用 2 周时间。一旦大剂量的阿司匹林停用后，应将剂量减至每天 3～5mg/kg，维持整个亚急性期（6～8 周）或直到冠状动脉恢复正常。如果 48～72h 的治疗后患儿再度发热，并找不到其他发热原因，可以再次使用 IVIG。但是这种方法的有效性尚未明确。最近,一个多中心、随机双盲、安慰剂对照实验发现类固醇皮质激素冲击疗法并不能对 IVIG 敏感型川崎病患者产生有效的抑制冠状动脉损害的作用。但是,类固醇皮质激素可以考虑使用在输注 2 次 IVIG 后仍持续发热的患者。

　　对川崎病患者的随访取决于冠状动脉损害程度。对那些没有或仅微小冠状动脉损害的患者来说,诊断后 2 周和 6～8 周复查超声心动图就足够了。在诊断后第 8 周复查超声心动图对于没有冠状动脉损伤的患者来说是可选的。2004 年,美国心脏协会发布的最新指南认为,川崎病的长期监测取决于患者的危险程度。危险分层和建议详见表 4-3,表 4-4。

表 4-3　川崎病的非心脏表现

系统	相关症状和体征
胃肠道	呕吐、腹泻、胆囊积水、转氨酶升高
血液	急性期:ESR、CRP 及白细胞升高,贫血,低蛋白血症 亚急性期:血小板增多(通常在发病的 2～3 周)
肾脏	脓尿,蛋白尿
呼吸系统	咳嗽,流涕,X 线胸片可见渗出
关节	关节痛和关节炎
神经系统	脑脊液中单核细胞增多,易激惹,面神经麻痹

CRP.C 反应蛋白;ESR.红细胞沉降率

表 4-4　川崎病的长期治疗

危险分级	定义	治疗原则
I	在疾病的任何阶段都没有冠状动脉的改变	疾病的亚急性期(6～8 周)不需要 ASA 1 年内定期随访
II	急性期冠状动脉扩张	如上所述;或者定期随访,3～5 年复查 1 次 ECG
III	单纯的小型到中型的冠状动脉瘤	ASA 治疗至冠状动脉恢复。10 岁之前,每年随访 1 次,并且检查 ECG 和 Echo;10 岁之后,隔年进行 1 次压力测试
IV	大型动脉瘤或多发的小型到中型的无堵塞动脉瘤	长期的 ASA 治疗＋/-华法林。每年都要随访,并且检查 ECG、Echo 和压力测试(一直延续到 20 岁以上)
V	冠状动脉堵塞	长期的 ASA＋/－华法林＋/－钙通道阻滞药减少心肌耗氧量。每 6 个月检查 1 次 ECG 和 Echo。每年检查 1 次压力测试和 Holter

ASA.阿司匹林;ECG.心电图;Echo.超声心动图

三、感染性心内膜炎(IE)

诊断要点和典型特征:

血培养阳性。

超声心动图可见心内的浮动赘生物、脓肿或者新的瓣膜反流。

发热。

血沉和 C 反应蛋白升高。

(一)概述

细菌或真菌性心内膜感染罕见,主要是发生于已经存在心脏或大血管病变的情况下。心脏正常的患者发生败血症时或者由于留置的中心静脉置管发生感染时也可以导致心内膜感染的发生。

感染性心内膜炎(infective endocarditis,IE)的发生率可能因以下几个原因而在增高:①先天性心脏病的患儿存活率升高;②中心静脉置管的广泛使用;③假体材料使用和瓣膜置换。无先天性心脏病的儿童也是高危人群,因为:①免疫缺陷患儿的存活率升高;②在新生儿和慢性病患儿中长时间使用留置静脉内导管;③静脉内给药的泛滥。

IE 合并有未修复或缓解期的发绀型心脏病(尤其是存在主动脉到肺动脉分流)的儿童以及带有假体置入和有过 IE 病史的患者危险性最大。常见的导致 IE 的病原体有:链球菌(30%~40%)、金黄色葡萄球菌(25%~30%)和真菌(5%)。

(二)临床表现

1.病史

几乎所有的 IE 患者都存在心脏疾病病史。可能有先行感染或者手术(心脏手术、拔牙或扁桃体切除术)。短暂性的菌血症常在日常的活动中频繁发生,如洗牙、刷牙、使用牙签,甚至是咀嚼食物的时候。虽然牙科手术和其他有菌手术可引起一过性的菌血症,但对于个体来说,这些事件并不常发生。这就是常常很难发现 IE 患者有明确诱发因素的原因,也是近年来在抗生素预防 IE 的指南上发生改变的基础(详见后文 Wilson 等的索引)。

2.症状、体征和实验室检查

虽然 IE 可表现为突发的心血管系统功能衰竭,但它常常以较为缓和的形式出现,伴有发热、乏力和体重下降。关节疼痛和呕吐较为少见。体格检查可见:心脏听诊可闻及新的或者与之前不同的杂音,触诊时可触及肝脾大;Osler 小结(指腹触痛性出血性斑块)是典型体征,Janewey 病变(手掌和足底的无痛性出血红斑)、线状出血和 Roth 斑(视网膜出血)则较为罕见。实验室检查可发现血培养阳性,血沉或 C 反应蛋白升高以及血尿。一些患者的经胸廓超声心动图可见大的赘生物,但是经食管超声心动图有更高的敏感性,因此后者对于一些诊断仍存在疑问的患者来说是必要的。

(三)预防

2007 年,美国心脏病协会修正了需要预防性治疗的 IE 的标准。只有这些存在高风险的患者在牙科治疗(拔牙或洗牙)和涉及呼吸道或感染的皮肤、肌肉骨骼等操作、手术之前才需要预防性使用抗生素。在胃肠道或生殖泌尿手术以及体表穿孔、文身时不推荐进行预防性 IE 治疗。

推荐剂量如下:体重<40kg,口服阿莫西林 50mg/kg;体重>40kg,口服阿莫西林 2000mg。在前面提及的需要预防 IE 的手术前 1h 完成。如果患者对阿莫西林过敏,可以改用其他的预防性抗生素(表 4-5)。

表 4-5　感染性心内膜炎预防性应用抗生素的条件

心脏瓣膜假体
感染性心内膜炎的早期
先天性心脏病
轻度的发绀型先天性心脏病
先天性心脏病修复治疗(包括心脏假体植入)后的 6 个月
假体材料修复先天性心脏病缺损
心脏瓣膜移植术

(四)治疗

通常情况下,一旦怀疑 IE,则应先使用合适的抗生素治疗。一旦病原体和药敏结果明确,治疗方案可以立即确定。使用 6 周的万古霉素,联合或不联合庆大霉素,是最常用的方案。如果出现心力衰竭并在足量的抗生素使用下仍有病情进展,那必须手术切除感染灶和行人工瓣膜置换术。

(五)病程和预后

导致不良预后的原因有:延迟诊断,假体材料使用以及金黄色葡萄球菌感染。儿童的细菌性心内膜炎的病死率为 10%～25%,而真菌性感染则有较高的病死率＞50%。

四、心包炎

诊断要点和典型特征:

胸痛:深呼吸加重,前倾减轻。

发热,心动过速。

呼吸短促。

心包摩擦音。

心电图见 ST 段抬高。

(一)概述

心包炎(pericarditis)是心包的炎症改变,常与感染有关。儿童最常见的病因是病毒感染(如柯萨奇病毒、腮腺炎病毒、EB 病毒、腺病毒、流感病毒以及 HIV)。化脓性心包炎是细菌感染引起的(如肺炎双球菌、链球菌、葡萄球菌以及流感嗜血杆菌),较少见,但可能是致死性的。在一些病例,心包炎发生于相关的全身性疾病中。心包炎可合并以下疾病:风湿热、类风湿关节炎、尿毒症、系统性红斑狼疮、恶性肿瘤和结核病。心脏手术后的心包炎(心包切开后综合征)在房间隔缺损关闭手术中最常见。事实上,心包切开后综合征可能是自身免疫性的,因为患者常伴随高的抗心脏抗体滴度以及有新的或复发的病毒性疾病的证据。该综合征多为自限性,短期的阿司匹林或皮质激素治疗有效。

(二)临床表现

1.症状和体征

儿童心包炎多表现为中胸部、肩部和颈部的尖锐刺痛,可随深呼吸和咳嗽加重,坐起前倾身体可缓解。呼吸短促及咕噜样呼吸很常见。体格检查结果取决于心包腔是否积液(渗出)。心包内没有明显的心包积液时,体格检查时可闻及典型的抓刮样、高音调摩擦音。如果渗出量大,心音可变遥远微弱伴摩擦音消失。不存在心脏压塞时,外周静脉和动脉搏动可保持正常。

心脏压塞是由大量或迅速地液体渗出而导致的。以颈静脉扩张,心动过速,肝大,外周水肿和奇脉(吸气时收缩血压下降超过10mmHg)为特点。血液回流减少以及随后导致的心脏排血量下降可导致右心衰竭体征和心血管衰竭体征。

2.影像学检查

严重的心包渗出时,心影增大。当渗出发生在很短的一段时间里时,心影可保持正常。

3.心电图

急性心包炎时常有ST段抬高。大量心包积液时可见低电压或电交替(两次心搏的QRS振幅不同)。

4.超声心动图

超声心动图在心包炎的诊断和治疗中是很重要的。可以对积液量进行直接无侵入性连续监测。心脏压塞时压迫动脉或呼吸道引起的心室血流改变也能被超声心动图监测到。

(三)治疗

根据心包炎的病因和渗出量的多少决定治疗方案。病毒性心包炎多为自限性,使用非甾体类抗感染药可减轻症状。化脓性心包炎需要立即引流心包积液并使用敏感抗生素治疗。任何病因导致的心脏压塞均必须立即排空心包积液,多通过心包穿刺术。当病因不明或者病原体的确定对靶向治疗很必要的时候,也可考虑行心包穿刺。在反复发作或持续性渗出的情况下,心包切除术或心包开窗引流十分必要。心脏压塞的患者要避免使用利尿药,因为利尿药降低心室前负荷,会加速心脏失代偿程度。

(四)预后

本病的预后取决于病因。感染性心包炎可进展为缩窄性心包炎,更难以治疗。心脏压塞时如果未能及时排除积液,患者可能死亡。

五、心肌病

儿童中有5种常见的心肌病类型:①扩张型心肌病(DCM);②肥厚型心肌病(HCM);③限制型心肌病(RCM);④致心律失常性右心室发育不良(ARVD);⑤左心室致密化不全。下文主要探讨最常见的前3种类型。

(一)扩张型心肌病(DCM)

这种儿童期最常见的心肌病在美国和欧洲的年发病率是4~8/10万人口。虽然经常是特发性,但是DCM可确认的病因包括病毒性心肌炎、未治疗的心动过速、左心梗阻性损伤、先天性冠状动脉畸形、中毒(蒽环类抗生素)、遗传性因素(抗肌萎缩蛋白基因缺陷、肌小节突变)和代谢性疾病(先天性脂肪酸氧化异常和线粒体氧化磷酸化缺陷)。由于目前商业化试验可以对一些更常见的基因进行检测,使得遗传性因素的发现也随之增多。

1.临床表现

(1)症状和体征:由于心肌功能减弱、心脏扩张、心排血量下降,患儿会出现运动耐量下降、生长发育落后、出汗、呼吸急促等。随之心脏继续损害,充血体征出现,如肝大、湿啰音产生以及明显的奔马律。对一个原本健康的儿童,早期确诊是困难的。因为这些症状可能被病毒性呼吸道感染、肺炎或哮喘所解释。

(2)影像学:X线胸片表现为心脏肥大,伴或不伴有肺静脉充血。

(3)心电图:窦性心动过速伴 ST-T 段改变最常见。左、右心室显著性肥大也可见。评估室上性心律失常在心电图上的表现很重要,因为这是少数几种儿童中能治疗和逆转的 DCM 的原因之一。

(4)超声心动图:超声心动图表现为左心室和左心房增大,左心室短轴缩短率和射血分数下降。舒张末和收缩末期容积增加,二尖瓣关闭不全也很常见。在婴儿中,必须对结构畸形(特别是冠状动脉畸形)的证据加以仔细评估。

(5)其他辅助检查:心导管对评估血流动力学状态和冠状动脉解剖十分有用。心内膜心肌活检能辅助诊断。活检标本能反应急性心肌炎的炎症状态、心肌细胞结构畸形以及心肌纤维化。电镜下可发现线粒体和其他代谢异常的证据。对活检标本进行 PCR 检测能在感染性心肌炎标本中发现病毒基因产物。骨骼肌活检对病变扩展到骨骼肌的患者来说很有意义。心肺压力测试可测定药物治疗的效果,并能客观评估心脏对运动的限制。

2.治疗和预后

门诊 DCM 患儿多联合使用降低后负荷药物和利尿药。在 2007 年,Shaddy 等人发表了一项关于卡维地洛(Carvedilol)对 DCM 合并心力衰竭患儿疗效的多中心、安慰剂对照、双盲研究结果。患儿并不像患有心力衰竭的成年人一样对 β 受体阻滞药治疗可产生良好的效果;这可能是因为儿童心力衰竭是源于不同的原因;但是也可能在儿童心力衰竭和成年人心力衰竭之间存在固有的不同之处。阿司匹林或华法林可用于防止扩大的及收缩力差的心腔内的血栓形成。心律失常在扩大的心脏中更为常见。不抑制心肌收缩力的抗心律失常药可以使用,如胺碘酮。虽然体内除颤仪在成年人中广泛使用,但是在儿童体内置入除颤仪的技术难度和有害事件的风险(如不恰当的放电)限制了这项技术在患儿中的使用。

如果可行的话,可对心肌病的潜在病因进行治疗。不幸的是,尽管进行了全面的评估,但只有 30% 的 DCM 患者可获得明确的病因诊断。如果治疗没有产生效果,就需要考虑心脏移植。

(二)肥厚型心肌病(HCM)

最常见的病因是家族性肥厚型心肌病,每 500 例 HCM 中有 1 例为这种类型。HCM 是导致青年人心源性猝死的首要原因。最常发生在年长儿、青少年或成年人,也可能发生在新生儿。新生儿和年幼儿童的 HCM 病因包括糖原贮积病、Noonan 综合征、Friedreich 共济失调、母亲妊娠期糖尿病、线粒体异常和其他代谢异常。

1.家族型肥厚型心肌病

在这种家族性形式,HCM 的最主要病因是一个重要的编码心肌小节蛋白(J3 肌球蛋白重链,心肌钙蛋白 T 或 I、α 原肌球蛋白和肌球蛋白结合蛋白 C)的基因发生突变。

(1)临床表现:尽管有严重的肥厚,但患者可能是无症状的;或者表现为冠状动脉灌注不足或心力衰竭,如心绞痛、晕厥、心悸或运动不耐受。患者可以心源性猝死为首发症状,经常是在体育运动之后。虽然心脏检查可以是正常的,但一些患者会表现为左侧心前区膨隆,伴弥漫性的搏动。可能出现左心室抬举性搏动伴随 S4 奔马律。如果流出道梗阻产生,则可以闻及收缩期喷射样杂音。在静息状态可能杂音不显著,但能被运动或一些降低左心室容量、加重流出道狭窄的姿势(站立)诱发。

①超声心动图:可对 HCM 进行诊断。在很多家族性病例可表现为不对称的室间隔肥厚。年轻的患者伴随代谢性或其他非家族性病因的患者更可能为向心性肥厚。可能会发生二尖瓣叶的收缩期前移并加重左心室流出道的梗阻。二尖瓣叶也可能被扭曲导致二尖瓣反流。左心室流出道梗阻可发生在静息或被硝酸戊酯和运动诱发时。收缩功能在年幼儿童中可能是增强的,但会随时间下降,导致收缩力差和左心室扩张。舒张功能也经常存在异常。

②心电图:心电图可无异常。但更多的是由于肥厚的室间隔而特征性地表现为下侧导联(Ⅱ、Ⅲ、aVF、V_5、V_6)的深 Q 波。ST 段异常也可在这些导联中观察到。年龄相应的左心室肥厚的标准和左心房增大的标准相同。

③其他辅助检查:心肺压力测试对评估可诱发产生的左心室流出道梗阻、缺血、心律失常以及预后监测是很有价值的。极度的左心室肥厚和对运动反应迟钝的血压都与儿童增高的病死率相关。心脏磁共振成像对判断心肌纤维化、瘢痕形成的区域很有意义。因收缩期对心肌穿支血管的压迫,心包冠状动脉的心肌桥或者由于大量心肌肥大引起冠状动脉血供失衡所导致的心肌缺血可危及患者生命。

④心导管:心内置管多用于出现心绞痛、晕厥、死亡复苏后的 HCM 患儿,或者需压力测试的患者。血流动力学的改变包括继发于舒张期心室充盈减少的左心房压升高。如果左心室流出道梗阻,就能检测到相关的压力梯度改变。快速心房率或异丙肾上腺素激发的左心室流出道梗阻也能检测到。血管造影可显示在心脏收缩期间继发于左心室管腔闭合的左心室轮廓的"芭蕾舞鞋"征。心肌活检标本可发现肌纤维异常。

(2)治疗和预后:治疗方案取决于症状和表型。患者必须禁止进行竞技类体育项目和等长运动。伴有休息时或潜在的左室流出道梗阻患者可能需要使用 β 受体阻滞药、维拉帕米或丙吡胺(Disopyramide)治疗,在缓解梗阻方面可以起到不同程度疗效。对于尽管使用了药物但症状仍严重及左室流出道存在压力梯度的患者,还需要其他的干预治疗。予以肌切除术来切除部分过度肥大的隔膜可取得较好的效果。对于有很长的收缩期二尖瓣叶前移病史的患者,在肌部分切除术的同时,需要对二尖瓣进行修复或置换。乙醇消融术可用于成年人的 HCM 和左心室流出道狭窄的患者。该方法的步骤包括,乙醇选择性渗透到冠状动脉的一条隔膜分支,引起一小块靶向的心肌梗死。这可以减少隔膜的体积并改善梗阻情况。这种手术的远期效果仍不明确,且目前暂不适用于儿童。虽然双腔起搏器已经被用于患儿,并可有效缓解梗阻情况,但大宗调查并没能证明其在缓解梗阻中可发挥显著疗效。关于猝死的风险分层对 HCM 来说很重要。为成年人内置除颤仪是依据几个已知的心源性猝死风险因子:严重肥厚(成年人室间隔厚度>3cm)、室性心律失常、晕厥、运动时异常的血压反应、猝死复苏后,或与猝死相关的强烈 HCM 家族史。儿童除颤仪置放的标准仍未界定。

2.心脏的糖原贮积病

目前已知的至少有 10 种糖原贮积病(glycogen storage disease),其中对心脏产生主要影响的类型是 Pompe 病(糖原贮积症Ⅱa)。Pompe 病是由于酸性麦芽糖酶(用于水解糖原的外侧分支)缺乏。在心肌存在明显的糖原贮积。患儿出生时是正常的,但表现为生长发育迟缓、喂养困难并可能在 6 个月时出现心力衰竭。体格检查可发现全身肌肉无力、大舌头、心脏肥大但无心脏杂音。X 线胸片可见心脏肥大,伴或不伴有肺静脉充血。心电图的左心前区导联出现短 P-R 间期、左心室肥大伴 ST 段压低和 T 波倒置。超声心动图反映出严重的向心性左心室肥大。Pompe 病患儿多在 1 岁前死亡。多为心源性猝死或进行性心力衰竭所致。近年来,酶替代治疗的临床试验在逆转肥大、保护心脏功能方面表现出较好的前景。

(三)限制型心肌病(RCM)

RCM 在儿童中较为罕见,在所有心肌病中的比例低于 5%。本病多为特发性,但也可为家族性或继发于一个浸润性的过程(如淀粉样变性)。

1.临床表现

患者可出现心力衰竭症状。体检可见显著的 S4 和颈静脉扩张。

(1)心电图:左右心房肥大而心室容积正常。ST-T 波异常,包括 QTc 间期的延长。

(2)超声心动图:本病通过明显扩大的心房而心室大小及收缩功能正常来确诊。一些心包畸形可产生类似的超声心动图表现和临床表现,并与限制性或缩窄性心包炎相一致,可予心脏 MRI 检查来排除这些疾病。

2.治疗和预后

抗充血治疗对症状的缓解有效。因于 RCM 猝死的风险很高,且倾向于发生肺动脉高压的快速进展,因此应密切随访并尽早考虑心脏移植。

六、心肌炎

病毒性心肌炎最常见的原因是细小病毒、腺病毒、柯萨奇病毒 A 和 B、艾柯病毒、巨细胞病毒和流感病毒 A。HIV 也可以引起心肌炎。如今借助 PCR 技术(对从患儿心肌采集的标本的病毒基因特定片段进行复制),明确病原体的能力已大大加强。

(一)临床表现

1.症状和体征

本病存在两种主要的临床类型。第 1 种类型是在过去几小时或几天的时间里相对健康的婴儿或儿童突然发生心力衰竭。这种恶性进展类型经常继发于暴发性的病毒血症,并在多器官系统中侵染组织,包括心脏。在第 2 种类型,心脏症状是逐渐出现的。这些患儿多在前 1 个月有上呼吸道感染或胃肠道炎症的病史。这种更为隐蔽的病程可能存在迟发的感染后或免疫性成分。急性和慢性的表现可发生在任何年龄,并可以表现为所有类型的心肌炎。

心力衰竭的体征包括:皮肤苍白发灰,速脉、弱脉或细脉,以及面部肢端水肿。患者常常呼吸急促,多表现为端坐呼吸。心音弱而遥远,常见 S3 或 S4(或两者)奔马律。较少闻及杂音,偶尔闻及三尖瓣或二尖瓣关闭不全杂音。双肺底常可出现湿性啰音。肝大但质地柔软。

2.影像学

X 线胸片可见全心增大伴中到重度肺静脉充血。

3.心电图

表现多样。通常所有胸前和心前区导联出现 QRS 低电压伴随 ST 段压低和Ⅱ、Ⅲ和 aVF(包括急性期时的左心前区)导联 T 波倒置。心律失常常见。也可有房室和室内传导阻滞。

4.超声心动图

四个心腔扩大伴心室功能弱和房室瓣反流。可能会有心包积液产生。

5.心肌活检

心肌活检对病毒性心肌炎的诊断很有帮助。炎症浸润引起的心肌细胞损伤在 HE 染色下可见。对活检标本进行病毒 PCR 监测可在 30%～40%心肌炎患者中获得阳性结果。

（二）治疗

对迅速恶化的心肌炎患儿使用洋地黄是非常危险的,需要十分注意,因为可能导致室性心律失常。之前在"心功能衰竭"章节概述的"住院患者心脏支持疗法"可用于治疗这类患者。

给予免疫调节类药物（如类固醇皮质激素）治疗心肌炎仍具争议。如果即使在抗充血治疗情况下,患者病情仍继续恶化,则可以考虑使用类固醇皮质激素,尽管激素的疗效仍缺乏结论性的数据支持。在对川崎病患儿成功使用 IVIG 治疗之后,已经有数个关于 IVIG 对病毒性心肌炎的研究。但 IVIG 的对心肌炎的治疗价值仍未明确。

（三）预后

心肌炎的预后取决于发病年龄和对治疗的反应。对治疗反应差的<6 个月或>3 岁的患儿的预后差。虽然完全康复是可能的,但很多患者只能达到临床康复,可能会有持久的左心室功能障碍并需要持续使用药物治疗心力衰竭。存在这样一种可能,即儿童时期的亚临床心肌炎是一些后来发生的"特发性"DCM 的病理生理基础。心室功能无法完全恢复正常的心肌炎患儿可作为心脏移植的候选人。

第四节　预防性心脏病学

一、高血压

从 3 岁起每次来儿科看病的患者都需要进行血压测量。因为血压被越来越仔细地监测,全身性高血压越来越作为一种儿科问题而被更广泛地关注。儿童的血压标准已经发布。给儿童测量血压时,应该在小儿放松的状态下,使用一个合适大小的袖套来进行。应该使用最宽的袖套,从腋窝覆盖到肘窝（覆盖 65%～75%的上臂）。大多数的 10～11 岁儿童需要使用大的成年人袖套（16cm 宽）或腿套（18cm 宽）。科罗特科夫音的开始（K1）和减小（K5）时所显示的血压值分别代表收缩压和舒张压。在不同的性别和 3 个不同的种族当中,第 95 百分位上的血压值是相近的。如果一个正确测量得到的血压值超过 95 百分位上的血压值,那需要每间隔 2～4 周重复测量数次。如果血压持续是高的,那就必须找出原因。虽然大部分儿童高血压是特发的,但可治疗性病因的可能性高于成年人,如主动脉缩窄、肾动脉狭窄、慢性肾病、嗜铬细胞瘤和药物的不良反应（如类固醇）。如果找不到病因,高血压就被认为是特发性,就需要开始抗高血压治疗,并对患儿的营养和运动提出建议。β受体阻滞药或 ACE 抑制药是最常用的治疗儿童特发性高血压的一线药物。

二、动脉粥样硬化和血脂异常

自 20 世纪 70 年代中期以来,人们显著地加深了对冠状动脉危险因素的认识,尤其是动脉粥样硬化。虽然在美国冠状动脉疾病仍然是首要的致死因素,但是通过合理膳食、减少吸烟、认识并积极治疗高血压病和增强体育锻炼等措施,与年龄相应的缺血性心脏疾病的死亡率正逐年降低。儿童时期的血脂水平通常会一直持续到青春期。在儿童时期就出现的血脂代谢异常提示成年后患冠状动脉疾病的高风险。低密度脂蛋白(LDL)可致动脉粥样硬化,而高密度脂蛋白(HDL)被认为是抗动脉粥样硬化因子。

对 3 岁儿童进行常规血脂筛查仍具争议。国家胆固醇教育计划推荐对存在高风险家族史的儿童进行选择性筛查。就是父母中有一人的总胆固醇高于 240mg/dl 或父母、祖父母中有一人有过早发的心血管疾病的儿童属于选择性筛查的对象。当连续两次测量结果反映儿童的 LDL 高于130mg/dl 时,就应该对其进行饮食习惯的建议。通过饮食调节可以使胆固醇水平降低 5%～20%。如果患儿对饮食改变不敏感,指标在临界值(如 LDL＞160mg/dl,HDL＜35mg/dl,一级亲属中有在 40 岁之前即患有心血管疾病的家族史),就推荐进行药物治疗。考来烯胺(消胆胺)是一种胆汁酸结合树脂,因为黏附性差现在已经很少在临床使用。羟甲基戊二酰辅酶 A(HMG-CoA)还原酶抑制药(他汀类)更多被用作儿科用药。烟酸对高三酰甘油血症有效。

三、胸痛

(一)概述

胸痛是儿科常见的主诉,每 1000 个到城市急诊科和急救中心的就诊患者中就有 6 人以胸痛为主诉。虽然儿童胸痛多进行心脏检查,但儿童的胸痛很少以心脏为病灶。反应性呼吸道疾病、骨骼肌肉疼痛、食管炎、胃炎和功能性疼痛是儿童胸痛较常见的病因。

详细的病史和体格检查可引导儿科医生做出病因诊断。基本不需要进行实验室检查或心脏专科医生的评估。胸痛持续时间、位置、强度、频率以及放射部位都要问及,需要探究胸痛前的一切可能的触发事件,如劳力后胸痛可能与心脏异常有关。与进食相关的胸痛提示胃肠道疾病。胸痛缓解因素也要问及。通过对社会史的了解,可以得到心理压力和吸烟等相关的结果。体格检查时,需要留意重要体征、患儿的一般状况、胸壁肌肉以及心、肺、腹部和外周循环情况。如果直接按压胸壁疼痛能够再现,要考虑可能是骨骼肌肉方面的疾病。

(二)病因

虽然心脏疾病引起的小儿胸痛罕见,但如果诊断错误,会导致致命的后果。健康儿童很少发生心肌梗死,但是糖尿病、慢性贫血、异常冠状动脉解剖或者肥厚型心肌病患儿的心肌缺血风险性增大。累及冠状动脉的川崎病病史是发生继发于冠状动脉瘤血栓形成的心肌梗死的危险因素。超过 50%的表现有川崎病后遗症的儿童和青少年会因胸痛而到急诊科就诊。

年幼的儿童可能会把心悸说成胸痛。室上性心动过速(SVT)、房扑、心室期前收缩(PVCs)或者室性心动过速都可能被患儿说成胸痛。能导致胸痛的结构性损伤包括主动脉瓣狭窄、肺动脉瓣狭窄和二尖瓣脱垂。如果是心脏结构性损伤,胸痛多伴有重要的阳性体征。30%的二尖瓣脱垂患儿会因乳头肌缺血而发生胸痛。其他引起胸痛的心脏损伤有扩张性心肌病、心肌炎、心包炎、风湿性心肌炎和主动脉离断。

非心源性胸痛可能是呼吸系统疾病,如反应性呼吸道疾病、肺炎、气胸或肺动脉栓塞。胃肠道引起的胸痛包括胃食管反流、食管炎和异物摄入。最常见的胸痛病因(在 30%的儿童中)

是胸壁骨骼肌肉的炎症性疾病。肋软骨炎是由于肋软骨交界处的炎症改变,多为单侧,体格检查时可引起疼痛。

多数患者不需要进行更复杂的检查。但一旦怀疑心脏病变,需要进一步咨询儿科心血管专家。可能需要进行心电图、X线胸片、超声心动图和24h动态心电图等检查。存在缺血危险因素的患儿还需要测量血清肌钙蛋白水平。

(三)心脏移植

对终末期心脏病的患儿来说,心脏移植是一种有效的治疗方法。移植指征:①大剂量药物治疗无效的进行性心力衰竭;②无法手术修补或缓解的或者手术治疗与移植的风险相当的复杂先天性心脏病;③药物,导管消融或植入性自动除颤仪治疗无效的恶性心律失常。在美国,每年有将近300~400例心脏移植手术完成,其中婴儿的心脏移植占了30%。根据近年数据,儿童心脏移植的移植后半寿期为13年左右。这是一个快速发展的领域,很多新近的数据表明接受心脏移植的患者有积极的前景。

对受者和供者进行仔细的评估是必要的。受者肺血管阻力的评估至关重要,因为严重的不可逆转的肺动脉高压是移植术后右心衰竭和早期死亡的危险因素。受者的终末器官也可能影响移植后结果,所以需要密切注意。对预后有重要影响的供者相关性因素包括供体心功能、正性肌力作用的需要量、活动性感染(HIV、乙肝病毒和丙肝病毒感染是移植禁忌证)、供体大小以及移植前缺血时间。

(四)免疫抑制

理想的移植后免疫抑制是让受者免疫系统能在保持对外界抗原做出有效反应的同时避免对移植物产生排斥。虽然有很多方案,但钙调磷酸酶抑制药(如环孢素、他克莫司)是儿童心脏移植后维持免疫抑制的主要药物。钙调磷酸酶抑制药可单独使用。双药方案加入了抗代谢或抗增殖药物,如硫唑嘌呤、麦考酚酸吗乙酯或西罗莫司。由于皮质类固醇药物在儿童会产生严重的不良反应,一些心脏中心建议避免长时间使用类固醇。生长迟缓、易感染、伤口愈合不良、高血压、糖尿病、骨质疏松症以及类库欣综合征外观是长期使用类固醇的结果。

(五)移植物排斥

尽管在免疫抑制方面不断进展,移植物排斥仍然是移植后前3年内受者死亡的首要因素。排斥的病理生理机制仍未完全明了。T细胞是必需的,但排斥过程包括了多种细胞参与和多种机制。因为移植物排斥可以完全没有临床症状,所以对排斥适时的监测和诊断十分困难。筛查制度包括连续的体格检查、心电图、超声心动图以及心导管放置和心内膜心肌活检。

(六)排斥监测

1.症状和体征

急性移植物排斥早期可无症状。随着病情进展,患儿可能出现心动过速、呼吸急促、啰音、奔马律或者肝脾大。婴儿和幼儿可表现为易激惹、喂养差、呕吐或嗜睡。最好能在血流动力学改变之前发现排斥反应,因为发生导致心血管损害的排斥反应的患儿1年内的病死率为50%。

2.影像学

排斥活动期的患儿,X线胸片可见心脏肥大、肺水肿或胸腔积液。

3.心电图

最特征的改变是 QRS 电压降低,可见传导异常。房性和室性心律失常均可出现。

4.超声心动图

超声心动图在各年龄患儿中都是有帮助的、非侵入性的监测排斥反应的工具,尤其在婴儿中。心室功能和顺应性改变最早可能很轻微,但会随着排斥反应的进展而进展。新的心包积液或者不断加重的瓣膜反流也提示排斥反应的存在。

5.心导管术和心内膜心肌活检

血流动力学监测项目包括心室充盈压、心排血量、耗氧量能通过心导管测量。心内膜和心肌活检在诊断急性移植物排斥很有用。可惜的是,并不是所有症状性排斥发作会产生阳性的活检结果,所以这项检查并不完全可靠。淋巴细胞浸润并产生肌纤维损害是移植物排斥在活检中的典型表现,对诊断很有帮助。

(七)移植物排斥的治疗

治疗的目标是逆转免疫炎症反应的瀑布反应。高剂量的类固醇皮质激素是一线药物。有时,结合使用抗胸腺细胞的生物制剂很有必要,如抗胸腺细胞球蛋白或 OKT-3(一种大鼠抗 CD3T 淋巴细胞表位的单克隆抗体)。大部分的排斥发作如果诊断迅速的话可以有效地被治疗。尽管严重的排斥发作能导致移植物慢性衰竭,移植物丢失甚至患者死亡(即使有最好的治疗),但通常移植物的功能可回到其基线状态。

(八)病程和预后

儿童心脏移植受者的生存质量多数相当好。即使长期使用免疫抑制药物,移植后感染风险也很低。巨细胞病毒是心脏移植受者中最常见的导致感染相关的发病率和病死率的病原体。大多数患儿对环境病原体耐受良好。不能坚持终身免疫抑制是值得非常关注的问题,尤其在青少年患者。近来的几项研究证明未能坚持终身免疫治疗是晚期死亡的首要原因。移植后淋巴细胞增生异常(一种与 EB 病毒感染相关的综合征)能导致 Burkitt 样淋巴瘤,后者对减少免疫抑制有反应,但偶尔必须进行化疗且可能是致命的。大部分的儿童运动耐量不受限,也不需要针对心血管系统的特别的活动限制。

心脏移植后最需要长期留意的是与心脏同种异体移植物的血管病变(移植物冠状动脉病变)相关的问题。心脏同种异体移植物血管病是由于冠状动脉管腔的内膜增生,导致冠状动脉完全闭塞。这些损伤弥漫性分布,多侵犯血管远端,因此通常行血管旁路移植、血管成形术或支架置入等无效。总的来说,尽管有免疫抑制、晚期排斥的风险以及冠状动脉疾病等担心,但大部分的患儿都能享受高质量生活,存活率也逐年提高。最近,儿科患者中,10 年生存率已经接近 60%。更新的、更特异的、更有效的免疫抑制因子正不断进入临床试验阶段或者正在进行临床前评估,所以心脏移植术后的患儿的前景是充满希望的。供者来源仍然是心脏移植发展的主要障碍。

第五章 肾和泌尿系统疾病

第一节 泌尿系统疾病的评估

一、病史

当怀疑肾病时,应注意收集以下病史。

(1)家族史:肾囊肿、遗传性肾炎、耳聋、血液透析或肾移植。

(2)既往的急性或慢性疾病史,如泌尿道感染、咽炎、脓疱病及心内膜炎。

(3)皮疹、关节痛。

(4)生长延迟、发育障碍。

(5)多尿、烦渴、遗尿、尿频、排尿困难。

(6)血尿、蛋白尿、尿色异常。

(7)腹部、肋脊角或腰部的疼痛或外伤。

(8)水肿或体重突然增加。

(9)药物或毒物暴露史。

(10)与新生儿泌尿系统疾病有关的病史资料:胎儿超声检查结果、出生时窒息、羊水过少、Apgar评分、发育异常、智力发育障碍、记忆障碍、腹部肿块、排尿方式、先天性畸形及脐动脉插管史。

二、体格检查

重要的体格检查,包括身高、体重、面色苍白、水肿、牛奶咖啡斑或色素脱失斑(灰叶斑)、骨骼畸形、肾功能损害或肾疾病合并耳、眼或外生殖器的发育异常。测量血压应注意:环境安静,袖带应覆盖上臂的2/3、松紧度合适。应检查外周动脉搏动。腹部触诊应注意肾、腹部包块、肌肉组织及腹水征。超声检查对婴儿很实用。

三、评估肾功能的实验室指标

(一)血清分析

肾功能检查的标准指标是血清尿素氮和肌酐,其比例正常在10∶1左右。因尿路梗阻或脱水引起肾灌注或尿量减少时,这个比例可能增加。因为与肌酐相比,血清尿素氮水平更易受以上因素以及氮的摄入量、分解代谢和糖皮质激素应用等的影响。肌酐水平是反映肾小球功能最可靠的一项指标。血清肌酐从0.5mg/dl升高到1.0mg/dl代表肾小球滤过率降低50%。儿童的血清肌酐水平应低于0.8mg/dl。只在青少年才会超过1mg/dl。另外,血清电解质、pH值、钙、磷、镁、白蛋白或补体等的异常也是反映肾病的重要指标,尽管其确切性不如尿素氮和肌酐。

(二)肾小球滤过率

可用每分钟内生肌酐清除率的毫升数来估计肾小球滤过率(GFR)。24h尿量通常容易获得;但小婴儿收集尿液比较困难,可收集白天12h的尿标本检测。应耐心解释收集定时尿标本的过程以便父母或患者充分理解这样做的理由:①排空膀胱(尿液弃去),并开始记录时间;②把随后的所有尿液都倒入收集容器中,要包括12h或24h到点时最终的尿液。24h定量收集的可靠性,可以通过测量标本中的24h总肌酐排泄量来检测。每日总肌酐排泄(肌酐指数)应该是14~20mg/kg。肌酐指数超出此范围表明尿量收集不足或过量。肌酐清除率可按下列公式计算,需要测量血浆肌酐值 Pcr(mg/ml),尿肌酐值 Ucr(mg/ml)和尿量 V。

计算公式(单位:ml/min):

$$C_{Cr} = U_{Cr} V / P_{Cr}$$

肌酐是人体肌肉状态的反应。由于肌酐清除率的适应范围是以成年人的参数为基础的,所以需对其校正以便确定儿童的正常范围值。用一个标准的体表面积(1.73m²)进行校正,公式为:

校正 C=患者的 C_{Cr}×1.73m²/患者的体表面积

虽然80~125ml/min/1.73m² 属正常范围 C_{Cr} 值,但是此范围下端的 C_{Cr} 值估计可能提示存在问题。下面的计算公式是以血肌酐水平和身高(cm)为参数,能非常接近 C_{Cr}:

$$C_{Cr}(ml/min/1.73m^2) = 0.55 × 身高(cm) / P_{Cr}(mg/dl)$$

注:因为这个公式已考虑到体表面积,没有必要进一步校正。对 1 岁以下的婴儿和新生儿,使用 0.45×身高(cm)。这种计算方法不能取代肌酐清除率的测量方法,但当血浆肌酐怀疑有异常需要进行追查时,它是一个很实用的方法。

(三)尿浓缩功能

尿液浓缩功能减退可导致多尿、烦渴或遗尿,这往往是慢性肾衰竭首先出现的症状。正常情况下清晨首次尿应该是浓缩尿。其他有关尿浓缩或稀释异常的评估,将在后面具体疾病(如尿崩症)的章节中讨论。

(四)尿液分析

市售尿试纸可以用来检查尿液中的红细胞、血红蛋白、白细胞、亚硝酸盐和蛋白质,并能准确地测定尿液 pH。尿试纸的阳性结果通常应在显微镜下再做确认,怀疑结晶尿时也应显微镜下确认。通过试纸检出有明显蛋白尿(>150mg/dl)时,应再做尿蛋白定量检测:24h尿蛋白定量或随机尿的蛋白/肌酐比值。

对于无症状性血尿或蛋白尿的儿童,寻找肾源性疾病可能会大有收获。孤立性蛋白尿的病因有泌尿系统畸形、良性蛋白尿或肾小球疾病。红细胞管型提示肾小球肾炎,但缺乏管型不排除本病。解剖结构异常(如肾囊肿)也可引起血尿。

良性血尿(包括良性家族性血尿)是一种排除性诊断。无症状高钙尿症也可引起血尿。

蛋白尿和血尿并存是肾小球疾病较显著的特点。蛋白尿定量常以 24h 尿蛋白定量为指标。蛋白尿的程度也可用随机尿样本的蛋白/肌酐比率来估计。蛋白/肌酐比率在 0.2 以上属异常。

诊断无症状性蛋白尿,应排除体位性蛋白尿。无症状性蛋白尿是清晨首次尿蛋白较直立位后的尿蛋白升高(可通过比较两个尿样本的蛋白/肌酐比值来证实)。通过分析24h尿蛋白定量中"直立"和"仰卧"时段分别产生的蛋白含量,若直立性时段的尿蛋白量占到24h尿蛋白量的80%～100%,且没有肾病的征象,就可诊断为良性体位性蛋白尿。

(五)肾功能的特殊检验

尿钠、尿肌酐和尿渗透压的测定对鉴别急性肾衰竭是肾前性还是肾性(如急性肾小管坏死)有帮助。肾灌注下降的生理性反应是尿量下降、尿渗透压增加、尿溶质(如肌酐)增加和尿钠降低(通常<20mmol/L)。长期低灌注引起血肌酐和尿素氮的浓度不同程度增加,这时有必要区分是长期低灌注还是急性肾小管坏死(见后面有关急性肾衰竭章节)。

尿液中出现某些物质提示肾小管功能障碍,如尿糖正常应低于5mg/dl。高磷酸盐尿常伴随显著肾小管功能异常(如Fanconi综合征)。24h尿磷酸盐测定和肾小管重吸收磷(tubular reabsorption of phosphorus,TRP)分析,有助于诊断肾小管疾病及甲状旁腺功能亢进症。TRP(以重吸收的百分比表示)的计算公式如下:

$$TRP = 100[1 - S_{Cr} \times UpO_4 / SpO_4 \times U_{Cr}]$$

其中,S_{Cr}=血肌酐;U_{Cr}=尿肌酐;SpO_4=血磷;UpO_4=尿磷酸盐。

为了计算方便,肌酐和磷酸盐的值都以"mg/dl"表示。尽管TRP在某种程度上取决于SPO_4,但TRP正常值应>80%。

在广义的肾小管疾病中出现的尿氨基酸排泄量增加通常反映的是排泄量的增加而不是质的改变。影响近端肾小管碳酸氢盐重吸收的疾病有孤立性肾小管性酸中毒、Fanconi综合征和慢性肾衰竭。这些疾病将在本章后面讨论。

四、实验室免疫学检测

许多肾实质疾病被认为有免疫性原因,尽管发病机制远未阐明。例如,循环抗原抗体免疫复合物的肾内沉积可直接损害或引起损伤性免疫应答;有针对肾小球基底膜的抗体形成(罕见于儿童)。

当怀疑是免疫因素介导的肾损害或慢性肾小球肾炎时,应检测血清总补体及补体C3和C4。临床一般需要检测抗核抗体、乙肝表面抗原、类风湿因子。对于罕见的病例,冷凝蛋白(冷球蛋白)、C3"肾炎"因子及抗肾小球基底膜抗体(抗-GBM)的检测有助于确诊。临床工作中,常需要肾组织病理学检查来支持或证实诊断。

五、影像学检查

对于评估肾实质性疾病、尿路畸形及肾血流量,超声是一种很实用的无创检查方法。排泄性尿路造影可用来评估肾、集合系统及膀胱的解剖和功能。放射性核素扫描可以了解有关肾脏的形态和血流量以及肾小球、肾小管、集合系统的功能与完整性。通过计算机断层扫描可清楚地看见肾结石。

当怀疑有膀胱输尿管反流或膀胱出口梗阻时,应考虑行排尿期膀胱输尿管造影或膀胱镜检查。膀胱镜检查对于评价儿童无症状性血尿或蛋白尿的作用甚微。

肾血管畸形(如肾动脉狭窄)在进行外科介入及腔内成形术之前可应用肾动脉造影或静脉造影术。超声和多普勒等无创方法可显示肾血流量或血栓形成。磁共振肾动脉成像对诊断肾动脉狭窄很有价值。

六、肾活检

肾组织学资料对诊断、治疗和预后判断都很有价值。一份满意的肾组织学检查需包括有光镜观察、免疫荧光和电子显微镜检查。需要儿科肾脏病专科医生来评估肾活检的指征。应用活检针经皮肾穿刺活检对儿童而言也是一个可接受的低风险操作；当由一个有经验的医生来操作时，可避免全身麻醉的风险。如果肾脏的手术性暴露是必要的，或危险因素增加（如出血性疾病），或要优先考虑"楔状"活检术，那么应该由一个外科医生来实施肾脏的活检操作。

第二节　先天性泌尿道畸形

一、肾实质畸形

约 10% 的儿童存在先天性泌尿生殖道畸形，轻者无任何症状，重者可致命。一些无症状的畸形，可能会有明显的并发症，如"马蹄肾"（"horseshoe"kidney；双肾在下极融合）的患者有较高的肾结石发病率。单侧肾发育不全通常伴有对侧肾代偿性肥大，因此，可维持正常的肾功能。附加肾和异位肾通常无明显临床意义。泌尿生殖器官的发育异常与不同程度的肾发育不全及肾功能障碍有关（从轻度到肾缺失）。新生儿双肾发育不全常合并严重羊水过少、肺发育不良及异常面容（Potter 面容），可早期死亡。

（一）肾发育不全

肾发育不全包括一组肾发育异常疾病。在单纯性肾发育不全（单侧或双侧）中，受累的肾比正常肾的体积要小。在某些肾发育不全类型，未成熟、未分化的肾组织持续存在。在一些肾发育不全，一旦儿童长到一定的大小，则正常肾单位的数量就不再足以维持生命。在新生儿期，虽然尿浓缩能力下降，但尿量并不减少，因而不易察觉到肾组织缺乏。通常情况下，当出现生长障碍或慢性肾衰竭时，才会去筛查肾功能不全的原因。

肾发育不全的其他类型包括先天性肾单位减少症伴代偿肥大（特点是仅存在少数肥大的肾小球）和囊性肾发育不全（特点是有肾囊肿）。这一组疾病也包括微囊肿肾病（先天性肾病）。临床上一个单纯的肾囊肿可能意义不大，因为它不会进展到多囊肾。即使一侧肾由于多囊肾的进展而毁损，但若存在对侧肾的肥大及肾功能代偿，也不会有严重的临床后果。尽管如此，有时当囊肿为结石形成、感染或出血的部位时，即使单纯的囊肿也会造成问题。

（二）多囊性肾疾病

通过产前超声检查，越来越多的常染色体隐性遗传性多囊肾被诊断出来。在其最严重的类型中，囊性的肾在宫内是无功能的。新生儿可有 Potter 面容和羊水过少等其他并发症。在婴儿和幼年期，因囊肿而肿大的肾可在腹部触诊时发现。高血压较早出现。伴随着生长障碍和其他慢性肾衰竭并发症，肾功能不全的进展速度各不相同。常染色体显性遗传性多囊肾病例存在两种基因（ADPKD1 和 ADPKD2），分别占 80% 和 10%。基因连锁检测可确定家庭成员的易感性。患儿到 5 岁时约有 80% 在肾超声中可识别到囊肿。确诊的患儿需要密切监测病情进展和治疗高血压，还应为其家庭成员提供遗传咨询。终末期肾衰竭的治疗主要是透析或肾移植。

(三)肾髓质囊肿(青少年肾消耗病)

肾髓质囊肿的特点是在肾髓质中存在大小不同的囊肿合并肾小管和间质性肾炎。儿童出现肾衰竭和肾小管功能障碍的症状(浓缩力下降,Fanconi综合征)。这种损害不应与髓质海绵肾(肾小管扩张症)混淆。髓质海绵肾在成年人多见,可无症状。

二、远端尿路畸形

(一)梗阻性尿路疾病

肾盂输尿管交界处的梗阻可能是其固有肌、血管发育异常或纤维束所致。可导致肾盂积水,在新生儿常可扪及腹部包块。梗阻还可发生在输尿管的其他部位,尤其是进入膀胱处,导致近端输尿管和肾盂积水。肾脏核素扫描加呋塞米"洗脱"试验可以发现或排除引起肾盂积水的梗阻。无论是内在的或外在的尿路梗阻都应尽早进行手术治疗,最大限度地减少对肾的损害。

严重膀胱畸形(如外翻畸形)在临床上很易发现,但外科手术有难度。后尿道瓣膜所致的尿流梗阻应尽早发现。后尿道瓣膜病几乎都发生在男性,若梗阻严重,通常在新生儿表现为无尿或尿流变细,容易扪及肾和膀胱。在梗阻近端出现渗尿导致尿性腹水。急需外科手术引流尿液,以避免不可逆损害的发生。

梅干腹综合征是一种尿路异常伴有双侧隐睾症和腹部肌肉缺如的三联征。这些复合畸形(尤其是肾发育不良),通常会导致患者夭折或依赖透析及肾移植治疗,但有些可活到30岁,伴有不同程度的肾功能不全。及时的尿路改道术对维持肾功能是必需的。

其他泌尿系统复杂畸形和外生殖器畸形(如尿道下裂等)超出了本文的范围。泌尿系统畸形造成肾组织的损毁,保护残余的肾功能和治疗进展性慢性肾衰竭及其并发症都是一个难题。小儿泌尿科专家尽早参与治疗是至关重要的。

(二)反流性肾病

尿液从膀胱逆流入输尿管(膀胱输尿管反流)可能会导致肾瘢痕,引起肾功能不全和(或)高血压,尤其是存在泌尿道感染时更易发生。肾超声检查发现肾盂积水提示可能存在输尿管反流,但确诊需要通过排泄性膀胱输尿管造影,这种方法也用于评估泌尿道感染时是否存在膀胱输尿管反流。在无感染时,轻度的膀胱输尿管反流可缓解;在这些情况下,在等待膀胱输尿管反流的体征消失的过程中,需预防性应用抗生素。慢性的严重反流可能需要外科整形手术。

第三节 血尿及肾小球疾病

一、镜下血尿

儿童有血尿和尿痛时,要考虑泌尿道感染或泌尿道直接损伤。尿痛、排尿困难在膀胱炎或尿道炎常出现;有腰痛提示肾盂肾炎;腰背部绞痛提示尿路结石移动。尿中有鲜红血液或血块与出血性疾病、外伤及动静脉畸形有关。腹部包块提示尿路梗阻、囊肿性疾病、肾及周围组织肿瘤。

　　无症状性血尿是一个挑战,因为需要获得临床和诊断性相关数据来决定是否将该儿童送至肾脏科医师处进行诊疗。"尿试纸"分析只能作为血尿的筛选,确诊依靠镜下尿红细胞计数。在血尿的病因分析中,通过随机尿钙/肌酐比值排除高钙尿症是最初步骤之一。比值高于0.2需要做24h尿钙定量来证实,尿钙排泄超过4mg/(kg·d),可诊断高钙尿症。

二、肾小球肾炎

　　不同类型的肾小球肾炎(GN)有相似的表现。表5-1列出了在儿童肾小球肾炎鉴别诊断中最常见的疾病,包括它们的临床和组织病理学异常。在急性GN的鉴别诊断中需要排除一组严重的肾小球肾炎(组织病理学和临床类型),如抗肾小球基底膜疾病、韦格纳肉芽肿、特发性急进性GN,但这些疾病在儿童中是罕见的。

表5-1　儿童常见的肾小球疾病

疾病	临床经过	预后
感染后肾小球肾炎(GN):急性感染(通常是链球菌)后10～14d发病。特点:急性起病,浓茶色尿,轻至重度肾功能不全,水肿	急性期通常在2周以内。95%的病例可完全恢复。肾衰竭和高血压的程度不一。镜下血尿可持续18个月。低补体血症可在1～30d恢复	良好。慢性疾病罕见。严重蛋白尿、非典型的表现或病程、持续低补体血症表明存在其他疾病
膜增生性GN:临床表现从轻度镜下血尿到急性GN综合征不等。需肾活检确诊。病因不明。Ⅰ型和Ⅱ最常见。呈慢性肾损伤病程	病情可从轻度至重度(肾功能迅速恶化);可与感染后GN相似。可有严重蛋白尿。低补体血症可从间歇到持续。常有明显的高血压	Ⅰ型对激素有效。Ⅱ型(致密物沉积病)缺乏有效治疗方法;30%～50%未经治疗的患者从发病开始即有或在15年内肾功能减退
IgA肾病:典型的表现是在急性非相关疾病时出现无症状性肉眼血尿,在发作间隙出现镜下血尿。偶表现为急性GN综合征。病因不明。需肾活检确诊	90%的患者在1～5年恢复。急性疾病康复后,肉眼血尿也随之缓解。肾功能不全和高血压的严重程度因人而异。蛋白尿发生在较严重的、非典型的病例	一般而言较好。少数可发展为慢性肾衰竭。肾病水平的蛋白尿是预后不良的指征。目前尚缺乏公认的治疗药物。激素对严重病例可能会有效
过敏性紫癜性肾炎:肾脏受累的程度各异。无症状镜下血尿是最常见的,但也可表现为GN综合征。建议对严重病例行肾活检,可提供判断预后的信息	伴有肾损害的临床表现差异较大。极少数病例可迅速进展为严重肾衰竭。可有不同程度高血压。可有肾病水平的蛋白尿和严重的肾功能减退	总体而言预后良好。肾功能减退>50%,或蛋白尿>1g/24h的患者可发展为慢性肾衰竭。对这些病例,肾活检报告的严重程度能更好地指导治疗。目前尚无公认有效的疗法
系统性红斑狼疮(SLE)肾炎:镜下血尿和蛋白尿往往不是这种全身性疾病最先出现的症状。肾受累不尽相同,但病程中严重的GN以后可能缓解或加重	肾受累从轻微到严重不等。病情的复杂性取决于肾功能不全的程度及其他系统受累情况。常有高血压。可依据肾损害的严重程度来制定干预治疗措施	SLE的肾损害发病率很高。控制高血压可改善肾的预后。临床可依据症状、血清检查和肾损害情况来选择药物。可进展为终末期肾衰竭

疾病	临床经过	预后
遗传性 GN(如 Alport 综合征):本病通过常染色体或 X 染色体连锁遗传,有终末期肾衰竭的家族史(尤其是年轻男性)。常伴有听力障碍和眼部病变	没有急性综合征。女性一般很少受影响,为携带者。高血压和尿蛋白进行性增加常加速肾衰竭进程。目前尚无特效治疗方法	在严重病例中,较早出现尿蛋白进行性增加和高血压,肾功能逐渐下降。绝大多数男性患者会进展到终末期肾衰竭

(一)链球菌感染后肾小球肾炎

近期(7~14d)的 A 组 β-溶血性链球菌感染史支持链球菌感染后肾炎的诊断。如果不能获得阳性感染史,抗链球菌溶血素 O 滴度或其他高滴度抗链球菌抗体可支持存在近期感染。其他感染也可引起类似的肾小球损伤,因此,"感染后"肾小球肾炎的概念更适合这一类急性 GN。大多数情况下,病情恢复通常需要几周。如果诊断有问题,或者感染后 GN 患者的肾功能逐步恶化,则应做肾穿刺活检。

GN 的临床表现通常为肉眼血尿。尿呈咖啡色或浓茶色。显微镜下尿液有大量红细胞,可见红细胞管型。发现红细胞管型可诊断 GN,但无红细胞管型也不排除 GN。水肿也常见,多见于眶周、颜面及四肢,由肾小球功能改变、水钠潴留所致。肉眼血尿和水肿一般无特异性。高血压也常见,可致头痛。发热不常见。肾小球严重的损害(通常发生在慢性肾炎的严重急性发作、急进性 GN),可出现大量蛋白尿(肾病综合征)、全身水肿、腹水及肾功能严重受损。

典型的链球菌感染后 GN 没有特效疗法。如果还存在感染,需用抗生素治疗。需密切监测肾功能和高血压,减少盐的摄入量,应用利尿药或其他降压药物。在有肾衰竭的严重病例,必须给予血液透析或腹膜透析。在一些严重病例,糖皮质激素治疗也会被考虑,以试图改善 GN 的转归。

急性肾病变一般在 2~3 周恢复。血清补体(C3)可在发病后早至 3d 晚至 30d 内恢复正常。补体消耗型肾小球肾炎还包括膜性 GN(持续低补体的慢性 GN)和狼疮性 GN。虽然镜下血尿可持续至 1 年,但 85% 的患儿可完全康复。持续肾功能恶化、尿常规异常超过 18 个月、持续性低补体血症和肾病综合征是疾病预后不良的征兆。如果存在其中任何 1 项,都需要做肾活检。

(二)IgA 肾病

在轻微急性发热性疾病或其他应急事件下出现无症状性肉眼血尿时,需考虑 IgA 肾病的诊断。IgA 肾病缺乏前驱链球菌感染史,补体不低,且 50% 的病例血清 IgA 升高,据此可与感染后 GN 相鉴别。通常情况下,IgA 肾病没有伴随症状或体征。肉眼血尿几天之内恢复,85% 的患者没有严重的后遗症。一般无须特殊治疗,大多数患者预后良好。然而,如果出现严重的蛋白尿、高血压或肾功能不全及恶化时,需要警惕预后不良。针对这些临床病例,虽然尚没有公认的治疗方法,但大都采用糖皮质激素和其他免疫抑制药治疗。有认为从鱼油中提取的 ω-3 脂肪酸对此病有益。

(三)过敏性紫癜

过敏性紫癜的诊断依赖于最初在双下肢背面和臀部出现典型的斑丘疹,但也有例外。大多数患儿有腹痛和血便。关节痛也很常见。肾受累重者可有高血压。激素对治疗关节和腹部疼痛有效。肾受累轻者是仅有镜下血尿的轻度 GN,重者可有严重 GN 和不同程度肾功能不全。有大量蛋白尿和肾功能不全的 GN 预后不良,其中 20% 的患者导致终末期的肾衰竭。目前没有公认的治疗方法,但常应用糖皮质激素治。

(四)膜增生性肾小球肾炎

儿童最常见的 GN"慢性"类型是膜增生性 GN,需通过肾组织活检的肾小球病理学表现来确诊。膜增生性 GN 主要有两个病理类型:I型和II型。在临床上,II型预后较差,大部分病例发展为终末期肾衰竭。糖皮质激素治疗对I型常有效。两种类型都有补体 C3 下降,补体 C3 水平可作为治疗是否有效的一个指标。

(五)狼疮性肾小球肾炎

诊断系统性红斑狼疮(SLE)依靠其大量的临床特征和实验室检查结果,包括抗核抗体阳性、血清补体降低和抗 dsDNA 升高。肾受累表现为不同程度的血尿和蛋白尿。严重的病例伴有高血压和肾功能不全。肾明显损害时需免疫抑制药药物治疗及密切监测病情变化。有 10%~15% 的 SLE 患儿进展到终末期肾衰竭。

(六)遗传性肾小球肾炎

最常遇到的遗传性 GN 是以听力缺失和 GN 为特点的 Alport 综合征。此病主要发生在男性。它是一种慢性 GN,因此与急性患者病程中的临床特点不同。本病一般存在家族史,但自发突变率约为 18%。在进行性发展的 GN 患者中,通常在其 20-30 多岁时发生终末期肾衰竭。虽然目前尚无特效治疗,但注意控制高血压可延缓肾损害的进展。

三、急性间质性肾炎

急性间质性肾炎的特点是肾间质弥漫性或局灶性的炎症和水肿,以及继发性的肾小管病变。本病也与最常用的药物相关(如 β-内酰胺类抗生素甲氧苯青霉素)。

在与药物相关的病例中,可能会出现发热、寒战、腹部或腰部疼痛和皮疹。尿液分析通常有白细胞和血尿。汉塞尔染色尿沉渣实验可见嗜酸性粒细胞。肾间质的炎症可引起显著的肾功能恶化。如果无药物或毒素的暴露史,或尿中无嗜酸性粒细胞而诊断不明时,可通过肾活检以显示是否有特征性的肾小管和间质炎症。有必要立即确定和清除病原体,这也可能是唯一需要的治疗。激素治疗对进行性肾功能不全或肾病综合征患者是有益的。严重肾衰竭需要透析支持治疗。

第四节　蛋白尿及肾病

正常尿液可允许有少量蛋白质,但平均排泄量要少于 150mg/24h。发热性疾病或运动后可致尿蛋白少量增加,直立性体位也可出现少量尿蛋白。

图 22-2 是孤立性蛋白尿的诊断方法。无 GN 特征的原发性肾病综合征,可先予糖皮质激

素治疗。应参考肾病专家的建议及随访,特别是尿蛋白难转阴或频繁复发的不明原因的蛋白尿患者

一、先天性肾病

先天性肾病是一种罕见的常染色体隐性遗传病。肾苍白、增大;可表现为近端肾小管的微囊性扩张(微囊性变)和肾小球病变,包括增生、新月体形成和毛细血管壁增厚。其发病机制还不太清楚。

有先天性肾病的婴儿通常表现为低出生体重、巨大胎盘、颅骨缝增宽和骨化延迟。出生后几周内即可出现轻度水肿,接着全身水肿及因腹水而致腹部膨隆。与肾病综合征的典型表现及高脂血症相关的大量蛋白尿为该病的典型特征。血尿也常见。如果患者得以存活,将进展为肾衰竭。多数患儿在几个月龄时死于感染。

在透析和肾移植前,除了营养支持和控制慢性衰竭,没有其他治疗方法。

二、儿童原发性肾病综合征(Nil 病、类脂性肾病、微小病变肾病)

肾病综合征的特点是蛋白尿、低蛋白血症、水肿和高脂血症。它可出现于任何类型的肾小球疾病,几乎与各自的肾外病变无关。在婴幼儿中,这种疾病通常表现为儿童原发性肾病综合征(Nil 病、类脂性肾病、微小病变性肾病)的形式,它有特征性的临床和实验室异常结果,但病因尚不甚明确。

(一)临床表现

患者发病年龄多在 6 岁以下。常在流感样综合征之后出现眼睑水肿和少尿。数天内水肿加重,甚至发展为明显的全身水肿。除有些不适或腹痛外,大多数儿童缺乏更多主诉。然而,随着"第三间隙"血浆渗出量的显著增多,有些患儿可出现低血压。随着水肿加重,胸腔积液增多会导致呼吸困难。

尽管有大量蛋白尿,但尿沉渣检查通常正常,可有镜下血尿。血浆白蛋白浓度降低,血脂水平增加。氮质血症通常是继发于低血容量。

除了肾小球基底膜足突融合,肾小球形态无明显变化。这种非特异性的表现与许多蛋白尿状态有关。

(二)并发症

有时会发生感染(如腹膜炎),肺炎双球菌是常见病因。可能存在高凝血状态,常有血栓栓塞现象的报道。在微小病变性肾病患者中,也可有高血压,并且肾低灌注可导致肾功能不全。

(三)治疗及预后

一旦原发性肾病综合征的诊断确定,应开始用糖皮质激素治疗。泼尼松 $2mg/(kg \cdot d)$(最大剂量 $60mg/d$),每天顿服,连用 6 周。接着给予相同剂量,隔日给药,连用 6 周。再在随后的 2 个月逐步减量直至停药。此方案的目标是消除蛋白尿。在糖皮质激素治疗的初始阶段,如果病情没有缓解,应该请肾病专科医生会诊。如果病情缓解后又复发,需要重复疗程。当疗效不佳或无效时,通常需考虑肾活检。医生应考虑到,肾病理结果不一定会改变治疗计划,治疗目的在于消除肾病综合征症状而不管潜在的肾组织学如何。

除非水肿引起症状(如腹水引发的呼吸困难),才使用利尿药,而且使用时要格外小心。患者可有循环血容量减少和静脉血栓形成的风险。静脉输注白蛋白恢复循环血容量后再给予利

尿药,有助于消除水肿。应及时治疗感染(如腹膜炎)以降低发病率。可考虑进行肺炎球菌疫苗免疫接种。

对糖皮质激素敏感和复发治疗依然有效的蛋白尿患者提示预后良好。耐药或早期复发往往预示其病程迁延、频繁复发;这不仅提示存在较严重的肾病变,而且对日后治疗方法的选择也是个难题。儿童患者中对皮质类固醇敏感的,一般才会对苯丁酸氮芥或环磷酰胺治疗有效。对皮质类固醇不敏感或频繁复发的患儿,应转诊给小儿肾病专科医生。静脉应用甲泼尼龙可能对难治性肾病综合征患者有效。长期使用皮质类固醇毒性反应增加时,合用环孢素 A 或他克莫司看来是有益的。

三、局灶性肾小球硬化

局灶性肾小球硬化是激素抵抗或频繁复发性肾病综合征的原因之一。其病因不明。确诊需行肾穿刺活检,病理显示正常肾小球和一些部分或完全硬化的肾小球共存。肾损害导致严重预后的并发症,多达 15%～20% 的病例可进展为终末期肾衰竭。本病对糖皮质激素的反应各异。在难治病例中,除了糖皮质激素,还可使用环孢素 A 或他克莫司。越来越多的报道称利妥昔单抗(美罗华;一种 B 淋巴细胞表面抗原 CD20 的单克隆抗体)可能对难治性病例有效。肾移植后,局灶性肾小球硬化可能再现。再现局灶性肾小球硬化时,可用血浆置换或利妥昔单抗治疗。已发现利妥昔单抗对膜性、系膜性及微小病变肾病都有较满意的疗效。

四、系膜性肾病(系膜肾小球肾炎)

系膜性肾病是另一类对激素耐药的肾病综合征。肾活检显示肾小球系膜基质显著增多。免疫荧光染色显系膜区增宽、往往都有 IgM 沉积。其病因不明。皮质类固醇可能诱导其缓解,但容易复发。用于治疗此种类型肾病综合征的方法同上述。

五、膜性肾病(膜性肾小球肾炎)

膜性肾病主要是特发性的,但可能与乙肝病毒抗原、系统性红斑狼疮、先天性及获得性梅毒、肾静脉血栓等有关;也可能与免疫性疾病有关,如自身免疫性甲状腺炎;还可能与用药有关,如青霉胺药物。其发病机制尚不清楚,有认为肾小球病变是长期循环抗原-抗体复合物沉积所致。

膜性肾病的发病可能较隐匿或类似于儿童原发性肾病综合征。本病更常发生于大龄儿童和成年人。低剂量皮质类固醇治疗可减少慢性肾功能不全的发生或延缓其发展,但膜性肾病的蛋白尿对类固醇皮质激素治疗效果欠佳。确诊需行肾穿刺活检。

第五节　肾血管疾病

一、肾静脉血栓形成

新生儿肾静脉血栓形成可继发于败血症或脱水。可见于母亲患糖尿病的婴儿,可与脐静脉插管有关,或由任何可能导致高凝血状态的疾病(如凝血因子缺乏症、系统性红斑狼疮、血小板增多症)引起。在大龄儿童和青少年中,肾静脉血栓形成不多见。可在创伤或无任何明显诱因下发生。自发性肾静脉血栓形成往往与膜性肾小球肾病有关。肾病综合征可导致肾静脉血栓形成,肾静脉血栓形成也可引起肾病综合征。

（一）临床表现

新生儿肾静脉血栓形成一般以突然形成腹部包块为特点。如果血栓是双侧的,可出现少尿;单侧血栓,尿量可正常。在大龄儿童,常表现为腰痛,有时伴有腹部包块。

肾静脉血栓形成的诊断不是一个单一的实验室检查能确定的。常有血尿,蛋白尿少见。在新生儿可出现血小板减少症,大龄儿童则罕见。本病可通过超声和多普勒血流学确诊。

（二）治疗

对新生儿和大龄儿童,可选肝素抗凝血治疗。在新生儿,一般仅需肝素治疗并同时对潜在的问题进行治疗就可以了。在其他病例,治疗则不是那么简单。本病有复发和栓塞倾向,建议采用长期抗凝血治疗。如果怀疑膜性 GN,应行肾活检确诊。

（三）病程及预后

肾静脉血栓形成所致新生儿病死率取决于基础病因。单侧血栓形成时,若肾功能正常,则预后良好。在肾静脉血栓形成若干年内,很少再发。栓塞还有可能延伸到腔静脉,并可引起肺栓塞。

二、肾动脉疾病

肾动脉疾病（如纤维肌性增生、先天性狭窄）是儿童高血压的罕见原因。虽然缺乏潜在的动脉病变的特异性临床线索,但在 10 岁之前发病的重症高血压或肾核扫描延迟显影的儿童,都应怀疑肾动脉疾病。通过肾动脉造影和选择性肾静脉肾素测量可确立诊断。肾动脉病变可由腔内血管成形术或手术（见后面高血压章节）矫正,但针对幼儿技术上还做不到。肾动脉血栓形成罕见,某些特定情况下（如高黏滞状态或脐动脉插管）出现急性高血压和血尿的患儿应考虑到本病。早期诊断和治疗可为肾血流重建提供最好的时机。

三、溶血性尿毒症综合征

溶血性尿毒症综合征是引起儿童急性肾衰竭最常见的肾小球血管疾病。腹泻相关性溶血性尿毒症综合征通常是产志贺毒素（也称为产渥诺多苷毒素,verotoxin-producing）的志贺菌或大肠埃希菌菌株感染的结果。未煮熟的碎牛肉或未经高温消毒的食物的摄入是一种常见的发病原因。有多种血清型,在美国最常见的病原体是大肠埃希菌 O157：H7。出现溶血和肾衰竭后,患者的主诉通常是血性腹泻。循环中的志贺样毒素可引起内皮损伤,从而导致血小板沉积、微血管栓塞、继发溶血及血小板减少。类似微血管内皮的激活也可由药物（如环孢素A）、病毒（人类免疫缺陷病毒,HIV）和肺炎球菌感染引发。其中红细胞、血小板和内皮细胞的 tomsen-friedenreich 抗原暴露在细菌性神经氨酸苷酶下,从而导致血小板聚集、血管内皮损伤和溶血。由遗传因素（如先天性低补体 C3 和 H 因子缺乏）引起的溶血性尿毒症综合征罕见。

（一）临床表现

前驱症状大都是腹痛、腹泻、呕吐等。接着出现尿少、面色苍白、出血（以胃肠道为主）。在部分儿童,特别是那些严重肾衰竭和循环充血的患者,可出现高血压和癫痫。在中枢神经系统也可能有大量的内皮细胞受累。

贫血较严重,血液涂片检查可见红细胞碎片。网织红细胞升高可证实溶血性贫血,但在肾衰竭时网织红细胞计数可能不高。血小板减少严重,但与其他凝血异常不太一致。血清往往有纤维蛋白分解产物,但急性 DIC 罕见。常有血尿和蛋白尿。除有遗传倾向的患者外,血清补体水平正常。

(二)并发症

并发症通常由肾衰竭引起。神经系统的症状,尤其是抽搐,可由低钠血症、高血压或中枢神经系统血管疾病引起。需要考虑严重出血、输血需求和医院获得性感染。

(三)治疗

密切观察液体和电解质状况至关重要。有学者认为,抗胃肠动力药和抗生素的使用可加重病情。抗生素可能导致或增加细菌志贺毒素的释放。及时透析可改善预后。在一些患者中前列环素刺激因子(血小板聚集的强效抑制药)可能缺乏,因此主张对严重的病例(通常有严重的中枢神经系统症状)输注血浆或进行血浆置换。也尝试过应用血小板抑制药,但效果不满意,尤其是在疾病的后期。尽管如此,在疾病早期用血小板抑制药来阻止血小板消耗和微血管栓塞,可避免血小板输注和延缓肾衰竭的进展。必要时可输注红细胞和血小板。虽然会增加容量负荷,但这可以通过透析来抵消。红细胞生成素可减少输红细胞的需要。虽尚缺乏公认的疗法,但严格控制血压、足够的营养支持和及时透析可降低发病率和病死率。若肾衰竭是"非少尿性的",且尿量足以维持水和电解质平衡,则无须透析也能对付肾衰竭。

(四)病程及预后

急性发病的儿童大多在 2～3 周恢复。肾病(包括高血压)的发生率为 30% 左右,终末期肾衰竭发生率为 15% 左右。因此,儿童溶血性尿毒症综合征恢复后应连续测定肾功能 1～2 年并且监测血压 5 年。病死率为 3%～5%,多发生在早期,主要死因是中枢神经系统或心脏并发症。

第六节　肾衰竭

一、急性肾衰竭

急性肾衰竭是指尿量或尿液成分的排泄突然减少,以至于不能维持体液内环境稳定。在儿童最常见的原因是脱水。住院患者中出现急性肾功能不全还有许多其他原因,如肾低灌注或肾缺血、急性肾病、肾血管损伤、急性肾小管坏死或尿路阻塞。如表 9-2 列出了肾前性、肾性和肾后性肾衰竭的病因。

(一)临床表现

肾衰竭初期的特点是少尿。起病时确切的病因可能不清楚,表 5-2 的少尿分类有助于确定是否存在有可迅速逆转的病因。

表 5-2 肾衰竭的分类

肾前性	由胃肠炎、营养不良或腹泻引起的脱水
	出血、主动脉或肾血管损伤、创伤、心脏疾病或手术、肾动脉血栓形成
	糖尿病酸中毒
	与毛细血管渗漏或肾病综合征相关的循环血容量减少
	休克
	心力衰竭
肾性	溶血性尿毒综合征
	急性肾小球肾炎
	长期肾灌注不足
	肾毒素
	急性肾小管坏死或血管性肾病
	肾皮质坏死
	血管内凝血:感染性休克、出血
	肾血管疾病
	医源性疾病
	严重感染、溺水(尤其是淡水)
	结晶尿:磺胺类药物、尿酸
	癌症治疗引起的高钙血症
	肝衰竭
肾后性	尿路梗阻:肿瘤、血肿、后尿道瓣膜、肾盂输尿管交界处狭窄、输尿管膀胱交界处狭窄、输尿管囊肿尿路结石
	孤独肾或集合系统的损伤
	肾静脉血栓形成

如果血清尿素氮和肌酐升高或少尿的原因不清楚,应首先考虑可以迅速处理和纠正的问题,如血容量不足。一旦可确保肾灌注正常且临床上无新的肾病的证据存在,则应考虑急性肾小管坏死(血管舒缩性肾病、缺血性损伤)的诊断。

1.肾前性病因

儿童肾功能下降最常见的原因是肾灌注不足。其往往继发于脱水,虽然也要考虑肾血管异常及心功能不全因素。表 5-3 列出的尿指数有助于区分这些"肾前性"疾病与肾实质损伤(如急性肾小管坏死)。

表 5-3　尿液分析

	肾前性衰竭	急性肾小管坏死
尿渗透压	＞血浆渗透压 50mOsm/kg	≤血浆渗透压
尿钠	＜10mmol/L	＞20mmol/L
尿肌酐/血浆肌酐	＞40∶1	＜40∶1
比重	＞1.020	1.012～1.018

2.肾性病因

肾衰竭的肾实质损伤,包括急性肾小球肾炎、溶血性尿毒症综合征、急性间质性肾炎和肾中毒损伤。诊断急性肾小管坏死(血管舒缩性肾病)时,一般认为肾缺血性损伤是最可能的原因,尤其是在纠正肾前性或肾后性病因之后肾功能没有改善,也没有新的肾病证据时,更应考虑。

3.肾后性病因

肾后性肾衰竭通常在泌尿系解剖异常的新生儿中发现,伴有不同程度的肾功能不全。处理这类婴幼儿患者的方法在本章已说明,应该始终牢记急性衰竭病因中急性尿路梗阻的可能性,尤其是出现急性无尿时。

(二)并发症

临床上并发症的严重程度取决于肾损害和少尿的程度。常见的并发症包括:①血容量过多(高血压、充血性心力衰竭、肺水肿);②电解质紊乱(高钾血症);③代谢性酸中毒;④高磷血症;⑤尿毒症。

(三)治疗

留置膀胱导尿管以准确记录尿量。如果已确认尿少和肾衰竭,则应拔掉导尿管,以尽量减少感染的风险。应排除或者纠正肾前性或肾后性病因,适当扩容以保持正常循环血量。必须连续严格地计算出入液量,并根据出量的减少调整入量。通过体检和尿量评估患者对治疗的反应。可测量中心静脉压。可尝试用利尿药增加尿量,如呋塞米(每次 1～5mg/kg,静脉注射,最大剂量 200mg)。有效剂量取决于肾功能的受损程度(如果肾功能＜50%,开始即可尝试最大剂量)。如果 1h 内没有反应且尿量仍然较低[＜0.5ml/(kg·h)],在尚未达最大剂量情况下,呋塞米应增加到 5mg/kg。在某些情况下,增加一种长效的噻嗪类利尿药,如美托拉宗(Metolazone)可提高疗效。如果用最大剂量利尿药治疗无效,那么应该停止利尿药的使用。

如果这些处理措施促排了一些尿液,尽管急性肾衰竭的生化指标依然存在,但接下来的非少尿性急性肾衰竭已变得更易于处理。体液超载及透析也许能避免。但如果摄入的药物和营养液体超出尿量,则需要透析超滤。在急性肾衰竭早期并发症出现之前,应用透析可改善临床处置和疾病的预后。根据肾功能损害的程度来调整用药剂量是非常重要的。

1.急性透析指征

紧急透析的适应证是:①严重的高钾血症;②严重代谢性酸中毒(常因容量负荷过重影响碳酸氢钠的应用);③体液过多伴或不伴严重高血压或充血性心力衰竭(会严重影响营养液或

药物液体的应用);④尿毒症症状,儿童常表现为中枢神经系统受抑制。

2.透析方法

儿童常选腹膜透析,因其操作较简易、患者的耐受性较好。腹膜透析的效率虽不如血液透析,但其能相对连续的进行透析,因而对维持血流动力学的稳定和代谢的控制可更好地维持。以下情况应采用血液透析:①需要迅速清除毒素;②较大龄的患儿、血液通路的建立和血液透析的操作没那么困难以及血流动力学耐受性良好;③不宜做腹膜透析(如肠梗阻、肠粘连)时。而且,如果血管通路的建立和抗凝血剂使用没有妨碍,那么更适合应用一种缓慢而连续的血液透析方法,即连续性肾替代治疗(CRRT)。

3.透析并发症

腹膜透析的并发症,包括腹膜炎、低血容量和一些技术上的问题(如透析液渗漏、腹内透析液影响呼吸运动)。严格的无菌技术可避免腹膜炎发生。如有临床指征,应做腹水培养。熟练的导管置入技术和适当的腹内透析液容量可减少渗漏。透析对维持电解质平衡很有效。标准透析液中缺少钾离子,可根据需要将钾添加到透析液中。尽管肾衰竭时存在高磷酸盐血症需要处理,但磷酸盐也可缺乏;如果磷酸盐摄入不足,低磷血症也须加以处理。应用高渗透析液可纠正血容量负荷。高渗葡萄糖(最高 4.25%)可迅速纠正血容量过多,但有导致高血糖的风险。清除体液也可通过增加透析液的交换频率,但快速转移渗透液可能会导致高钠血症。

即使在小婴儿,血液透析也能迅速纠正主要的代谢和电解质紊乱以及血容量负荷。这种高效的疗法使内环境迅速变化可继发一些问题,如血流动力学不稳定。透析时常需抗凝血。密切监测合适的生化指标相当重要。要注意,在透析中或透析后立即采血标本所得出的结果与实际是有差别的,因为血管外组织间液与血液之间的交换还没有达到平衡。需要留置血管通路导管并密切监测。

(四)病程及预后

严重少尿通常持续 10d 左右。无尿或少尿持续时间超过 3 周,则诊断为急性肾小管坏死的可能性不大,需要考虑其他诊断,如血管损伤、严重缺血(肾皮质坏死)、肾小球肾炎或尿路梗阻。多尿期以尿量突然增加开始,接着出现大量等渗尿,尿中含钠量为 80～150mmol/L。到恢复期,症状和体征迅速消退,多尿可能还会持续数天或数周。尿检异常通常在数月内完全消失。如果肾功能不能恢复,则需要做长期透析和肾移植的打算。

二、慢性肾衰竭

儿童慢性肾衰竭通常由肾或泌尿道发育异常引起。肾发育不全的婴儿难以存活。肾发育不全的程度(包括多囊肾)及其肾功能水平将决定患者的预后。尿路发育畸形可妨碍正常的肾发育。在没有手术干预的情况下(或尽管做了手术),儿童梗阻性尿路疾病或严重膀胱输尿管反流会引起渐进性肾功能不全。在较大龄儿童,慢性肾小球肾炎、肾病综合征、不可逆性肾中毒损伤及溶血尿毒症综合征也是引起慢性肾衰竭的原因。

当慢性肾衰竭是先天性原因所致,其丧失的尿浓缩能力将导致多尿。患者常不能健康成长。没有医疗照护的长期慢性肾衰竭儿童,会出现佝偻病、贫血等并发症。

慢性肾衰竭可继发于急性肾小球肾炎或由慢性肾小球肾炎隐匿进展而致。生长障碍取决于发病年龄和肾功能下降的速度。如果未注意到或忽略了轻微的尿沉渣异常,一些慢性肾小球肾炎(如膜性肾小球肾炎)可隐匿性的进展。任何有慢性肾小球肾炎或显著肾损伤病史者需要密切随访,监测肾功能和血压。

(一)并发症

在慢性肾衰竭时,未受影响的肾组织可弥补逐渐丧失功能的肾单位,当不足以代偿时,就会出现肾功能不全的并发症。对于肾功能逐渐减退,出现尿浓缩功能障碍的儿童,此时的主要问题可能不是容量负荷过重而是多尿和脱水。随着肾衰竭逐渐进展到终末期,尿量会越来越少。然而,有些即使需要透析的患儿,也还有较多量的尿液,但尿液中所含代谢废物少(即尿液质量差)。也可以发生失盐的情况。相比之下,病因为肾小球疾病或肾损伤的慢性肾衰竭患儿,将出现典型的水钠潴留和高血压。

慢性肾衰竭较早出现代谢性酸中毒和生长发育迟缓。钙、磷和维生素 D 代谢紊乱可导致肾性骨病,需尽早关注。在病程早期,肾功能代偿和甲状旁腺激素增加可以维持正常的血清磷酸盐水平。高磷酸盐血症的病理生理反应可刺激血甲状旁腺激素和碱性磷酸酶的水平增高。

慢性肾衰竭尿毒症症状(厌食、恶心、全身乏力等)出现较晚。中枢神经系统症状可从意识不清、冷漠、嗜睡到昏睡、昏迷。相关的电解质紊乱可诱发抽搐。未经治疗的高血压或低钙血症(尤其是在迅速纠正酸中毒的情况下)是更常见的抽搐的原因。因促红细胞生成素的合成减少,常见正细胞正色素性贫血。可存在血小板功能障碍和凝血系统的其他异常,引起出血(尤其是胃肠道出血)。可发生尿毒症心包炎、充血性心力衰竭、肺水肿和高血压。

(二)治疗

1.处理并发症

慢性肾衰竭治疗的主要目的是控制相关的并发症。高血压、高血钾、高磷血症、酸中毒和贫血等都是最先要处理的问题。只要其附加的钠不会加剧高血压,可用枸橼酸钠治疗酸中毒。当有高血压时,需要限制钠的摄入。通过限制饮食中磷的摄取和服用磷酸盐结合剂(如碳酸钙)可控制高磷血症。应给予维生素 D 维持正常的血钙水平。当尿素氮水平超过 50mg/dl,或出现昏睡、厌食等症状时,应限制膳食蛋白质的摄入。当肾小球滤过率下降到出现尿量急剧减少时,必须限制钾的摄入。饮食提供必须保持儿童的日常需要量。

定期监测肾功能(肌酐和 BUN)和血清电解质、钙、磷、碱性磷酸酶、血红蛋白和血细胞比容水平,以指导体液和饮食调控,以及调整磷酸盐结合剂、枸橼酸缓冲液、维生素 D、降压药物和阿法依伯汀(促红细胞生成素)的剂量。生长障碍可用人重组生长激素治疗。需要密切监测这些治疗措施的效果以最大限度地减少症状,以及评估长期透析和肾移植治疗的需求。

必须避免使用以下药物:加重高血压的药物;加重机体钠、钾或磷酸盐代谢负荷的药物;增加尿素氮产量的药物。成功的治疗与否很大程度依赖于对患者及其家庭的教育。

还必须注意患者和家属的心理需要,当患儿及父母逐渐适应该慢性疾病和最终的透析及肾移植的需要时,应关注他们的心理需求。

2.透析和肾移植

目前活体肾移植存活率是:1 年存活率 90%,2 年 85%,5 年 75%;尸体肾移植对应的存活率分别为 76%,71%和 62%。总体而言,接受活体肾移植的患者病死率为 4%,接受尸体肾移植的患者病死率为 6.8%。这些百分率受到增高的死亡数的影响;如据报道,在小于 1 岁的婴儿中病死率高达75%,这主要是由于技术问题和免疫抑制药的并发症导致的。想要显著提高生存率,体重应至少在15kg以上。患儿能否享受到正常的成长和生活质量直接与以下因素有关:与移植肾的相容性、肾功能的正常程度及药物的不良反应。

长期腹膜透析(以家庭为基础)和血液透析能为等待肾移植的儿童提供可延续生命的技术支持。衡量儿童长期透析的效果最好是评估其生理和心理上所达到的康复水平,如能否参与日常活动、能否上学。虽然生长缓慢些,但患儿的增长速率应可以接受(可能处于较低的百分位数)。应用重组人促红细胞生成素、生长激素及更好地控制肾性骨病等措施有助于改善预后。

三、高血压

儿童高血压(hypertension)通常是肾源性的。高血压可以被视为是已知肾实质疾病的一个并发症,但在其他方面正常儿童的常规体检时也可发现。认识到水钠潴留和肾素-血管紧张素系统活化在高血压中的作用可指导高血压的治疗;然而,临床上并非所有的高血压都可以用这两种机制来解释。

新生儿期肾性高血压的原因包括:①先天性肾或肾血管异常;②尿路梗阻;③肾血管或肾的血栓形成;④容量负荷过重。临床报道了这样一些病例,虽然长期使用利尿药但其血压却反常升高,如支气管肺发育不良的患儿。有高血压的婴儿应检查肾、血管或大动脉异常(如血栓形成、多发性神经纤维瘤、动脉缩窄)以及一些内分泌疾病,包括嗜铬细胞瘤、醛固酮增多症。

(一)临床表现

一个儿童的正常血压为平均记录的收缩压和舒张压小于同年龄和同性别儿童血压的第90百分位。新生儿期男女的第90百分位血压都约为(85~90)/(55~65)mmHg。在生后第1年,可接受的血压水平是(90~100)/(60~67)mmHg。血压随着儿童生长而升高,在青春期后逐渐接近成年人水平[(100~120)/(65~75)mmHg]。正确测量血压需要合适宽度的袖带及可靠的设备。袖带应覆盖上臂的2/3并且完全包绕胳膊,气囊处没有叠盖。焦虑可使儿童血压升高,但不能将血压的升高轻率地归咎于此,而是要在安抚患者使其安静后重复测量。

常规实验室检查包括全血细胞计数、尿液分析和尿培养。X线和超声用于检查尿路的解剖结构、肾血流量和肾功能。很少需要肾活检来明确高血压的原因,除非有肾实质疾病的临床证据。高血压患儿做肾活检应特别谨慎,最好在血压控制以后。

(二)治疗

1.高血压急症

高血压急症可出现中枢神经系统症状,如视盘水肿或脑病。视网膜出血或有渗出提示需要进行及时有效地控制血压。在儿童通常不存在继发于高血压的终末器官损害。治疗方法随着临床表现的不同而不同。降压药的基本类型有:①利尿药;②α、β-肾上腺素受体阻滞药;③血管紧张素转化酶抑制药;④钙通道阻滞药;⑤血管扩张药。

无论用什么方法来控制高血压急症,当应急处理完成之后应首选持续性控制的药物,以维持正常的血压(表5-4)。血压急性升高不超过同年龄血压的第95百分位可用口服降压药治疗,目的是使血压在48h内得到逐步改善和控制。

表 5-4　紧急治疗的降压药物

药物	口服剂量	主要副作用[a]
硝苯地平	$0.25 \sim 0.5 mg/kg$　SL	潮红、心动过速
拉贝洛尔	$1 \sim 3 mg/(kg \cdot h)$　IV	继发 β 受体阻断效应
硝普钠	$0.5 \sim 10 \mu g/(kg \cdot min)$　IV 滴注	氰化物毒性、水钠潴留
呋塞米	$1 \sim 5 mg/kg$　IV	继发于严重血容量下降、低血钾
二氮嗪	$2 \sim 10 mg/kg$　IV 推注	高血糖、高尿酸血症、水钠潴留
肼苯达嗪	$0.1 \sim 0.2 mg/kg$　IV	水钠潴留、心动过速、面潮红

α 除了所列的不良反应,已有更多的不良反应被报道。IV.静脉注射;SL.舌下含服

(1)舌下含服硝苯地平(Nifedipine):这种钙通道阻滞药起效迅速,在适当的剂量不至于引起低血压。10mg 的液态胶囊可用注射器抽取以估计剂量。用这种方法很难确定体重小于 30kg 的儿童所需的精确剂量,但 5mg 是一个较安全的初始剂量。因为治疗的是正在上升的血压,因此效果不一定比预期的好。大龄儿童的恶性高血压需要 10mg 剂量,可仅刺破胶囊并将药物置于舌下含服即可。

(2)静脉注射肼苯达嗪(Hydralazine):这种血管扩张药有时有效。剂量取决于高血压的严重性,初始剂量约 0.15mg/kg。

(3)硝普钠:在重症监护情况下,这种强效的扩血管药对降低急剧升高的血压非常有效。静脉给予 $0.5 \sim 10 \mu g/(kg \cdot min)$ 能在几秒钟内降低血压。剂量必须严格监控。其代谢产物是硫氰酸,长时间使用时须监测硫氰酸盐水平,特别是存在肾功能不全时。

(4)呋塞米(Furosemide):静脉注射 $1 \sim 5 mg/kg$,这种利尿药可减少血容量及提高降压药的疗效。

2.持续性高血压

药物选择,见表 5-5。治疗轻度高血压可能一种药就足够,如 β 受体阻滞药(除非有禁忌证,如气道阻塞性疾病)。利尿药对治疗肾功能不全有用,但必须考虑其可能引起电解质紊乱的缺点。大多数儿童是肾性高血压,用血管紧张素转化酶抑制药单药治疗有效。钙通道阻滞药的应用越来越多,儿童的耐受性良好。使用血管扩张药降压药需要合用一种利尿药来对抗扩血管效应所引起的肾性水钠潴留及合用一种 β 受体阻滞药对抗反射性心动过速。米诺地尔(Minoxidil)仍被认为是最强大的口服血管扩张药,它能非常有效地治疗严重的持续性高血压,但其疗效却被其不良反应所抵消。多毛症就是一种显著的不良反应。盐酸肼苯达嗪是儿科最常用的血管扩张药,但为了取得最好的降压效果需要应用另外两种药物,对于严重高血压常需要联合 3、4 种药物。需要请儿科肾病专科医生会诊。

表 5-5　门诊应用的降压药物

药物	口服剂量	主要不良反应[a]
氢氯噻嗪	2～4mg/(kg·d)单次或分 2 次	低钾、高尿酸血症
呋塞米	每次 1～5mg/kg,每日 2～3 次	低钾、低血容量
肼苯达嗪	0.75mg/(kg·d),分 4～6 次	红斑狼疮、心动过速、头痛
氨氯地平	0.2～0.5mg/(kg·d),分 2 次	疲劳、头痛、面红
普萘洛尔	每次 0.2～5mg/kg,每日 2～3 次	晕厥、心力衰竭、低血糖
米诺地尔	每次 0.15mg/kg,每日 2～3 次	心动过速、心绞痛、水肿、多毛
卡托普利	每次 0.3～2mg/kg,每日 2～3 次	皮疹、高血钾、肾小球病变
依那普利	0.2～0.5mg/(kg·d),分 2 次	蛋白尿、咳嗽、高钾血症
硝苯地平	0.5～1mg/(kg·d),分 3 次	潮红、心动过速
维拉帕米	3～7mg/(kg·d),分 2～3 次	房室传导阻滞

[a] 除了所列的不良反应,更多的不良反应已被报道

第六章　神经和肌肉病

第一节　婴幼儿神经系统疾病

一、意识状态的改变

诊断要点及临床特征：

认知和情感功能、觉醒度或注意力改变或下降。

急性起病。

(一)概述

许多术语被用来描述从完全清醒到完全没有反应、深昏迷的连续性过程,包括迷糊不清、意识迟钝、嗜睡或昏睡、半昏迷或浅昏迷、深昏迷。多种评估量表(表6-1)可用以评定意识障碍的深度。内科医生运用这些表中的一种来对病例的具体情况进行进一步的描述(如"在疼痛刺激下睁开眼睛,但不能用声音回应")。这些描述能帮助后来的观察者对患者的意识状态进行度量并能评估病情的变化。

表 6-1　昏迷分级

	深昏迷		浅昏迷		昏睡
	4 级	3 级	2 级	1 级	
对疼痛的反应	0	+	回避	回避	不持久的觉醒
肌张力/体位	松软	去大脑强直	不定	不定	正常
腱反射	0	+/−	+	+	+
瞳孔反应	0	+	+	+	+
对语言刺激反应	0	0	0	0	+
其他角膜反射	0	+	+	+	+
呕吐反射	0	+	+	+	+

维持意识状态清醒的神经组织位于脑干的网状激活系统,上至包括丘脑和脑室旁下丘脑。皮质大面积损伤,特别是双侧大脑半球同时损伤可导致昏迷。"闭锁综合征"这个名词是指由于脑干支配的运动功能严重受损,患者虽具有意识,但不能用语言或行动来表达。睁眼昏迷是指患者看上去似乎处于昏迷,但可有一些自主动作行为,像睁眼或眼球追随等,几乎总是处于一种反射性水平。持续性植物人状态是指一个慢性疾病状态,具有觉醒-睡眠的周期但没有意

识,大脑精神活动也不能恢复。

(二)治疗

1.紧急措施

临床医生的第一反应是采取 CAB 复苏来稳定患儿生命体征。首先通过血压和脉搏评估,确保循环功能;通过适当体位保持呼吸道通畅,通常必须考虑气管插管;通过听诊能评估呼吸和气体交换情况,可能需要便携式充氧袋帮助呼吸。必须维持静脉通道。对低血压的患者可能要使用液体、血浆、血液,甚至多巴胺[$1\sim20\mu g/(kg \cdot min)$]。开始输入的静脉液体应包含葡萄糖,直至进一步评估除外低血糖。极低体温或超高热的患儿要求有强有力的保温措施或退热来挽救生命。这些重要体征的评估可以帮助诊断。浅慢的呼吸提示镇静药物中毒;呼吸暂停可能提示是盐酸地芬诺酯(Diphenoxylate)中毒;深快的呼吸考虑是酸中毒,其可能是代谢性的(如糖尿病昏迷)、中毒性的(如阿司匹林)或者是神经性的(如瑞氏综合征)。高热可能提示感染或中暑;低体温可能是由于寒冷暴露、乙醇中毒或低血糖症(特别在婴儿期)。

在初步评估中,另一个重要问题是对即将发生脑疝的体征的判断。心动过缓、高血压和不规律呼吸是颅内压急剧增高的表现。第Ⅲ对脑神经麻痹(眼球向外下偏视和单侧瞳孔扩大)标志着颞叶或脑干脑疝即将形成。这些体征表明需要进行过度通气来减轻脑水肿,并应考虑使用甘露醇,立刻请神经外科医生会诊以及行头颅 CT 检查。如果考虑为脑干脑疝或颅内压升高,颅内压的监测是必要的,此部分详见第 13 章。预防即将发生的脑疝的初步措施包括保持患者的头部抬高 $15°\sim30°$ 和轻微过度通气。甘露醇、利尿药和类固醇皮质激素的使用以及引流脑脊液(CSF)是更强有力的措施,在第 13 章中有详细介绍。

从父母或现场目击者那里获得病史较为理想。有时仅有的病史是从救护车急救人员那里获得的。需要了解的重点是患儿是否有慢性病史,例如糖尿病、血友病、癫痫或囊性纤维变性病。近期急性起病的昏迷可能由病毒或细菌性脑膜炎等引起。创伤是昏迷的常见原因。缺乏创伤病史,特别在婴儿,也不能将其排除。因为看护人不在场时,外表不易发现的创伤或摔倒可能已发生。中毒通常也是不明原因昏迷的可能原因,尤其在幼儿。缺乏摄入毒性物质或药物的病史,也不能排除中毒的可能性。

通常通过儿科和神经科的筛查体检而获得病史。在生命体征评估之后,应进行全身体检,包括创伤检查。触诊头部和前囟,检查耳朵有无感染和出血,认真检查颈有无强直。如果病情提示有头或颈部的创伤,头和颈部一定要固定,以防骨折和脱位而使病情进一步加重。皮肤必须检查有无瘀斑或紫癜,这些可能提示细菌感染、出血性疾病或创伤性挫伤。检查胸部、腹部和肢体对于排除闭合性出血和外伤性骨折是很重要的。

神经系统检查需量化对刺激的反应以及昏迷的深度,例如对言语或疼痛刺激的反应。眼球是否有自主运动,或是否有必要做娃娃眼征的检查(快速旋转无颈部外伤患儿的头部并观察眼球是否随着转动)。运动和感觉的检查评估反射的对称性、巴宾斯基征,以及有无无意识的姿势或伤害性刺激诱发的姿势的证据(例如去皮质或去大脑姿势)。

如果昏迷的原因不明确,应立刻进行实验室检查。大多数昏迷儿童(90%)一般都是内科

(相对于器质性原因来说)方面原因造成的。感染是常见的一种病因(30%)。立刻进行初步筛查的项目包括血糖(或血糖试纸检查)、全血细胞计数、尿液(如果必要可通过插管获得)、pH、电解质(包括碳酸氢盐)、血清尿素氮和天冬氨酸氨基转移酶(aspartate aminotransferase, AST)。如果病因不明确,尿、血甚至胃内容物必须保留用来做毒物筛查。通常腰椎穿刺对排除中枢神经系统感染是必要的。视神经盘水肿是腰椎穿刺的相对禁忌证。偶尔在抽血进行培养、开始应用抗生素、进行脑的影像学检查之后进行诊断性腰椎穿刺。如果怀疑是脑膜炎,腰椎穿刺存在危险,则应该立刻应用抗生素治疗,腰椎穿刺诊断推后进行。PO_2、PCO_2、血氨的水平、血清和尿液渗透压浓度、血铅、卟啉水平、一般毒理学指标、血清氨基酸浓度及尿液的有机酸浓度等检查对病因不明的昏迷病例有帮助。

如果有任何可疑头部创伤或颅内压增高,有必要急诊行 CT 或 MRI 扫描。CT 的骨窗检查或颅骨 X 线检查可在同一次检查中完成。没有颅骨骨折也不能排除昏迷是由于闭合性头部创伤所致。例如摇晃幼儿引起的头部创伤。对于前囟未闭的儿童,如果当地有优秀的专家,实时超声检查可能代替其他更精确的影像学检查。

很少用急诊 EEG 来帮助诊断昏迷的原因。EEG 在非惊厥性癫痫持续状态或疱疹病毒性脑炎局灶性异常(一侧周期性癫痫样波发放)或在卒中、脑炎见到局限性慢波可能对诊断有一定帮助。EEG 可能与昏迷的等级有相关性(如瑞氏综合征),并可增加判断预后的信息。如果怀疑有癫痫发作,应预约 EEG。如果有明确的运动性发作,应该静脉给予治疗癫痫持续状态的药物。

2.一般措施

必须监护和维持生命体征。大多数急诊室和 ICU 病房都有表格式病情记录单供持续监护昏迷使用。昏迷的分级表对这一目的的实施有用。应记录患者对语言和疼痛刺激的反应及对时间、地点和方位的定向;姿势和肢体的运动,是自主运动还是对疼痛的反应,要按时间记录;还有瞳孔的大小、双侧对称性、对光反应和洋娃娃眼征或冰水试验检查时眼球的运动。根据具体情况使用静脉液体,如治疗酸中毒、休克或低血容量。鼻胃管吸引在开始非常重要。留置膀胱导尿管用来记录尿量及尿液分析。

(三)预后

大约 50% 的非创伤性昏迷预后良好。在成人的研究表明,入院时的评估和昏迷开始几天内的评估中,多因素分析对评估预后最有帮助。存在不正常的神经眼科学体征(例如洋娃娃眼征或冰水试验检查时瞳孔反应消失或眼球的运动及角膜反射消失)提示预后不良。运动反应、肌张力或睁眼恢复的延迟,也预示不良预后。在儿童,入院的评估及之后的评估对预后的判断价值相当。根据昏迷的深度,眼外肌运动、瞳孔反应、运动模式、血压、体温和抽搐类型等的评估,大约 2/3 患者可在昏迷早期成功估计预后。其他例如需要辅助呼吸,颅内压增高的存在,昏迷持续时间等对预后评估意义不大。文献报道缺氧性昏迷(相对于创伤性、代谢性或中毒性),例如溺水引起的昏迷预后较差。

二、脑死亡

很多医学、法律的行业协会认同以下死亡的概念,当个体具备以下条件之一才能确认其死亡:①不可逆的呼吸循环功能停止;②不可逆的全脑包括脑干功能停止。确定死亡一定要根据公认的医学标准。一些儿科和神经科协会认同《儿童脑死亡的判定指南》。此标准在足月儿(即>38 孕周出生的儿童),适用于脑损伤 1 周后的病例。应当承认死亡确定对早产儿和刚刚出生后的足月儿是很困难的。审核和确认应由有经验的医疗人员按照程序执行。

(一)先决条件

病史对确定脑死亡是很重要的。医生必须确定大致的病因,以确认病情已无可救药或不可逆转。比如说代谢性疾病、中毒、过量使用镇静药、外科手术可以解决的问题、低体温、麻醉剂就是可逆因素。

(二)体检指标

以下指标是由儿童脑死亡特制工作组(TaskForce on Brain Death in Children)确立的。

1.同时出现昏迷和呼吸暂停

患者必须表现有意识、语言和意志力的完全丧失。

2.丧失脑干功能

定义如下。①瞳孔散大或固定,对光反射消失。但药物可影响瞳孔,使该评估无效;②眼球自主运动消失。眼球自主运动可由从一侧到另一侧的被动头部运动诱发(眼脑反射)或用冰水滴入外耳道(冰水试验,必须证明有完整的鼓膜)诱发;③延髓所控肌群活动丧失,包括面部和口咽肌群。角膜反射、咽反射、咳嗽反射、吸吮反射和觅食反射消失;④患者脱离呼吸机即无呼吸运动。可进行标准化的窒息试验,但只能在其他指标均符合脑死亡的情况下才能实施。

3.体温和血压

患者可有明显的低体温或低血压(根据年龄相对应标准判断)。

4.肌张力

肌肉松弛,无自主或诱导的运动。要排除脊髓性运动如反射性退缩或脊髓性肌阵挛。

5.一般情况检查

整个观察期和测试期,该检查应与脑死亡没有矛盾。

(三)确立诊断

窒息试验的完成指标:撤离呼吸机后,保持整个测试期正常给氧的情况下,患者的 PCO_2 >60mmHg 可维持 3~15min。证实脑死亡(重复检查)的推荐观察期是 12~24h(小婴儿应观察更长时间)。一定要排除可逆的病因。如果有不可逆的病因记录在案,则不一定要有实验室检查。支持确立脑死亡诊断的检查手段包括脑电图和血管造影。在药物浓度不足以抑制脑电活动的情况下,脑电静息须持续 30min。通过经颈动脉血管造影术和脑放射性核素血管造影术可以确定颅内大脑动脉无血流。硬脑膜窦的血流存在并不能否定脑死亡的诊断。

脑诱发电位,颅内血管超声检查及氙增强 CT 对确立脑死亡诊断的价值并未得到充分的研究证实。有极少数病例,持续的颅内血流与脑电静止同时存在,相反的病例也有报道。脑死亡的审查应当由熟悉这些标准和相关文献的经验丰富的医生执行,并得到接受这些规范及协议的相关机构的援助。

三、发作性疾病(癫痫)

诊断要点和临床特征:

反复发作的无热性惊厥。

发作间期通常有脑电图异常。

(一)概论

发作是突然、短暂的脑功能失常,表现为不自主运动,感觉、自主神经或精神障碍单独出现或它们的任意组合,常常伴有意识的改变或意识丧失。任何可引起脑功能紊乱的因素均可引起癫痫发作。例如可由代谢紊乱、创伤、中毒或感染后脑损伤(归类为症状性癫痫),或者自发的无明确原因的中枢神经系统损伤继发所致。遗传性疾病越来越多被发现存在于很多无明确原因发作的患者当中。

没有明确诱因(如发热)的反复发作是癫痫的特征。癫痫最常见于生命的开始和末期。新生儿阶段发病率最高,儿童期较高,其后降低,在老年期又出现另一个高峰。10～15岁后,患病率稳定不变。第1次无诱因发作后,第2次发作的概率为50%。第2次无诱因发作后,再次发作的概率为85%。儿童时期癫痫发作的患者在适当的药物治疗后有65%～70%可缓解。

(二)癫痫分类

国际抗癫痫联盟(The International LeagueAgainst epilepsy, ILAE)已建立了癫痫发作和癫痫综合征的分类。癫痫发作(seizures)分为部分性(局灶性起病)及全身性(涉及整个大脑)发作。癫痫发作和癫痫综合征的发病可以先是部分性发作,然后继发全身性发作(部分性发作继发全身性),或者以全身性发作起病。

癫痫综合征是根据发作的性质(即局部性与全身性)、发病年龄、脑电图结果以及其他临床特征来定义的。癫痫发作分为症状性(有明确或假定病因)、隐源性(病因不明,可能属于症状性,往往有先天性中枢神经系统异常)或特发性(通常是遗传性)。一般情况下,症状性和隐源性癫痫一般在生命的早期发病。特发性(遗传性)癫痫综合征通常发生在特定的年龄;根据具体综合征的不同,发病年龄可以是婴儿早期到青春期中的某个年龄。明确具体的癫痫综合征对于确定预后是有帮助的,一般特发性癫痫更容易得到控制,最终缓解的也多于症状性癫痫。

1.儿童癫痫发作与癫痫

癫痫发作的分类对于正确诊断是很有必要的,这将有助于确定进一步评估和治疗的性质以及预后的判断(表6-2)。

(1)临床表现

①病史、症状和体征:癫痫发作是刻板的发作性临床事件;癫痫诊断的关键是病史。并不是所有的发作性临床事件都是癫痫性的。癫痫发作起病的详细描述对于确定一个临床事件是否癫痫发作以及是否局部发作(部分或局灶性发作)是非常重要的。必须描述事件发生之

前、发生时和发生后的情况,但是除了癫痫大发作以外(由于其触目惊心),观察者常常只能回忆起一小部分情况。临床上明显的癫痫发作之前常有先兆(实际上是一个简单的部分性发作)并提示局灶性发病。患者常描述恐惧、麻木或指头的麻刺感,或一侧视野中出现的亮光。具体症状可能有助于确定癫痫发作起源的位置(例如似曾相识的感觉提示颞叶癫痫发作)。

通常情况下,虽然家长可能会注意到儿童在发病时的行为改变,但儿童可能不记得或不能确定先兆。因此,对临床事件进行录像是非常有价值的。

家长可能不会立即回忆起事件的细节,但向家长提出一些具体的问题可以帮助他们提供一些有助于确定发作的类型(例如是否为部分性)及定位的细节。了解以下情况对诊断有帮助:患儿在跌倒前面色苍白吗?在发作中患儿对外界的呼叫有反应吗?患儿是完全还是部分性意识丧失呢?患儿是突然倒地还是慢慢滑倒在地?有外伤吗?躯干强直或抽动持续了多久?什么部位在抽搐?头部和眼睛转向哪个方向?发作后的状态如何?经过复杂的局部和全身抽搐发作,患儿往往进入睡眠,但全身性失神癫痫常常观察不到发作后的改变。应了解患儿发作后是否有语言能力的丧失(提示左颞叶癫痫发作)或者是否在短期内就能做出回应、能够说话。家长可能会告知医生患儿发作时有单侧运动性发作(例如儿童的眼睛可能会偏向一边或儿童可能出现单个肢体呈肌张力障碍的姿势)。不伴意识障碍的运动性发作,支持简单部分性发作的诊断。有意识障碍和自动症的发作事件定义为复杂部分性发作。

相对的,原发性全身性发作通常伴有急性意识丧失,合并全身运动性发作。可能会出现肌张力障碍的姿势、强直阵挛性发作或肌阵挛(痉挛)。在儿童全身性失神发作中,通常可以捕捉到与自动症相关的动作,如眨眼、咀嚼或手部动作等,这使得失神发作和部分性发作难以区分。

对临床事件症状的描述可以帮助区分儿童是出现了癫痫发作还是发生了类似癫痫发作的一个非癫痫性事件,或者是被误认为癫痫发作的事件。经常地,在促使儿童就医的临床事件发生以前,儿童可能已经出现过据推测为首次发作但未被意识到的发作事件。特别是局部性发作和失神发作,除非进行回顾否则很可能不被意识到。因此,对于正在接受评估是否为刚起病的儿童来说,仔细询问之前的发作事件是非常重要的。

②诊断评估:评估的范围和紧迫性由患儿年龄,发作严重程度及发作类型,患儿是否受伤或患病,临床医生对原发病的考虑等因素决定。婴儿早期的发作多为症状性。所以起病年龄越小,越需要进行更广泛的诊断评估。

现在普遍认为,每一个新发病的无明显原因出现癫痫发作的儿童应行脑电图对其进行评估,但这并不需要作为紧急检查。对于热性惊厥发作的患儿,脑电图检查极有可能出现有临床意义的信息。还可以选择性地使用其他诊断方法。

发育良好的有惊厥的儿童很少有代谢性疾病。只有在高度怀疑尿毒症、低钠血症、低钙血症等严重病情时才需要实验室检查,否则,常规实验室检查很少出现有临床意义的信息。当患儿情况提示可能有全身急性病因引起的发作时,如肾衰竭、败血症或者药物滥用,则必须做相应特殊检查。

表 6-2　儿童良性癫痫综合征

综合征	特征
良性特发性新生儿惊厥(BINC)	97%在出生第 3～7d 发现本病(又称 5 日风);占新生儿惊厥的 6%;阵挛样、多灶;常常发作短暂;有时会发生癫痫持续状态
良性家族性新生儿惊厥(BFNC)	常染色体显性遗传;在 2～90d 起病;可能与 KCNQ2 或 KCNQ3 基因有关;阵挛性发作;86%可缓解
全身强直-阵挛性癫痫(GTCS)	首次发病年龄 3～11 岁,可有本人或家族热性惊厥病史;50%病例的 EEG 3Hz 棘慢波;可同时伴有失神发作
儿童失神癫痫	女孩发病多于男孩;起病年龄 3～12 岁(6～7 岁最常见);每天发作 10～200 次;EEG 3Hz 棘慢波;40%伴发全身强直-阵挛性发作
少年失神癫痫	男孩发病多于女孩,10～12 岁起病;不常见;发作不频繁;EEG:3～4Hz 全导棘慢波;多数伴强直-阵挛发作;有的可自行缓解
少年肌阵挛癫痫(Janz 综合征)	12～18 岁起病(平均 15 岁),上肢惊跳样肌阵挛发作,很少跌倒,EEG:4～6Hz 全导棘慢波,未治疗者 90%合并强直-阵挛发作,多数在觉醒时发作,20%～30%有失神发作;25%～40%为光敏性;10%缓解(90%不能缓解)
具有中央颞区棘波的儿童良性癫痫(BECTS);"Rolandic 癫痫"	起病年龄 3～13 岁(常在 4～10 岁)。80%只发生短暂的 2～5min 的睡眠中发作;常常表现为简单部分性发作(面、舌、颊、手)感觉或运动性发作;偶尔伴强直-阵挛发作;EEG 可见双侧棘波;如发作不频繁,不一定用药;青春期缓解
儿童良性枕叶癫痫	6%的患儿有癫痫发作;80%患儿的发病年龄为 3～6 岁(平均年龄为 5 岁,范围 1～12 岁);有自主神经症状和视觉先兆的提示偏头痛

EEG.脑电图

　　对于体格检查时没有明显证据证明有外伤及急性颅脑异常的情况下,紧急 MRI 检查往往是不必要的。而对于有明显认知、运动功能损害,或者不明病因神经系统检查异常,以部分性(局灶性)癫痫发作起病,或者脑电图检查显示不是儿童良性部分性癫痫或原发全身性癫痫的儿童均应行非紧急 MRI,特别对于 1 岁以下的婴儿应该特别考虑行该检查。

　　对于体格检查正常的单纯性热性惊厥或者无明显原因全身性癫痫发作的患儿,往往不需要进行影像学检查。对于新起病的特发性癫痫综合征如儿童良性局灶性癫痫(BECTS 或者 Rolandic 癫痫)的患儿,以及神经系统检查和脑电图检查正常的失神癫痫患儿,影像学检查很少能发现有临床意义的异常结果。相反,在症状性癫痫综合征的患者,例如婴儿痉挛症、Lennox-Gastant 综合征,MRI(首选检查)检查异常率为 60%～80%。对有相关性局灶性癫痫证据通常需要行头颅 MRI 检查。对于 BECTS 的患儿,影像学检查是不需要的,但其他类型的局限性癫痫扫描阳性率为 $15\%\sim30\%$,且结果往往支持诊断(如局灶性皮质发育不良)并对估测预后有帮助。其他需要做 CT 或 MRI 扫描的情况包括:发作难以控制,顺序的神经系统检查发现病情进展,EEG 局灶改变恶化或者有神经功能障碍渐进的其他证据,即使早期的扫描检查结果是正常的,出现上述情况时,也应考虑行 MRI 或 CT 检查。

③脑电图:要充分了解 EEG 的局限性以及用途,恰当使用 EEG。即使在其最有意义的癫痫诊疗中,EEG 的局限性也是很明显的。一个常规脑电图通常在非常短的时间内捕捉脑电活动,一般是 $20\sim30$min。因此,它主要对确定发作间期电活动有用[除了偶然记录到临床癫痫发作或者癫痫发作很容易被诱发(如儿童失神癫痫)的情况以外]。癫痫发作是一种临床现象;EEG 中出现癫痫样放电可以有确诊意义甚至能扩展诊断,但单凭脑电图不能作诊断。

诊断价值-EEG 最大的诊断价值,在于帮助惊厥性疾病的分类和选择合适的治疗。失神发作和复杂性部分发作的鉴别有时比较困难。这时,EEG 在不同发作类型的不同表现就最有鉴别意义。例如有的病例在临床上表现为大发作或仅为局灶性发作,而 EEG 为混合性发作的形式,这时应鉴别是否为特殊的癫痫综合征,并可帮助临床医生选择针对由脑电图判断出的两种发作类型的抗癫痫药物。同样的,新生儿的癫痫发作在临床可只表现为轻微发作或不典型发作,因而需要 EEG 帮助诊断;婴儿痉挛症 EEG 表现为高幅节律紊乱(在不规则的背景活动中出现高幅棘波和慢波);Lennox Gastaut 综合征 EEG 出现 $1\sim4$/s 棘慢波。如果在 EEG 中出现恒定不变的局灶慢波,而患者表现相应的部分性发作,特别是神经系统检查,发现相应的局灶体征,提示可能存在器质性局部病灶。这时,脑的影像学检查可能帮助确定病因,并帮助确定进一步的检查和治疗。

癫痫患儿 EEG 并不一定是异常的。4 岁以下首次全身性发作的患儿中,有 1/3 病例的脑电图是正常的。稍年长的癫痫病例中,初次脑电图有约 20% 是正常的;而在成年人,10% 的癫痫病例 EEG 是正常的。在随诊过程中,随年龄增长,这种百分率在下降。而在癫痫病的近亲中,虽无癫痫发作却有 30% 的人可在 EEG 出现局灶性棘波和广泛性棘慢波。

对估测预后的价值-热性惊厥以及首次癫痫发作后,EEG 检查不能对后续发作做出明确预测,因此在这种情况下是没有价值的。具有高幅节律紊乱及慢棘波特征分别支持婴儿痉挛症及 Lennox-Gastaut 综合征的诊断。两者都是弥漫性脑功能障碍(癫痫性脑病)的表现,一般有重要的临床意义。中央颞区(Rolandic 区尖波)和枕区棘波活动(枕区发作)是儿童特发性局灶性癫痫相关的脑电图表现。

治疗成功后,异常脑电图有可能变为正常,并有助于决定减停药物治疗。在儿童失神癫痫,脑电图正常可确认为治疗有效。此外,在已经成功治愈的和少有发作的婴儿痉挛症,婴幼儿和癫痫性脑病儿童中也可出现正常的脑电图。

当在有足够抗癫痫药物治疗,仍出现严重和频繁发作;临床发作形式明显改变;或神经功能缺损进行性发展时,则应复查脑电图。新的局灶性或弥漫性慢波的出现也可能表明是一种进展性病变或神经退化性疾病所致。

脑电图可能有助于确定何时停止抗癫痫药物治疗。目前研究显示,药物控制发作 2 年后,开始停止抗癫痫药物前脑电图上癫痫样活动的有或无与发作复发的风险程度有关。

（2）鉴别诊断：癫痫的准确诊断极为重要,且没有足够证据时不要做出诊断。对于非专业人士来说,癫痫通常意味着脑损害和活动受限。确诊的患者此后可能不得从事某些职业。通常对于被冠以此不确切诊断的患者来说,要改变境遇非常困难。

在儿童中,行为异常是误诊的最常见原因。虽然心因性发作在儿童中比成年人更少见,但在幼童或有认知障碍的儿童中必须考虑到。最常见的行为异常有：学龄儿童注意力障碍、自闭症儿童的刻板性语言、睡眠相关的运动障碍、习惯性动作诸如撞头和所谓的小儿自慰动作（有时被称为满足动作）和小婴儿（经常受影响）胃食管反流。

（3）并发症与后遗症

①社会心理影响：情绪障碍,尤其是抑郁,也包括焦虑、愤怒、内疚感和不满足感,经常会出现在癫痫儿童及其父母身上。关于"披露"的实际或感知到的耻辱感及某些问题是很普遍的。目前癫痫人群的自杀风险正逐渐升高。学校通常会不适当地限制癫痫儿童的活动,这些限制会导致儿童蒙受耻辱。

在童年期癫痫发病对成年期功能会有一定的影响。成年人初期癫痫发病则不太可能完成高中学业,很少有足够的机会就业,并且不太可能结婚。长期性的癫痫发作造成显著的依赖；即使是当癫痫成功治愈后,患者由于严格的驾驶条件限制及安全问题常不能独立。

在极少数情况下,通常是在大龄儿童和成年人癫痫患者中可见到精神错乱的存在。

②认知障碍：未经治疗的癫痫发作可能对认知和记忆力有一定影响。显然,癫痫性脑病（即认知能力的退化和不能控制的癫痫发作进展）也可出现这一情况,特别是在青少年儿童灾难性癫痫,诸如婴儿痉挛症和 Lennox-Gastaut 综合征。目前,持久性部分性癫痫发作是否对发育有影响还不太清楚。以前,有证据显示增加的癫痫性负担在良性的疾病如伴中央－颞区棘波良性癫痫中可能导致轻度认知问题,但是发作间期癫痫样活动不太可能引起认知功能损害。但睡眠中连续癫痫样的活动与 Landau-Kleffner 综合征（获得性癫痫性失语）有关。

假性痴呆（pseudodementia）可能会发生在癫痫发作控制不佳的儿童中,因为发作会影响他们的学习。抑郁症是癫痫儿童认知功能受损的一种常见原因。在通常的治疗剂量下,抗癫痫药不太可能造成这种问题。然而,所有的抗癫痫药物均存在一定的对认知产生不利影响的风险。特别是苯巴比妥类,但也可能涉及托吡酯（Topiramate）、丙戊酸钠（Valproate）和其他抗癫痫药物。

引起精神发育迟滞和自闭症谱系障碍的病理过程可能有一部分是导致癫痫发作相同病理过程,当癫痫发作频繁、持久和伴随缺氧时,上述症状偶有可能恶化。

③损伤和死亡：身体受到伤害,尤其是前额和下颌的撕裂伤,频繁发生于站立不能发作或失张力发作（即所谓的跌倒发作）时,有必要给予防护安全帽。在童年期所有其他发作性疾病中,受伤作为发作的直接后果不为常见。但溺死、厨房工作所致的有关伤害及高处坠落仍然是所有儿童活动性癫痫的一个潜在风险。因此,强调"癫痫发作的预防措施"极为重要,尤其是在水上安全方面。对于癫痫未能控制的患者来说,浴室是一个特别危险的地方,因为此房间

通常很小且有许多硬质墙面。洗澡时建议淋浴,因为其可以降低溺水的可能性,并建议适当给予监督。

癫痫性猝死(sudden unexpected death with epilepsy,SUDEP)比较罕见。初次发作癫痫儿童的父母最害怕的是死亡及脑损伤的可能。尽管癫痫儿童死亡风险较高,但 SUDEP 很罕见[1~2/(10000 患者·年)]。几乎所有癫痫儿童的死亡都与潜在的神经系统疾病有关,而非癫痫发作本身。SUDEP 的最大风险为药物无法控制的癫痫,尤其是症状性癫痫(与可确定的 CNS 病因相关)。目前对于 SUDEP,除了癫痫控制以外没有其他行之有效的策略。SUDEP的机制并不清楚,但很有可能与癫痫诱发的心律失常或突发性呼吸功能不全密切相关。尽力控制顽固性癫痫仍然是最重要的方法。排除误诊为癫痫的危及生命的疾病(如明确心律失常,尤其是 Q-T 间期延长综合征的患者)显然是非常重要的。

(4)治疗:癫痫的理想治疗是病因治疗。即使已经对生物化学疾病、肿瘤、脑膜炎或其他特定病因进行治疗,也仍然需要使用抗癫痫药。

①急救:应指导照料者如何保护患者以防止自我伤害。将患儿头侧向一边对于防止窒息很有帮助。将勺柄、压舌板或手指插入抽搐患者紧咬的口中或者试图限制其强直阵挛性运动可能造成比舌头咬伤和肢体瘀伤更严重的伤害,而且有导致窒息的潜在危险。父母通常担心抽搐性癫痫发作时会发生发绀,但其实很少发生具有临床意义的显著的缺氧。口对口复苏术很少需要,而且可能无效。

长时间发作(持续超过 5min),可用苯二氮䓬类药物进行家庭急救,如地西泮直肠凝胶或滴鼻咪唑,以防止进展为癫痫持续状态。地西泮直肠凝胶已被证明是一种行之有效的药物,即便是非医疗专业人员(包括教师及日间护理提供者)接受过适当培训的可进行操作。

②抗癫痫药物(antiepileptic drug,AED)治疗:药物选择——根据临床情况选择适当的药物治疗。治疗策略——单一发作的儿童有 50% 的复发机会。因此,通常没有必要启用 AED治疗直到癫痫的诊断成立,即有第 2 次发作。癫痫的种类、症状及药物潜在的不良反应都决定着最初的药物选择。开始使用中等剂量的药物,逐渐加大用量直至癫痫被控制。如果已使用某一主要 AED 的最大耐受剂量,在两种药物合用前,先逐渐改用另一种药物。多药疗法(如同时使用多于两种药物)难以保证效果,多种药物协同作用会导致更多的不良反应。

要考虑到耐受性和疗效方面的个体差异。不同的治疗范围与治疗方法也可能导致不同的血药浓度,出版物中标注的血药浓度并不总是能反映临床的疗效和耐受性。

执业者应熟悉说明书中特定剂量及不良反应。

咨询——向患儿及家长解释长期使用 AED 并不会造成显著或永久的脑发育落后(而引起癫痫的原发病则可能)。癫痫不发作后仍坚持用药预防 1~2 年可减少复发的概率。同时应告知他们,应当按医生处方服药。换药或调整药物剂量一定要在医生指导下进行。没有医生指导下的突然停药可能会诱发更加严重的发作甚至癫痫持续状态。药物应被妥善保管,以防儿童误服或被人用于自杀。

较大儿童可鼓励其管理自己的药物,但仍需要父母必要的监管以保证药物治疗的持续性。

偶尔忘服药物是难免的。可补服单次剂量,但不鼓励补服多重剂量。

随访——应定期随访患者,随访期间应根据病情控制情况、原发病因及药物毒性作用等情况而定。对于早期开始服用抗癫痫药物(如丙戊酸钠、苯妥英钠及卡马西平)的患者,要定期检测全血细胞计数和肝功能(AST/GOT 试剂盒;AST)。定期神经系统功能评估很重要。复查脑电图对于失神癫痫及 West 综合征的儿童确定其抽搐发作缓解很重要,但如果只是作为评估药物疗效的方法则没有必要。

长期管理及停止治疗——患者应持续用药至抽搐不发作至少 1~2 年。75%的患者不会再复发。发病年龄越小、EEG 正常、特发性病因及发作易控制者预后较好;而有症状性病因、发病较晚、持续性癫痫样 EEG、初始发作控制困难、多药治疗、出现全身强直性阵挛性大发作或肌阵挛性发作、神经系统检查异常的病例,复发的风险较高。大多数抗癫痫药物(除了苯巴比妥类及氯硝西泮)都可以在服药 6~8 周后停药。没有证据显示更慢的撤停药会更有益处。

25%打算停药的儿童会复发。复发最可能出现于停药后 6~12 个月。所以,发作时的安全预防措施需重新建立,包括驾驶限制。如果在撤药期间或撤药后复发,则需要重新服用抗癫痫药物至少 1~2 年。大多数儿童的发作可再次达到缓解,可不再发作。

抗癫痫药物的血药浓度:

a.概述:多数抗癫痫药需要在服用 2~3 个半衰期才能达到目标血药浓度。在开始抗癫痫药物治疗或改变用药剂量时,行血药浓度检测时要考虑到这一点。个体在代谢及药代动力学特点上存在差异。这些特点和一些外在因素,如进食或疾病,均可影响血药浓度。因此,不同患者达到的血药浓度(mg/kg)是不同的。经验及测定抗癫痫药物血药浓度的临床研究显示以下一些相关性:i 药物剂量和血药浓度;ii 血药浓度和治疗效果;iii 血药浓度和某些毒性反应。

b.有效血药浓度:每一个体的有效血药浓度不仅因代谢水平(包括生化缺陷)不同而异,而且与抽搐发作本身的严重程度、性质及原发病因有关,同时也受其他原因(如同时服用的其他药物)的影响。对于某些患者,较低的血药浓度即可控制抽搐发作;而对于某些患者,更高的血药浓度也不会有中毒反应。如果抽搐在较低水平的血药浓度即可得到良好的控制,则不需要为了达到某个浓度而加量。同样,即使在治疗浓度范围,也会因血药浓度的不同而出现中毒反应。降低剂量可能会缓解问题,但有时必须停药或换另一种药(或均采用)才能奏效。有些严重的毒性反应,包括过敏反应和骨髓或肝毒性,与药物剂量无关。

c.抗癫痫药物间的相互作用:早期抗癫痫药物的血药浓度可受其他药物的影响,但在新药中这种情况较少发生。除了药代动力学之间的相互作用,药效动力学相互作用也可见到,尽管"治疗"水平,但不良反应也增加。同样,加用第 2 种药物产生的不良反应可能是由于药物间的相互作用,而不是新加用药物本身的不良反应所致。

d.测定血药浓度的指征:极少有指征要求测定所有抗癫痫药物的"常规"血药浓度,所以测定血药浓度需要具体情况具体判断。患者在服用新的药物后抽搐已被控制,需要测定对该患者有效的血药浓度。在以下情况也应监测血药浓度:常规药量下没有达到预期的控制作用;患者在服用以前控制效果良好的药物时抽搐复发;患者对药物的使用坚持性存在问题("依从性差")。血药浓度低可能提示剂量不足、药物相互作用或者患者对药物的依从性差。血药浓度过高则提示代谢或排泄缓慢或药物间存在相互作用。

当出现中毒症状和体征时,特别是当用一种以上抗癫痫药或单药治疗的剂量改变而出现中毒症状和体征时,必须监测血药浓度。对于昏迷患者、幼儿或患严重认知缺陷的儿童,血药浓度测定可能是唯一能鉴定中毒的方法。在药物过量和有肝肾原发病的病例,也可发现其血药浓度达中毒水平。如果抽搐发作控制理想,而患者也并未出现中毒迹象,则无必要查血药浓度。

抗癫痫药物的不良反应如下。

a.过敏反应:如出现严重过敏反应则必须停用药物。服用卡马西平、拉莫三嗪、奥卡西平、苯巴比妥及苯妥英钠时,发生显著过敏反应的概率是 $5\% \sim 10\%$。斯-约综合征是在服用抗癫痫药物的任何儿童中都可能出现的皮疹,尽管出现这种情况的风险概率还不明确。但是,并不是服用抗癫痫药物的儿童每次出现红疹都与药物有关。如果一种有效的抗癫痫药物停用后皮疹马上消失,则可在重新使用该药时从小剂量开始,观察皮疹是否重现。

脏毒性、胰腺炎、血液疾病、肾结石以及其他不良的系统性影响在使用不同药物时均有报道。目前还不明了常规监测对于阻止这些治疗并发症是否有效。然而,由医生监管的癫痫患者通常进行常规实验室检查。

很多抗癫痫药物可能对骨骼健康有不良反应,会导致骨密度降低。可常规对其进行筛查并干预,同时监测维生素 D 水平。有些部门提倡常规补充维生素 D 和钙。

b.毒性作用:剂量相关性毒性的体征如共济失调通常在降低药物剂量时会消失。但苯妥英钠例外,因为会出现蛋白质结合和所谓的"零级动力学效应",从而导致剂量调整困难。

镇静作用(sedation)是抗癫痫药物治疗过程中最常见的不良反应。这种不良反应可以通过数星期的逐渐调整至合适剂量而避免。

要对患者及其家人进行提前辅导(anticipatory counseling)让其熟悉可能出现的药物副作用。苯妥英钠导致的牙龈增生可以通过良好的口腔卫生避免,但偶尔需要牙龈切除术。苯妥英钠引起的多毛症即使在停药后亦不能缓解。由丙戊酸钠和加巴喷丁导致的体重增加,以及由托吡酯、唑尼沙胺和苯丙氨酯导致的体重减轻应该在药物开始使用前与其进行讨论。在使用托吡酯和唑尼沙胺治疗的某些患者,当出现少汗相关性体温过高时,可通过多摄入水分及避免夏天过热来避免。

③替代疗法:促肾上腺皮质激素(adrenocorticotropic hormone,ACTH)及皮质类固醇类

a.指征:ACTH 可用于婴儿痉挛。其他免疫疗法的应用则尚未明确。ACTH 的治疗疗程根据临床发作停止及 EEG 的正常化来确定。关于剂量及治疗时间没有具体的规定:很多治疗方案提倡,初始剂量为从 20U/d 到 150U/($m^2 \cdot d$)。ACTH 一般先足量使用 2 周或以上,如果抽搐停止,则逐渐减量使用一段时间,通常是数周。如果复发,可将剂量增加到上次的有效剂量。有些神经科医师偏向更长的治疗时间,停药前维持有效 ACTH 剂量达 6 个月。但并无有力证据表明,治疗时间长更有利。

口服皮质类固醇和静脉注射免疫球蛋白(intravenouslmmune globulin,IVIG)偶尔也用于耐药型癫痫。但是,其剂量方案及使用指征尚未明确。有研究报道口服类固醇治疗 Landau-Klef-fner 综合征(获得性癫痫性失语症)。

b.用药剂量:ACTH(促肾上腺皮质激素凝胶),初始剂量为 $40\sim80U/d$ 或早晨单剂量 $150U/(m^2 \cdot d)$ 肌内注射。可教会患儿父母注射方法。对于泼尼松,初始剂量为 $2\sim4mg/(kg \cdot d)$,分 $2\sim3$ 次口服。

c.注意事项:注意补充钾离子、预防感染、监测可能出现的高血压,并与家属讨论库欣征的出现和消失情况。口服类固醇不能突然停药。有报道,多达 40% 的患者会出现不良反应,大剂量用药者尤甚,特别是比本章节的推荐剂量大的(某些专家这样使用)。长期用药者,应预防性使用抗肺孢子虫感染的药物。认真而频繁的随访很必要。了解护理服务对于监测很有帮助,如检测血压、体重及可能的不良反应。

生酮膳食——高脂肪低蛋白质及低糖类饮食会导致酮症,因为脂肪酸会代替葡萄糖作为细胞代谢能量来源。据观察,这样的膳食可以降低甚至控制某些儿童的抽搐发作。生酮饮食应该推荐给耐药性癫痫儿童,尤其是药物治疗无效的症状性全身性癫痫(站立不能、肌阵挛性发作、失神发作)。对于其他的抽搐类型也可能有效。膳食应严格监测,从而保证维持机体功能及生长所需的必需蛋白质,并适当补充维生素和矿物质。脂肪与糖类提供的热卡比例通常为 4:1,但如果可以耐受,也可以更低。中链三酰甘油可比高油脂饮食更容易增加酮体的生成,如果食物中添加链三酰甘油,则可减少脂肪食用量,亦不需要对糖类过于严格限制。然而,中链三酰甘油的耐受性通常不佳。

最近报道认为,对于不接受生酮饮食的大龄且功能更完善的儿童,Atkins 饮食或低血糖指数饮食同样有效。一种特制的商业性配方奶可能用于接受管饲的儿童。生酮饮食的抗癫痫机制尚未明了。但已经了解的是,提高癫痫发作阈值的是酮而不是酸。对于是低葡萄糖、高酮还是其他一些因素对控制抽搐最重要目前仍存在争议。

生酮饮食需要严格遵照食谱,需要良好的依从性,对于家人及儿童来说不能参加家庭饮食或某些特殊意义的饮食(如提供蛋糕的生日聚会)经常存在困难。家庭的全力合作尤为重要,包括年龄大一些的儿童的合作也很重要。当发作可能通过这种方式得以控制时,饮食疗法通常就能被良好接受。通过网络与其他患者沟通可使家庭饮食的可变性更大。

和其他治疗一样,生酮饮食同样存在不良反应,包括酸中毒和低血糖,尤其是开始使用这种方法时更易出现。因此,谨慎的做法是,在筛查性实验室检查排除了潜在的代谢障碍后才开始膳食疗法。肾结石、胰腺炎以及酸中毒也有可能发生。此外,需认真监测维生素及矿物质情况,以避免缺乏,尤其是肉(毒)碱、铁及维生素 D。

迷走神经刺激器(vagus nerve stimulator,VNS)-迷走神经刺激器是一种类似于起搏器的装置,置入左侧锁骨下并连接到左侧迷走神经。具有抗癫痫作用的神经电刺激循环模式,一个周期的神经电刺激已经确立(每 5min 刺激 30s),可使至少超过 50% 参加治疗的儿童的发作减少至少 50%。由电极激活的紧急使用可打断抽搐发作(即抗惊厥作用)。很多患者在使用这种装置后学习能力及行为表现都有所提高。通过现有的科技,刺激器的电池在很多患者体内可持续使用7年或以上。

④手术治疗:手术治疗可应用于儿童药物难治性发作性癫痫。评估及手术须在有专业的神经外科医师及其他医师团队专业的癫痫手术中心进行。

第1例通过手术治疗癫痫的案例发生于100多年前,现今手术治疗已成为患耐药型癫痫的成年人及儿童的适宜疗法。在确定儿童对于标准疗法无效且有证据支持存在局灶性发作性癫痫后(通常是2~3次药物尝试治疗无效后),即可尽快进行手术治疗可能性评估。科技的进步甚至能通过手术定位并移除婴幼儿的致癫病灶。很多的治疗中心都有视频脑电图监测、PET及类似的非侵入性监测技术,可以测定适于手术切除的相关损伤,如皮质发育不良。报道显示,80%及以上接受手术治疗的儿童发作消失。有些患者,如患Rasmussen脑炎或广泛性围生期发作的患者,可考虑大脑半球切除术。此外,对于结节性硬化的患儿,当明确其有癫痫性结节病灶之后,也可以行手术治疗。

胼胝体切除术对于无法控制的跌倒发作的儿童也是一种选择。术后抽搐相关性摔伤的儿童显著减少。

⑤癫痫痫儿的管理

教育——癫痫的初步诊断(两次或以上的无因发作)对家庭来说通常是很大的打击。要帮助患者及家长了解癫痫的性质及其管理,包括其病因、预后、安全事项及治疗选择。许多儿童有些甚至只有3岁都能在抽搐控制上与医师相合作。

良好的教育材料应适合癫痫患儿的家庭,无论是印刷版还是在线的。关于癫痫的材料——包括适用于儿童、青少年、家长、教师及医疗专业人员的手册、专题论文、电影及录像——可通过癫痫基金会购买:8301Professional Place,Landover,MD,20785;(800)332-1000.。基金会的地方分会及其他社区组织可以提供指导及其他服务。很多城市都有为儿童青少年提供支持的群体。

优先发展及日常生活中的注意事项——癫痫基金会的口号是"无发作及无不良反应"。应鼓励患儿像正常儿童一样生活。患儿应参加适合他们年龄及社会群体的体育活动。当发作已被控制时,在伙伴系统及足够救生人员存在的情况下,患儿可以参加游泳项目。潜水、涉及高空的体操活动以及没有安全保障的攀高项目则不允许参与。对于其他的运动项目没有绝对的禁忌证,尽管有些医师不推荐参与体育活动。但体育训练及活动通常应受欢迎而不是加以限制。关于驾驶的问题下一部分会讨论。

应避免睡眠剥夺。情绪障碍可能需要加以治疗。应避免摄入酒精,因为其可能诱发发作。一旦感染应立即引起关注。进一步的神经系统问题应及时交予医师处理。

尽管应尽最大努力控制发作,但这不应该干扰儿童正常的生活功能。有时尽管儿童在日常活动中可能偶尔有轻微的发作,但也比过度镇静要好,过度镇静会使其生活、学习及社会功能受损。治疗及药物调整通常需要医师有足够的技巧及不屈不挠的精神。部分非频繁发作的患者,尤其是只是夜间局部发作者(如Rolandic发作),可能不需要应用抗癫痫药物。

驾驶——对于大多数 15～16 岁年轻人,驾驶变得很重要。不同国家对其限制不同。在大多数国家,如果癫痫患者一直在医师的监护下且至少有 1 年未发作(尽管在美国大部分州及其他国家的限制条件各不相同),可以允许学习及考取驾照,前提是治疗方案或原发神经系统疾病不影响驾驶能力。关于癫痫患者这方面的指南及其他法律条款由癫痫基金会颁布,且相关执法部门可提供更多信息。

怀孕——避孕(尤其是口服药物避孕与抗癫痫药物间的相互作用)、分娩、抗癫痫药物的致畸性,以及怀孕期间的管理都需要在癫痫女青年患者合适年龄进行讨论。推荐每天服用含有叶酸的维生素。对于已怀孕的癫痫青少年,由熟识孕期抗癫痫药物使用的产科医师进行管理很必要。患者在孕期继续服用抗癫痫药物需要被提醒注意。抗癫痫药物可能的致畸性,如颜面部裂(风险增加 2～3 倍),需要与发作风险进行比较评估。所有的抗癫痫药物都有一些致畸风险,服用丙戊酸钠出现脊柱裂的风险最高。孕期因为血容量的扩张,药物剂量可能需要经常调整。

学校干预及发作应对计划——联邦法律要求学校必须和癫痫患儿的家长合作共同制定癫痫发作应对计划。这样的计划模板在癫痫基金会的网站上可见:http://www.epilepsyfoundation.org/programs/upload/snactionplan.pdf。这些计划通常要经过儿科医师的同意。学校有时会在使用地西泮直肠凝胶及激活迷走伸进刺激器时存在犹豫。而来自儿科医生的信息,尤其是癫痫基金会网站的信息可以缓解这种焦虑。应该鼓励学校负责人避免对患儿进行不必要的限制,并解决包括癫痫在内的所有患儿的情感及教育需求。癫痫基金会的地方分属机构也可以就家庭与学校相互合作的问题提供帮助。

2.癫痫持续状态

癫痫持续状态(SE)是指临床或脑电癫痫发作持续至少 15min,或一系列发作中没有完全意识恢复超过 30min。30min 发作后,会发生缺氧、酸中毒、能量耗竭、脑水肿及组织损伤。最终,出现高热、低血压、呼吸抑制,甚至死亡。SE 是一种医学急症。对于延长型发作,初始治疗的开始时间通常在发作出现 5min 开始。而这正改变着 SE 的定义。

SE 可分为:①惊厥性 SE(常见的强直-阵挛癫痫大发作);②非惊厥性 SE(特征为精神状态或行为改变,只有少许或缺乏运动性成分)。失神状态、棘慢复合波意识模糊以及复杂部分发作型 SE 都是非惊厥性 SE 的例子。EEG 是诊断非惊厥型 SE 的必要手段,因为这些患者有时仅仅表现为意识模糊,而没有典型的惊厥表现。

(1)临床表现:癫痫持续状态的儿童可能有高热,伴或不伴颅内感染。研究发现儿童中 25%～75% 的首次癫痫发作为癫痫持续状态。SE 可能提示急性或远期损伤。肿瘤和卒中是成年人出现 SE 的常见病因,在儿童却少见。50% 的儿童 SE 是由于急性(25%)或慢性(25%)中枢神经系统疾病。感染和代谢紊乱是儿童 SE 的常见病因。50% 的患者病因不明,但很多伴有发热。对于已知患癫痫的儿童,要考虑药物治疗的不良依从性问题。有一小部分癫痫患儿频繁发生 SE。SE 最常发生于 5 岁及以下的儿童(85%),最多见于 1 岁以下的婴儿(37%),1 岁以上每个年龄段的分布是均等的(每 1 年约为 12%)。

（2）治疗：SE 的治疗，见表 6-3。

表 6-3　癫痫持续状态的治疗

1.ABCs

（1）气道：保持口腔气道通畅，必要时气管插管；

（2）呼吸：氧气；

（3）循环：评估脉搏、血压；补液、药物静脉支持。监测生命体征

2.开始使用含糖补液（除非正在进行生酮饮食）；测血糖、电解质、HC03、血细胞计数、BUN、抗癫痫药物血药浓度。

3.可能需进行血气分析，pH。

4.血糖降低时予以补充 50% 葡萄糖（1～2ml/kg）。

5.静脉用药：目标在 20～60min 务必控制抽搐。

（1）地西泮，0.3～0.5mg/kg（最大量 20mg），1～5min；在 5～20min 后可重复；或劳拉西泮 0.05～0.2mg/kg（重复使用时效果下降，比地西泮作用时间长）。a 咪达唑仑 0.1～0.2mg/kg 静脉注射；0.2mg/kg 鼻腔给药；

（2）苯妥英钠 10～20mg/kg 静脉注射（而非肌内注射），5～20min（最大剂量 1000mg），监测血压、心电图。磷苯妥英钠可以更快速度给药（甚至肌内注射），剂量与苯妥英钠相同；医嘱 10～20mg/kg "苯妥英钠等效剂"；

（3）苯巴比妥 5～20mg/kg（在新生儿或已插管的难治性 SE 患者有时量更大）。

6.纠正代谢紊乱（如低钠血症、酸中毒）。

7.在难治性情况下，可使用其他药物

（1）重复使用苯妥英钠、苯巴比妥（10mg/kg）。监测血药浓度，必要时使用呼吸道和血压支持措施；

（2）静脉滴注咪达唑仑：1～5μg/(kg·min)[可至 20μg/(kg·min)]。丙戊酸静脉注射浓度为 100mg/ml；如果在 5～20min 给药，15～30mg/kg；

（3）左乙拉西坦可能有帮助[20～40rng/(kg·dose) 静脉注射]；

（4）戊巴比妥昏迷。丙泊酚，全麻。

8.治疗原发病

（1）器质性病变或外伤：MRI 或 CT；

（2）感染：腰穿、血培养、抗生素；

（3）代谢性疾病：应考虑乳酸性酸中毒、中毒、尿毒症。可能需要检查血药浓度。毒物筛查，审慎地输液。

9.维持用药（如果癫痫持续状态仅安定能停止）：苯妥英钠 10mg/kg，苯巴比妥 5mg/kg，静脉注射或口服，分 2 次隔 12h 给药

3.热性惊厥

热性惊厥（FS）诊断标准：①发生于 3 个月到 6 岁（多数发生于 6～18 个月）；②体温超过

38.8℃;③没有中枢神经系统感染。90％以上热性惊厥是大发作,持续时间少于5min,在引起发热的疾病早期发生。FS发生于2％～3％儿童。急性上呼吸道感染是引起FS最常见的原因。胃肠炎(尤其是由志贺菌属和弯曲杆菌引起者)以及泌尿道感染引起者少见。幼儿急疹(玫瑰疹)是少见但典型的病因。有研究表明,86％的FS是由病毒感染引起。预防接种也是可能病因。对于儿童,尤其是幼儿,排除中枢神经系统感染尤其重要;如果存在中枢神经系统的感染,就不能归为FS。

在FS中很少发生SE。FS很少(1％～3％)在其后或成年后出现反复无热惊厥(发作风险比无FS儿童增加2～5倍)。发生癫痫的概率可因FS以下的复杂性情况而增大:如发作持续时间超过15min,当日发作不止一次,或有局部定位体征。其他不利因素包括:发作前神经系统发育不正常(如脑瘫或脑发育迟缓),FS发生过早(1岁以前发作)和癫痫家族史。即使有不利因素,FS继发癫痫的概率仍较低,一般为15％～20％,如果不利因素不止一个,风险也会相应增加。FS有30％～50％的病例可复发,但总体来看,并不比长期预后更差。复发性FS发生于30％～50％的病例,因此,患儿父母应该意识到患儿可能还会出现惊厥。但一般而言,从长期来看热性惊厥的复发并不会恶化。

伴发FS的癫痫大发作(generaliz epilepsywith febrile seizures plus,GEFS＋)是在1997年首次描述的癫痫的一种常染色体显性遗传形式。GEFS＋最常见的亚型包括:儿童期开始并持续超过6岁的反复FS、无端(无发热)发作(包括失神发作、肌阵挛型发作或者无张力性癫痫发作),以及很少见的肌阵挛-猝倒癫痫发作。起始原因和SCNIB上的一个点突变有关,但是GEFS＋已知还有其他通道病。

(1)临床表现

①诊断评估:需要评估FS患儿发热病因,尤其要排除中枢神经系统感染。常规的血液电解质、血糖、钙、头颅X线片放射影像检查或脑影像检查帮助不大。当白细胞计数＞20000/μI或出现明显核左移,提示菌血症。应进一步行全血细胞计数和血培养检查。血钠有时稍低,但不会低至需要治疗,也不会导致惊厥发作。必须排除脑膜炎和脑炎。脑膜炎的病症(如囟门隆起、颈强直、木僵及激惹)可能缺如,特别是18个月以下的儿童。

②腰椎穿刺:控制发热及惊厥发作之后,医生必须决定是否需要进行腰椎穿刺。即使患儿之前曾发生过FS,当其出现复发性惊厥时,也不能排除脑膜炎为此次发作的病因。越小的儿童越有必要行脑脊液检查,因为其体征常不明显或缺如,不足以诊断脑膜炎。如果患儿<18个月,病情恢复缓慢,没有找到其他发热病因或不可能密切随访,则即使阳性率低也应该做腰椎穿刺检查。少数情况下,定期在急诊室巡视观察患者数小时可以免除腰椎穿刺。脑脊液检查阴性并不能完全排除本次热性疾病中发生中枢神经系统疾病的可能,有时仍需要复查脑脊液。

(2)治疗和预后:热性惊厥预后一般不推荐进行预防性抗惊厥治疗。

如果热性惊厥比较复杂或迁延发作,或者医生的解释不足以解除家人的焦虑,可预防性使用抗癫痫药物,以减少热性惊厥或无热惊厥复发的机会。只有苯巴比妥和丙戊酸具有明确的预防热性惊厥的作用,而苯妥英钠和卡马西平未显示有预防效果。新抗癫痫药物尚无相关研究。对于发热性疾病,在发热一开始即使用地西泮并持续整个过程(每次0.5mg/kg,每天口服或直肠给药2～3次)可能有效,但会使儿童嗜睡并使评估发热的原因变得复杂。预防性的使用地西泮也受到限制,因为抽搐通常是发热相关性急性疾病的首发表现。地西泮(直肠地西泮凝胶)可用于预防延长型热性惊厥(持续时间超过5min)的儿童发生发热性癫痫持续状态,这是最令人担心的一种状态。

苯巴比妥[3～5mg/(kg·d)睡前单剂口服]是一种廉价的长期预防性用药方式。然而,1/3服药的幼儿会出现行为障碍。一般情况下,逐步缓慢增加剂量[如第1周开始剂量为2mg/(kg·d),第2周增至3mg/(kg·d),以此类推]可以减少不良反应和不良依从性。适合的血药浓度为15～40mg/ml。不推荐间歇性使用苯巴比妥,因为热性惊厥通常发生于热性疾病初发,需要给予数剂苯巴比妥以维持足够的血药浓度。

丙戊酸钠是一种较少引起行为障碍的替代药物,但在幼儿中的用药风险很大。婴儿常用的混悬液半衰期较短,比散剂型胶囊引起更多的胃肠不适反应,剂量为15～60mg/(kg·d),分次使用。需要做实验室的检查。在<2岁的儿童肝脏毒性的风险更高。尤其是急性疾病时,可能发生血小板减少。

控制体温的方法,如擦浴、低温浴、解热药,以及针对已明确的细菌感染使用抗生素都是合理的,但并未证明可预防热性惊厥的复发。

单纯性热性惊厥没有远期后遗症。如果热性惊厥较复杂、有局部定位表现或有其他不寻常表现时需要行EEG检查,但脑电图的预测价值较低。非复杂性热性惊厥病例的EEG通常正常。为了避免发热或惊厥发作本身对EEG的暂时性影响,最好在发作1周后再行EEG检查。在年长儿童,3周/s棘慢波发放,提示有癫痫遗传倾向。在年幼儿童,EEG检查对预测热性惊厥的复发帮助甚小。

四、晕厥

晕厥(fainting)是指突然一过性脑广泛供血不足或缺氧而发生短暂的意识丧失和肌张力丧失。有多达20%～50%的儿童(0～20岁)在某个时候会发生晕厥。晕厥的先兆有:头晕、视物模糊、恶心、所谓的"脸色发灰"、出汗和面色苍白。跌倒后,很多儿童会在神志丧失时身体变硬或有抽搐动作,一种类似癫痫的强直—阵挛样缺氧—缺血发作。常见的诱发晕厥的因素是观看或被行静脉穿刺,长久站立、疲劳、病态、高热、脱水、饥饿和如运动员一样脉搏过慢。90%的患者有类似的阳性家族史。

(一)分类

95%的晕厥为血管迷走—血管减压性或神经心源性类型(表6-4)。血管舒张、心率缓慢以及低血压导致短暂脑缺血(1～2min),并导致患者意识障碍。患者发作1～2min后可恢复知觉,但可能需1h或更长时间才能完全恢复。除了上述原因,还有一些较少见的诱因,包括头发护理、咳嗽、排尿、伸颈及精神紧张。其中,常发生于运动中的心源性晕厥更为凶险,可能会发生心绞痛或心悸。梗阻性疾病如主动脉瓣狭窄、心肌病、冠脉病变或心律失常等可能是其病因。典型的前驱表现,如流汗、视野缩小及视物模糊可以帮助确定晕厥的神经心源性病因,且对非典型事件需要评估癫痫。其他类似于晕厥的发作,见表6-4。

表 6-4　儿童晕厥分类

血管迷走、神经心源性(有神经介导)

　　直立性

　　运动竞赛

　　苍白型屏气发作

　　应激性(紧张、抽血)

心源性

　　流出道阻塞型心脏病

　　心律失常

　　Q-T 间期延长

　　高度发绀性心脏病(如法洛四联症)

非晕厥性类似发作

　　表现为意识模糊或意识水平下降的偏头痛

　　癫痫发作

　　低血糖

　　癔症

　　过度换气

　　眩晕

(二)临床表现

1.症状和体征

晕厥的诊断包括个人史、详细的家族史及体格检查,体格检查应重点关注血压、心脏和神经系统特征。在青少年,站立 5～10min 时间血压下降超过 30mmHg,或者基线收缩压低于 80mmHg 提示直立性低血压的可能。

2.实验室发现及影像学检查

有贫血病史者应查血红蛋白。所有的患者都要行心电图检查以评估是否为心源性,尤其是确定是否存在 Q-T 延长综合征。鉴于单纯心源性晕厥的死亡率高,初级保健医师应建立低阈值的心脏科转诊标准、进行动态心电图及超声心电图检查。如果心源性病因的可能性较大(如运动中发生的晕厥),这些检查就必须进行。直立倾斜试验(尽管标准值尚未明确)可能对确定频繁复发性晕厥的发生是否是由于血管减压性病因以及避免昂贵的检查是有帮助的。对于有抽搐发作或有不典型癫痫病史的患者,可安排 EEG 检查以评估癫痫的可能性。

(三)治疗

主要包括告知患者晕厥的良性特征并避免诱发因素。如告知患者如果出现先兆,应躺下休息。建议患者补充足量水分及盐分。在某些病例,β受体阻滞药或氟氢可的松可能有效。

五、头痛

头痛(headache)是儿童神经科门诊最常见的主诉之一,25%~30%的就诊患者以头痛为主诉。流行病学研究表明,有37%的小于7岁的儿童诉有头痛,而到14岁时有69%的儿童诉有头痛。这两个年段的儿童发生偏头痛的概率分别为5%和15%。成功的治疗要求准确的诊断及对头痛的合理的分类。国际头痛协会已制定出更详细的分类,并且有儿童修订版本。到神经科就诊的头痛患儿中,有65%~70%是偏头痛。其中很多儿童因"眼疲劳"到眼科就诊或到耳鼻喉科排除了鼻窦炎后才转诊到神经科的。其中大约30%儿童在转诊神经科以前就已做过1种或以上的神经影像检查,这些检查结果大部分为正常的。

(一)临床表现

偏头痛的诊断和适当分类依靠全面而详细的病史(表6-5)。偏头痛是发作性的;在发作间期,儿童无症状,且生长发育正常,神经系统检查结果正常。每个年龄段的儿童都可能发生偏头痛,但在4岁之前较难诊断。75%的患儿有血管性、偏头痛的阳性家族史。头痛为搏动性,局限于单侧或双侧的额区或颞区,或常见于眼眶后部或颊部,持续时间为2~24h或以上。头痛前数小时或数天前可出现非特性的先兆,如食欲增加、情绪和性情改变等。头痛可由特定的食品、轻微脑外伤、睡眠不足或饮食习惯改变等因素诱发,更多的时候可无明显诱因。在儿童,有些先兆(如视觉盲点)很少出现。头痛常伴随恶心、呕吐、畏光、对声音敏感、头晕、头昏、疲乏及情绪改变。偶在儿童可见失语、偏瘫、共济失调、意识模糊及视觉变形(也称为"爱丽丝漫游奇境"综合征)。幼儿偏头痛的早期症状可能为复发性或周期性呕吐、腹痛或发作性自限性共济失调或眩晕。有时偏头痛发作越来越频繁,可发展为几乎每日发作,这种情况称为变异性偏头痛或偏头痛持续状态。当这种情况经常发生,须怀疑有其他原因,如用药过量导致的反弹性头痛,这些患者的成功治疗需要撤药6~12周或更长的时间。

肌肉收缩紧张性头痛在大龄儿童和青少年中常见。通常感觉头部有"帽圈"紧箍感或压迫感。尽管儿童可能出现食欲下降,但通常不发生恶心和呕吐现象。没有与中枢神经系统特定相关的症状。如果神经系统检查结果正常、头痛是发作性的,且有明显家族史,通常不需要行神经影像学检查。开始治疗方法是正确使用布洛芬,视情况决定是否预防性用药治疗(每日、睡前)。如果简单治疗不理想,可进行生物反馈、催眠治疗、其他放松疗法、心理治疗或这些治疗方法相结合。如果头痛发作变得频繁(每周3次或以上),应考虑药物(镇痛药)服用过量或误用、特发性颅内压增高、抑郁、睡眠障碍或颅内肿块(罕见)。

表 6-5　国际头痛协会(IHS)偏头痛分类修订版

儿科不伴先兆的偏头痛(多见)	伴先兆的偏头痛 a(少见)
诊断标准	诊断标准
A 至少符合 B～D 中 5 次发作	A 至少符合 B 的两次发作
B 头痛持续 1～48h	B 至少符合以下 3 个条件
C 头痛至少具备以下 2 个特点	1.1 种或 1 种以上可逆的先兆症状
1.双侧(额、颞)或单侧	提示局部皮质或(和)脑功能障碍
2.搏动性头痛	一种先兆症状至少逐步发展超过 4min 或 2 种或更多症状相继出现
3.中度或重度头痛	2.先兆症状不会超过 60min
4.一般强度的运动后可加重	3.先兆发生 60min 之内即有头痛发生
D 头痛发作中,至少有以下 1 种表现	
1.恶心和(或)呕吐	
2.恐声和(或)畏光	

　　和紧张性头痛及偏头痛相反,由颅内疾病或颅内压增高引起的头痛很少见于其他方面健康且各项检查结果正常的儿童。所以,决定行哪些实验室检查及神经影像学检查是以完整的病史和综合的神经病学检查为基础。需要立即进行更广泛评估的儿童头痛特点包括:缺乏家族史、枕叶局限化、夜间觉醒、体位性头痛、持续性头痛、"我生命中最厉害的头痛";或者全身症状,如体重减轻、发热或严重疲乏。如果头痛进展不符合典型偏头痛或紧张型头痛,或者神经系统检查有异常发现,则应考虑做 MRI,以排除肿瘤的可能性。当有视盘水肿而 MRI 正常,则应做腰椎穿刺来明确是否为特发性颅内压增高。

(二)治疗

　　一般使用简单镇痛药(如布洛芬)就能成功治疗偏头痛。治疗的关键是在症状刚出现时即服用合适剂量。头痛出现 30min 后服用镇痛药效果不佳。头痛开始后应尽早用药,儿童初始服用布洛芬的剂量为 10mg/kg,增加镇痛药的剂量通常并无益处。在布洛芬的基础上加用 40～65mg 咖啡因、咖啡因—麦角胺复合物,或者加用 65mg 对乙酰氨基酚(Isometheptene)对于某些患者可能更有效。对于用简单镇痛药无法治疗的严重病例,在大龄儿童和青少年有时可使用曲坦,但是应避免用于幼儿及复杂偏头痛的成年人。目前关于将曲坦类和双氢麦角碱(Dihydroergotamine)(喷鼻剂)用于幼儿的用药经验有限;而在青少年,研究显示舒马曲坦(Sumatriptan)和佐米曲坦喷鼻剂的使用有效(尽管余味很令人难受)。和安慰剂比较,口服曲坦和双氢麦角碱(Dihydroergotamine)显示有效,且安全、廉价。大多数相关研究都是在青少年中进行的。

　　对于经常复发的偏头痛,可考虑预防性使用(每天 2 次或睡前单剂)普萘洛尔、阿米替林(Amitriptyline)、赛庚啶(Cyproheptadine)、丙戊酸盐或托吡酯。然而,这些药物中没有一种在儿童或青少年中经过了严格的双盲对照试验。生物反馈、松弛疗法及其他非药物头痛疗法对于儿童可能有一定帮助，为头痛患者提供了另外一些可以避免药物副作用的可供选择的治疗方法。患者同样需要进行精神科并发症的筛查，如抑郁和焦虑，因其常常由慢性头痛所引发。

六、假性脑瘤(原发性颅内高压)

诊断要点及临床特征：

颅内压增高的症状和体征：慢性头痛、耳鸣、第6对脑神经麻痹、视盘水肿、视力丧失。

头颅 MRI/MRV 结果正常。

侧卧位腰穿颅内压增高。

(一)发病机制

原发性颅内压增高的发病机制尚未明确。多种危险因素已被确定，但肥胖是最常见的。有趣的是，多种药物也与原发性颅内压增高有关，包括四环素、类固醇和维生素。

(二)预防

因为原发性颅内压增高和肥胖密切相关，减低儿童肥胖率可能是最重要的预防措施。

(三)临床表现

原发性颅内压增高表现为侧卧位腰穿时显示颅内压增高，但没有明确的颅内占位性病变、感染、代谢紊乱和脑积水。症状表现有：头痛、耳鸣和视力丧失。颅内压增高的各项体征列于表 6-6。视觉症状常继发于短暂性视物模糊(transient visual obscurations，TVOs)，这是在这些患者中发生的一种短暂性(不足 1min)可逆性的视觉改变。它需要视野异常相鉴别，后者可能是永久性的。患者的各项检查常显示视盘水肿，有时可见第6对脑神经麻痹。应附加视野测试。

表 6-6　颅内压增高的体征

急性，亚急性	慢性
头痛、呕吐	巨头
头围增长过快	生长迟缓
行为改变	发育迟滞
意识水平下降	视神经萎缩
复视；视力丧失	视野缺损
视盘水肿	
展神经麻痹	

(四)鉴别诊断

原发性颅内压增高的原因通常不明确，但有报道显示其与各种炎症、代谢、中毒及结缔组织病有关(表 6-7)。评估引起颅内压增高的其他病因是诊断原发性颅内压增高的基础(排除诊断法)。行 MRI 检查(或者对于危重患者立即行 CT 检查)可排除脑积水、肿瘤或颅内脓肿。MRV(磁共振静脉成像)可排除脑静脉窦血栓(cerebral sinovenous thrombosis，CSVT)，这要求进行血液评估并考虑抗凝治疗。如表 6-7 中所示,药物、内分泌紊乱及风湿性疾病患者易患原发性颅内压增高。腰椎穿刺检查对于诊断很重要,因为其可以证实颅内压增高的存在(高于 $180\sim250mm\ H_2O$),但同时也需要做白细胞计数及蛋白质测定(排除某些感染性疾病,如慢性脑膜炎)。在某些炎症性疾病或结缔组织病中,CSF 中蛋白含量也可能会升高。

表 6-7　与原发性颅内压增高及类似状况有关的病因

药物及代谢-毒性	甲状旁腺功能亢进或甲亢
维生素 A 过量,包括使用维生素	肾上腺皮质功能低下
肥胖	红斑狼疮
类固醇治疗时间过长	慢性 CO_2 潴留
激素疗法	感染和感染后疾病
类固醇撤药	慢性中耳炎(侧窦血栓形成)
四环素、米诺环素毒性	吉兰-巴雷综合征
萘啶酸中毒	莱姆病
缺铁	硬脑膜窦血栓形成
凝血障碍	头部轻微外伤
低钙血症	

(五)并发症

视力丧失是原发性颅内压增高最主要的并发症,因为慢性视盘水肿可导致永久性视神经损害。视力丧失在进展至中央视野前,通常发生于视觉盲点和(或)鼻侧视野。头痛、TVOs、第 6 对脑神经麻痹及不适感通常是可逆的。

(六)治疗

原发性颅内压增高的治疗目标是纠正已明确的诱发因素并预防视力丧失。基础治疗通常由眼科医师执行:连续的眼科评估从而判断视神经水肿及视野情况。使用乙酰唑胺或托吡酯可帮助有些患者减少中枢神经系统中脑脊液的容量及压力。如果药物治疗及眼科监测无效,可行腰部脊髓腔-腹腔分流术、脑室-腹腔分流或视神经开窗术,以避免不可恢复的视力丧失和视神经损害。

(七)预后

经过适当的检查及治疗,大部分患者可从原发性颅内压增高中康复,无远期后遗症。

七、脑血管疾病

儿科动脉缺血性卒中(arterial ischemic stroke)可以分为两类:新生儿动脉缺血性卒中(neonatal arterial ischemic stroke;新生儿卒中)和儿童动脉缺血性卒中(儿童卒中)。通常情况下,新生儿卒中的定义为:妊娠 28 周以上出生后 28d 以内的新生儿发生动脉缺血。儿童卒中是指发生于出生 28d 以上 18 岁以下的任何卒中。

(一)儿童卒中

儿童卒中作为一种严重的和被逐渐认识的疾病出现,影响(2～8):100000 的儿童。引起的不良后果很多,包括 10%的致死率、70%～75%的神经系统障碍或癫痫发作及 20%复发性卒中。重要的是要明确儿童卒中是一种神经急症,及时的诊断可影响治疗方案制定及预后。不幸的是,大部分的儿童卒中在起病后 24～26h 才被诊断,而在起病后 1h 内治疗方案的实施是非常重要的。如果可能,卒中的儿童应转诊到专门从事儿童卒中管理的三级医疗中心。卒中的评估应包括卒中前完整的病史,尤其是与水痘(通常在卒中前 1～2 年)、流感细小病毒 B19、HIV、头颈部轻微创伤及家族性凝血倾向有关的病史。需要对心脏、血管、血液或颅内疾病进行系统筛查(表 6-8)。尽管很多卒中不是与潜在的某单一系统疾病有关,但是既往确诊的先天性心脏病是最常见的诱发因素,其次是血液疾病和肿瘤。在很多情况下,病因是多重的,即使病因似乎很明显,也需要进行全面的检查。80%的"自发"患者可见动脉病,从而使复发的风险增加。

表 6-8　卒中的高危因素

心脏疾病	Moyamoya 病	亚甲基减少
发绀型心脏病	糖尿病	脂蛋白(a)
瓣膜病	肾病综合征	凝血因子 V 缺乏
风湿性心脏病(风湿热)	全身高血压	抗磷脂抗体
心内膜炎	硬膜窦和脑静脉窦的血栓形成	血胆固醇增多症
心肌病	皮质静脉血栓形成	高三酰甘油血症
心律失常	血液疾病	凝血因子 Ⅷ 增加
阻塞性血管病	缺铁性贫血	怀孕
动脉创伤(颈动脉夹层)	红细胞增多症	系统性红斑狼疮
高胱氨酸尿症/高胱氨酸血症	血栓性血小板减少症	口服避孕药的使用
血管炎	血小板减少性紫癜	抗凝血酶 Ⅲ 缺乏症
脑膜炎	血红蛋白病	蛋白质 C 及 S 缺乏
结节性多动脉炎	镰状细胞病	白血病
系统性红斑狼疮	凝血功能障碍	颅内血管畸形
药物滥用(安非他明)	血友病	动静脉畸形
水痘	维生素 K 缺乏	动脉瘤
支原体	高凝状态	颈动脉海绵窦瘘
HIV	凝血酶原基因突变	短暂性脑动脉病
纤维肌性发育不良		

1.临床表现

(1)症状和体征:儿童卒中的表现因病变血管在脑部结构中的分布不同而异。由于很多导致儿童卒中的疾病都有血栓形成,所以常有多灶性的神经系统损害。儿童可表现出与成年人一样的急性偏瘫。单侧肢体无力、感觉障碍、构音障碍及吞咽困难可在数分钟内出现,但有时症状可于数小时内进行性恶化。双侧大脑半球受累可导致意识水平下降。患儿也可表现出性格、行为改变并出现局灶或多灶性癫痫发作。查体目的不仅在于识别与脑血流受损有关的特别损伤,同时也在于寻找任何诱发疾病的证据。视网膜出血、甲床片状出血、心脏杂音、皮疹、发热、神经皮肤红斑和创伤性体征都是很重要的发现。

(2)实验室检查:在急性期,应立即进行某些检查以制订治疗方案,包括全血细胞计数、血沉、C反应蛋白、基础化学、血液尿素氮、肌酐、凝血酶原时间/部分凝血活酶时间、胸部X线片、EEG、尿毒理检测以及影像检查(见下一部分)。随后的检查可以系统进行,尤其要注意涉及心脏、血管、血小板、红细胞、血红蛋白及凝血因子方面的疾病。20%～50%卒中患儿存在血栓前状态。有时也需要进行其他系统疾病(如血管炎、线粒体病及代谢疾病)的实验室检查。

如果患者出现发热、颈项强直或意识混沌不清,则需要做脑脊液检查以排除颅内感染。在做腰椎穿刺以前,要先做神经影像学检查(以排除颅内脓肿或颅内占位性病变这些腰椎穿刺禁忌证)。在无感染和明显的颅内蛛网膜下腔出血的情况下,脑脊液检查对于确定脑血管疾病病因很少有帮助。

如果癫痫发作很突出,则需要在患者的评估检查中加入EEG。EEG检查及随后的EEG监测可能对重度意识障碍的患者有所帮助。

ECG和超声心电图在患者的诊断和随后的监测管理中都有帮助,尤其是当低血压和心律失常使临床过程更复杂的情况下。

(3)影像学检查:CT及MRI扫描对于确定缺血性或出血性疾病时大脑受累范围很有价值。CT扫描在缺血性卒中的起初12～24h可能没有异常表现,所以其对出血性卒中的评估更有价值。因此在发生神经系统疾病早期行CT扫描是有价值的,因为可以排除颅内出血。这可以帮助早期的患者管理及决定是否用抗凝药。鉴于儿科与卒中相类似的疾病(复杂性偏头痛、Todd麻痹、脑炎等)的高发生率,所以即时DWI(扩散加权成像)的MRI检查在儿科卒中中心的使用越来越多。

头颈部血管造影检查是儿科卒中管理的一个重要部分,可包括CTA、MRA或常规血管造影。在使用MRA及常规脑血管造影的研究中,80%儿童期发生的特发性动脉缺血性卒中的患儿显示有血管异常。血管造影对发作性脑动脉病、与镰状细胞病相关的动脉病、脑底异常血管网、动脉夹层、动脉瘤、纤维肌性发育不良及脑动脉炎等的诊断有帮助。最近研究表明,MRA或传统血管造影显示血管异常的患者比检查结果正常的患者的复发率更高。当进行血管造影检查时,从主动脉弓开始的所有主要血管都要进行检查。如果显示颅内或颅外血管有血管纤维肌性发育不良,则需要做肾动脉造影检查。

2.鉴别诊断

出现急性神经系统症状的患者要评估其他引起局灶性神经系统症状的病因,包括低血糖、持久的局灶抽搐、长时间发作后的瘫痪(Todd麻痹)、急性播散性脑脊髓炎、脑膜炎、脑炎及脑脓肿等。伴局灶体征的偏头痛与缺血性卒中早期是很难鉴别的。偶尔某些神经变性类病变(如肾上腺脑白质营养不良或线粒体病)也可能以突然的抽搐发作和局灶性神经系统损害起病。在任何出现急性精神障碍的患者,还需仔细追踪药物滥用(特别是可卡因)及其他毒物中毒的可能性。

3.治疗

儿童卒中的处理,首先应保证支持肺、心血管和肾脏的功能。患儿应安排吸氧并在重症监护室进行监护。尤其要输入不添加葡萄糖的维持液以扩充血容量。如有发热应积极治疗。卒中的具体治疗方法包括血压监控、液体管理以及抗凝措施,治疗方法在一定程度上取决于潜在的发病机制。脑膜炎及其他感染应给予相应治疗。镰状细胞贫血患者需要血液科专科医师来进行紧急换血治疗,而且大部分患者在出院后也仍长期需要输血。脑底异常血管网的患者要进行外科血管重建术,脑动脉炎患者则需要给予抗感染治疗,如使用类固醇激素。

在多数原发性儿童卒中病例中,可使用抗凝或阿司匹林(Aspirin)疗法。皇家医师学院儿童卒中工作组认为一旦诊断确立,即可按5mg/kg使用阿司匹林。阿司匹林的使用目前认为是安全的,但美国心脏病协会(AHA)推荐对儿童卒中患者每年密切监测流感感染及密切监测Reye综合征。其他组织,如美国胸科医师协会推荐初始使用抗凝药物,如低分子量肝素(Low molecularweight heparin)或者普通肝素(Unfractionatedheparin)5~7d(但排除心脏和解剖病因引起者),再改用阿司匹林(3~5mg/d)。最近出版的AHA指南对两种方法都表示支持。在某些情况下(如动脉夹层、构音障碍卒中及栓塞事件),可考虑肝素化疗法。

对于有脑血管血栓形成的成年人,可全身使用溶栓药(组织型纤维酶原激活药),也可以通过介入手术直接血栓病灶给药。尽管有相关病例报道,但关于这些技术在儿童中应用的研究尚未完成。由于儿童中诊断的延后及相关证据缺乏,组织型纤维酶原激活药在美国卒中儿童中的使用率不足2%。

长期治疗需要积极康复、改善儿童语言功能、教育及心理支持。使用抗血栓药物(如低分子量肝素及阿司匹林)治疗的时间长短仍在研究中,且需视发病机制而定。强制疗法对于轻度偏瘫患者可能特别有帮助。

4.预后

儿科卒中预后各异。粗略统计,1/3的患者有很小或没有后遗症,1/3的患者有中度后遗症,1/3患者有重度后遗症。潜在的先兆条件及受累血管分布对预后起决定性作用。如果卒中累及单个半球或整个大脑的大部分,出现脑水肿,则患儿意识水平很快下降,在最初几天内即可能死亡。相反,如果累及脑区小,患儿的神经功能则可能完全得以康复。30%~50%的患儿在脑血管疾病的某个时期会出现局灶性或全身性癫痫发作。复发概率为20%~35%,而且在某些情况下会更高,包括蛋白质C缺乏、脂蛋白(a)异常及动脉病。学习、行为及各项活动中的慢性问题很普遍,需要由多学科医师组成的卒中小组和(或)儿童神经科医师进行长期跟踪随访。

(二)新生儿卒中

新生儿卒中的发病率高于儿童,为 1:4000。新生儿卒中有急性和迟发性两种。多数急性卒中发作的新生儿会在出生后 1 周发展成新生儿癫痫,通常和围生期事件有关。新生儿急性卒中的癫痫发作通常为对侧上肢或下肢的局部运动性癫痫。这种表现是很典型的,因为卒中好发于大脑中动脉。出生 1 周内的 MRI 扫描出现弥散加权异常可确诊急性围生期卒中。其他有些患儿呈现迟发性症状,通常于平均 4～8 个月时呈现进展性轻偏瘫。

新生儿卒中的急性治疗通常只限于有癫痫发作的新生儿。除非栓塞源已经确定,一般几乎不用阿司匹林及抗凝治疗。治疗以支持疗法、避免并发症及抗癫痫为主。新生儿急性卒中可以治疗的卒中诱因必须排除,如感染、心脏血栓、代谢紊乱及遗传性血栓形成倾向。在适当的病例,可行超声心动图、MRA 及腰椎穿刺检查。支持疗法主要集中于常规治疗,如使葡萄糖水平正常化、监测血压及使氧合最佳。

新生儿卒中的长期治疗通常始于危险因素的确定,这些因素可能包括血栓前状态、心脏疾病、药物和脱水。尽管有明确证据显示与血栓前状态异常有关的因素包括:凝血因子 V Leiden(FVL)、蛋白质 C 缺乏及脂蛋白(a)等,但是很多医师仍会进行其他更多的血液相关检查。产妇的危险因素如不孕、抗磷脂抗体、胎盘感染、胎膜早破、可卡因暴露都与新生儿卒中的发生独立相关。

一直以来都认为,由于新生儿大脑的可塑性,新生儿卒中的预后比儿童或成年人要好。然而,最近的证据显示,曾患新生儿卒中的儿童在进入学龄期时,会遇到之前没有预料到的认知功能的挑战,如学习障碍或注意力缺陷多动障碍。20%～40%曾患新生儿卒中的儿童神经系统功能正常。而 40%～60%的患儿运动功能受影响,主要是偏瘫性脑性麻痹。在急性期,MRI 可提示运动功能受损,因为皮质脊髓束的弥散加权 MRI 信号的降低与偏瘫的高发生率相关。语言迟缓、行为障碍及认知缺陷可见于 20%～40%曾患新生儿卒中的婴幼儿。患儿癫痫发作风险也会增加。新生儿卒中的复发率为 3%,通常与血栓疾病或潜在的疾病有关,如心脏畸形或感染。鉴于低复发率,长期治疗主要是康复治疗,包括约束疗法。

八、睡眠障碍

这部分讨论集中于某些影响儿童睡眠障碍的神经系统特征。第 2 章讨论的是睡眠障碍的行为治疗。

(一)婴儿猝死综合征

婴儿猝死综合征(sudden infant death syndrome,SIDS)病因至今不明,是迄今为止最严重的婴儿睡眠障碍。虽然近年来 SIDS 的发生率显著下降,但在美国仍然是引起婴儿期(除外新生儿期)儿童死亡的主要原因之一。尽管有证据认为脑干功能异常可能与其有关,但 SIDS 的病理机制仍缺乏了解。

(二)发作性睡病(发作性嗜睡病)

发作性睡病(narcolepsy)是一种原发性睡眠障碍,其特征表现为长期的、不适当的白天睡眠,无论是否正在活动或周围环境如何,且即使增加夜间睡眠时间也不能缓解。最早可于3岁时发病。18%的儿童发作性睡病发生于10岁以下,60%发生于青春期及接近20岁时。发作性睡病严重影响正常生活。在发病后的数月或数年间,会出现猝倒(即短暂性部分或全身肌张力减退,常常由大笑、愤怒或其他情绪刺激诱发)、入睡前幻觉(视觉或听觉)以及入睡时感觉麻痹。有研究表明,发作性嗜睡患者一入睡后,即出现肌张力丧失和低幅脑电混合波形的脑电图的快速眼动(REM)睡眠;而正常人入睡时,在进入REM睡眠期之前,还有80～100min或更长的非快速眼动(NREM)睡眠。这种情况可持续终身。

传统方法使用夜间多导睡眠图及多重睡眠潜伏期试验(multiple sleep latency testing,MSLT)来诊断睡眠障碍。降低的HLA-DQB1 * 0602水平与本病有关。最近研究表明,下丘脑神经肽、下视丘分泌素的缺乏可导致发作性睡病和猝倒的发作。脑脊液(而非血浆)中的下视丘分泌素-1的水平可作为诊断依据。

通常使用中枢神经系统兴奋剂治疗发作性睡病,如安非他明类混合物或长效盐酸哌甲酯。已证明莫达非尼(Modafinil)对发作性睡病或白天过多睡眠有一定疗效,可用于患发作性睡病的成年人,有时也可用于儿童。

然而,儿童中的对照研究尚缺乏。文拉法辛(Venlafaxine)、氟西汀(Fluoxetine)或者氯米帕明(Clomipramine)可用于治疗猝倒。急性发作性睡病/猝倒(自身免疫性的)罕见对IVIG有反应。

(三)良性新生儿睡眠肌阵挛

良性新生儿睡眠肌阵挛(benign neonatalsleep myoclonus,BNSM)表现为只在睡眠期间出现肌阵挛,在儿童被唤醒时立即消失。这是一种经常易与婴儿癫痫发作混淆的良性状况。睡眠肌阵挛通常发生于出生后2周内,且经常是双侧同步和对称的。一次发作可持续几秒钟至数分钟。常只发生于睡眠中,且多见于开始睡眠的时候。通常在出生后数月内消失,也有少数情况可持续至10个月。

(四)夜间额叶癫痫

夜间额叶癫痫(nocturnal frontal lobe epilepsy,NFLE)的表现为,NREM睡眠中的阵发性觉醒,偶尔可见持续时间少于20s的怪异刻板性运动;运动神经性癫痫表现为持续20s至2min的肌张力障碍或运动功能亢进;阵发性夜间游荡类似于刻板性摇晃梦游。NFLE是一种杂合子性异常,包括散发性和家族聚集性两种形式。常染色体显性遗传的NFLE已经被证明与影响尼古丁受体的基因异常有关,包括编码烟碱乙酰胆碱受体的两个亚基:α4(CHRNA4)和β2(CHRNB2)的基因发生变异。发作期间明确的癫痫样异常及偶尔出现的发作性脑电图记录常导致误诊为夜间肌张力障碍或深眠状态,如夜惊或睡行症。但是抗癫痫药物可能有效,对药物治疗无反应者也不少见。

(五)异态睡眠

异态睡眠(parasomnias)是指发生于各种睡眠阶段或睡眠觉醒过渡阶段的各种异常行为或生理活动。儿童的异态睡眠可划分为发生于非快速眼动睡眠的和快速眼动睡眠的异态睡眠。发生于非快速眼动睡眠的异态睡眠有:部分觉醒、定向障碍及与运动障碍,包括睡行症/梦游和睡惊症/夜惊症。

1.睡行症/梦游

梦游(somnambulism)及梦呓(somniloquy;梦话)发生于非快速眼动睡眠中,属于此阶段发生的睡眠障碍中的唤醒障碍。发作突然,常发生于前半夜。表现为在模糊意识状态下做协调动作(如走路、无目的的搬动物体)。发作的时间短,可自行停止,睡醒后难以回忆。梦游常与发生在 NREM 睡眠 3~4 期的精神活动有关。发病率估计仅为 2%~3%,其中 15% 被报道发生于 6~16 岁的儿童。男孩比女孩发病率高,且很多有复发倾向。罕见精神病理性特征,但发现儿童偏头痛与梦游强烈相关(30%)。儿童梦游易被应激事件(包括发热性疾病)触发。梦游一般无须治疗,也无须咨询精神科医生。

2.睡惊症(夜惊)

睡惊症(夜惊)是从 NREM 睡眠中唤醒的一种异常。大多数病例发生在 3~8 岁儿童,青春期后罕有发生。表现为突然惊醒(但只是半梦半醒),伴强烈的恐惧感,但并不能完全清醒或被安抚,伴自主神经征象,包括呼吸急促、心率加快及流汗等。患儿清醒后并无噩梦回忆。精神病理性机制不明,但睡前看到电视暴力场面或听恐怖故事有一定影响。排除这些诱因并行睡眠相关检查(多导睡眠图)排除阻塞性睡眠呼吸暂停及部分复杂性癫痫可能有一定作用。多数情况下,密切观察及家庭安慰就足够了。

(六)不宁腿综合征

不宁腿综合征(restless legs syndrome)是指持续的、引起烦扰的睡眠期间腿部运动,常产生不愉快的异样感觉(感觉症状),从而干扰睡眠安宁。偶在出现这种情况的成年人中可见低铁蛋白性贫血,而这些病例在进行硫酸亚铁治疗后情况好转。避免咖啡因、尼古丁及某些药物(抗抑郁药、镇静药)对患不宁腿综合征的成年人也有帮助。目前尚无此方面儿科药物治疗的研究,临床病例研究显示,氯硝西泮(Clonazepam)、可乐定(Clonidine)及加巴喷丁(Gabapentin)是安全的选择。多巴胺受体(DOPA)激动药、罗平尼罗(Ropinirole)及普拉克索(Pramipexole)在成年人患者中使用,但尚未证实在儿童中可使用。

九、先天性神经系统畸形

1%~3% 的活婴及 40% 的死婴有先天性神经系统发育畸形。引起 CNS 发育异常的原因很多,感染、中毒、代谢疾病、血管损伤均可影响胎儿。然而,相比于有害因素本身,畸形的具体类型更多取决于有害因素作用于妊娠的时期。妊娠 0~28d 为诱发期,神经板的出现及神经管的形成与闭合发生于此期。这一时期的损害会造成神经结构的缺陷,如无脑儿(anencephaly);或出现神经管闭合缺陷,如脊柱裂、脑脊膜膨出或脑膨出。28d 以后神经发育的特点为细胞增殖与移行。发生于细胞增殖、移行阶段的各种损伤(遗传性、中毒性、感染性或代谢性)可能导致无脑回(lissencephaly)、巨脑回(pachygyria)及胼胝体发育不良。

(一)神经管闭合异常

神经管闭合异常包括一些常见的影响神经系统发育的先天性疾病,在活产婴儿中的发生率为1:1000。与脑脊膜脊髓膨出或脑膜膨出有关的脊柱裂通常见于腰区。根据受累的脊髓及外周神经的范围和严重性,可能会出现下肢无力、大小便功能障碍及髋关节脱位。

通过剖宫产分娩后常需要进行脑脊膜脊髓膨出及脊髓突出的早期外科手术。此外,还需要手术矫正泌尿道畸形、骨科异常如脊柱后凸及脊柱侧凸以及下肢麻痹。脑脊膜膨出引起的脑积水需要做脑室—腹膜腔分流手术。

1.Arnold-Chiari畸形

(1)Ⅰ型Arnold-Chiari畸形:脑干尾部延长、移位到椎管及小脑扁桃体突出到枕骨大孔。除了后脑畸形,常常伴发轻到中度颅底畸形,包括颅底压迹(扁平颅底)及枕骨大孔过小。Ⅰ型Arnold-Chiari畸形可能数年无症状,但在年长儿或年轻人会出现进行性的共济失调、后组脑神经麻痹及进行性眩晕,很少会与呼吸暂停或呼吸紊乱同时出现。为了缓解颈髓受压的症状,必须施行后颈椎板切除术。如果出现脑积水,则应行脑室—腹腔分流术。

(2)Ⅱ型Arnold-Chiari畸形包括:Ⅰ型中的畸形加上腰椎脊髓脊膜膨出。约90%患Ⅱ型Arnold-Chiari畸形的儿童会出现脑积水。这些患儿还会出现中脑导水管狭窄、脊髓积水或脊髓空洞症以及皮质发育不良。Ⅱ型Arnold-Chiari畸形最常见的临床症状多由于脑积水和脑脊髓脊膜膨出引起。此外,也可能出现后组脑神经障碍。多达25%的患儿可能会有癫痫,可能是继发于皮质发育不良。胸髓及腰髓上部的较严重损伤与半数患儿的轻度精神发育迟缓有关,而85%的低位损伤患儿可拥有正常智商。很多患儿会出现乳胶过敏或过敏症。

(3)Ⅲ型Arnold-Chiari畸形的特点为枕部脑膨出,是由神经管的喙状末端闭合缺陷导致的。这一型中脑积水非常常见。

2.诊断和预防

通常神经管闭合不全在出生时是很明显的,因此易于诊断。产前根据超声所见及羊水中增高的甲胎蛋白应高度怀疑该疾病的诊断。所有育龄妇女应预防性使用叶酸,以预防此种缺陷的发生并可使复发风险降低70%。

(二)皮质发育障碍

随着MRI技术的进步及新发现的遗传综合征,对皮质发育障碍有了更多的认识。可以根据病因学不同划分为以下几种:神经细胞迁移性、皮质组织性、异常增生或凋亡性,以及未分类的。本节将讨论这些亚型的一些常见例子。无脑回是神经元迁徙最常见的类型,多小脑回及脑裂是组织异常的例子,随后描述的胼胝体发育不全是细胞凋亡异常的例子,而最后一些异常如Dandy-Walker综合征属于未分类的类型。

1.无脑回

无脑回(lissencephaly)畸形是一种严重的脑发育畸形,其特点为脑表面非常光滑,脑沟及脑回发育极度有限。患儿在胚胎发育第3个月末,已可见这种特征性的光滑脑。此外,很多患儿脑皮质只有原始的 4 层皮质结构而不是成熟的 6 层皮质结构。巨脑回（厚脑回）及无脑回在前后坡上表现不同，提示可能存在潜在的基因缺陷。无脑回患者通常有严重的神经系统发育落后、小头畸形以及癫痫发作（包括婴儿痉挛）。然而，因特定的变异不同，存在着显著的表型异质性。这些缺陷除了 X-连锁综合征，都为常染色体隐性遗传。17 号染色体上 LIS1 突变与生理缺陷（Miller-Dieker 综合征）有关。另一种涉及 RELN 基因的常染色体突变会导致伴随严重海马及小脑发育不全的无脑回畸形。涉及 DCX（双肾上腺皮质激素）和 ARX（与两性生殖器有关）的 X-连锁综合征会导致男性无脑回，女性胼胝体发育不全或带状皮质异位。与脑水肿、小脑畸形及肌肉萎缩症有关的无脑回可发生于 Walker-Warburg 综合征（POMT1 突变）,Fukuyama 肌肉萎缩症以及肌肉-眼-脑病。鉴别这些不同综合征不仅对于临床诊断很重要，而且对于确定其遗传学意义也非常重要。无脑回也可能是 Zellweger 综合征的组成部分，是一种过氧化物代谢异常的疾病，表现为血浆中的极长链脂肪酸浓度升高。目前，无脑回畸形尚无有效治疗方法，而且常规用药通常很难控制其癫痫发作。

MRI 扫描可以帮助发现与无脑回畸形相似但解剖上更为经典的神经元移行障碍。典型的例子是双侧外侧裂周围皮质发育不良。患此病的患儿常会发生假性延髓性麻痹，有不同程度的认知缺陷、双侧面瘫伴构音障碍及流涎、发育迟滞和癫痫发作。抗癫痫药物通常难以奏效，有些患者行胼胝体切开术可能有效。这种综合征的病因尚不明确，尽管有假说称宫内脑缺血可能为其病因。治疗主要针对改善语言、口部运动功能及控制癫痫发作。

2.胼胝体发育不全

胼胝体发育不良（agenesis of the corpus callosum）曾被认为是一种少见的脑发育畸形，有了先进的神经影像学技术后，现已更多地被诊断出来，发生率约为 1∶4000 出生人数。其病因不明，有时表现为常染色体显性或隐性遗传，也有报道可能为 X-连锁隐性遗传（如前面提到的 ARX）。在丙酮酸脱氢酶缺乏症和其他非酮症性高甘氨酸血症的患儿中也可发现胼胝体发育不良。多数病例为散发，胼胝体部分或完全缺如，没有特定的综合征，尽管很多患者表现出癫痫发作、发育迟滞、头小畸形或精神发育迟缓。神经系统异常可能与显微镜下可见的、伴随胼胝体发育不良出现的脑细胞构成异常有关。在正常人的神经影像学检查或在正常人的尸检中，偶尔也可以发现胼胝体发育不良畸形。在 Aicardi 综合征中，有一种特殊形式的胼胝体发育不良。在这种 X-连锁性遗传疾病，患儿胼胝体发育不良，伴有其他的囊性颅内异常、早期婴儿痉挛、脑发育迟缓、腔隙性脉络膜视网膜病和椎体畸形。

3.Dandy-Walker 综合征

尽管此畸形在一个世纪前就有描述，但其确切的定义仍存在争议。一般认为，此综合征的表现为：小脑蚓部发育不全、第四脑室囊性肿大、小脑幕向头侧移位以及 Magendie 孔和 Luschka 孔闭锁或缺失。尽管脑积水不是先天的，但在出生后数月内即可形成，90% 的患儿在 1 岁以前都有脑积水形成，在体检时常可发现枕后部圆形隆凸。如果没有脑积水和颅内高压，则很少能发现其他神经系统异常体征。少于 20% 的患儿在疾病晚期会出现共济失调。很多慢性神经系统表现都是直接由脑积水所致。头部 CT、MRI 可诊断此综合征。治疗主要针对脑积水。

(三)颅缝早闭

颅缝早闭（craniosynostosis）或颅缝提前关闭通常是散发及原发性的。但也有病例发生于一些遗传性疾病，如 Apert 综合征和 Crouzon 病，同时伴有指（趾）、肢体及心脏的畸形。本病偶伴发代谢疾病相关，如甲状腺功能亢进和低磷酸酯酶症。本病最常见的表现是矢状缝早闭，头颅在前后方向生长过多而导致舟状颅；冠状缝早闭则导致头颅向左右方向生长过度而导致短头畸形。只有在大部分或全部颅缝均早闭时，颅内容物才会生长受限，脑发育才会受损。一条或少数颅缝的早闭不会造成脑发育及神经功能受损。治疗目的在于维持颅骨的正常形状，切除融合的颅缝，并在颅缝使用特殊物质以避免骨边缘重新骨化。出生后头 6 个月内行此手术整形效果最佳。

(四)脑积水

脑积水（hydrocephalus）的表现为脑脊液增多使脑室进行性扩大。交通性脑积水指脑脊液通过脑室系统进入蛛网膜下腔而进行循环，没有梗阻。非交通性脑积水是指在脑脊液循环路径中，脑室系统有梗阻或是脑脊液从脑室系统到蛛网膜下腔时受阻。引起脑积水的原因有多种，如出血、感染、肿瘤及先天畸形等。辐射状大拇指及中脑导水管狭窄的出现提示 X-连锁性遗传脑积水，因为临床可检测的神经细胞黏附分子 L1 缺乏。

脑积水的临床表现包括：巨颅、头围增长速度过快、易激惹、呕吐、食欲差、上视功能受损、眼外肌运动受限、下肢肌张力增高及全身广泛性反射亢进。如果不及时治疗，可能发生视神经萎缩。在婴儿很少见到视盘水肿；而在年长儿，随着颅缝闭合，最终会出现视盘水肿。诊断依据主要是临床病程、体检、CT 或 MRI 扫描。

治疗目的在于为颅内脑脊液提供另外的出路。最常采用的是脑室-腹腔分流术。其他治疗应该针对脑积水潜在的病因（如果可能）。

十、头颅大小异常

颅骨板几乎没有自身扩张或生长能力。与长骨不同，颅骨的生长依靠外力刺激使骨缝上新骨形成。尽管重力和附在骨上的肌肉和头皮牵拉也可能刺激了骨的生长，但颅骨生长最大的动因来自婴儿和儿童期的脑发育。所以在年幼儿，头围测定是神经系统体检的一项重要内容。头围大于或小于同龄儿头围均值 2 个标准差，均需进一步检查。

(一)斜头畸形

头骨形状异常称之为斜头畸形（plagiocephaly）。头部扁平（短头）比较常见，通常和仰卧的睡姿有关（"姿势性"），而不是由于枕骨人字缝早闭。调整睡眠姿势（如将卷着的毛巾置于一侧肩下）及醒时"趴着"可以对其进行纠正。通常不需要进行颅骨摄片或咨询医师排除颅骨早闭。大多数的姿势性非骨性联合斜头在 2 岁时可改善。

(二)小头畸形

头围低于同龄同性别儿童头围均值 2 个标准差以上，称为小头畸形（microcephaly）。但了解头围生长速率或生长模式往往比单次头围测量更为重要。随着年龄增长，头围增长进行性下降至更低的百分位,提示存在影响大脑生长的病变。造成小头畸形的病因很多,某些病因见表6-9。

表 6-9　小头畸形的病因

病因	举例说明
染色体异常	13、18、21-三体
发育畸形	无脑回畸形,脑裂畸形
综合征	Rubenstein-Taybi, Cornelia de Lange, Angelman
中毒	乙醇(酒精),抗癫痫药物,母亲患苯丙酮尿症(PKU)
感染(宫内感染)	TORCHESa
放射损伤	在孕头 3 个月及第 2 个 3 个月,母亲骨盆受到放射性照射
胎盘发育不良	毒血症、感染、小于胎龄儿
家族性	常显、常隐遗传
围生期缺氧、创伤	产时窒息、产伤
感染(围生期)	细菌性脑膜炎(特别是 B 组链球菌),病毒性脑炎(肠病毒、单纯疱疹病毒感染)
代谢性	低血糖、PKU、枫糖尿症
退行性疾病	Tay-Sachs,Krabbe(家族性黑蒙性白痴)(克拉贝病)

1.临床表现

(1)症状和体征:6 个月以内的足月儿及小婴儿,如果胸围大于头围,即需要考虑小头畸形(除非儿童非常肥胖)。在就诊的诸多发育迟缓或神经系统疾病(如癫痫发作或肌肉痉挛)的患者中,常常可发现小头畸形。有时可见前额呈一向后的斜坡状(在家族性小头畸形中可见),双颞径狭窄。前囟可能早闭,可见明显骨缝。

(2)实验室检查:根据不同的病因选择不同的实验室检查项目。当损伤发生在 19 孕周之前时,可能会出现异常的皮肤纹理。新生儿必须检查弓形虫、风疹、巨细胞病毒、单纯疱疹病毒及梅毒螺旋体的 IgM 抗体滴度。特异性 IgM 滴度增高提示先天性感染。如果巨细胞病毒感染是小头的原因,则出生时尿的巨细胞病毒培养可能为阳性。眼、心脏及骨骼异常也可为先天性感染提供线索。血清及尿液中的氨基酸和有机酸测定也有助于诊断。母亲应做苯丙酮尿症筛查。还应考虑染色体核型检查。

(3)影像学检查:CT 或 MRI 扫描有助于诊断及估计预后。检查证实颅内钙化、畸形或脑萎缩可提示特定的先天感染或遗传综合征。颅骨平片的价值有限。应为小头畸形患儿的家人提供遗传咨询。

2.鉴别诊断

涉及多处颅缝早闭的先天性颅缝早闭可通过头部检查、病史、综合征的确定、遗传模式以及有时可见的颅内压增高的症状和体征与头小畸形相鉴别。常见的颅缝早闭累及矢状缝、冠状缝及人字缝,只是改变头颅形状而不引起小头畸形。关键在于要找到可以治疗的、致使脑发育落后的病因,如垂体功能减退、甲状腺功能低下或严重的低蛋白性营养不良等,以尽早开始治疗。

3.治疗和预后

除上述可治疗的疾病,其他小头畸形的治疗主要是支持性的,针对多种神经系统和感觉缺陷、内分泌障碍(如糖尿病、尿崩症)和癫痫进行对症处理。许多(但不是全部)小头患儿会伴有不同程度的发育迟缓,但垂体功能低下(罕见)或常染色体显性遗传的家族性小头者为例外。

(三)巨头畸形

巨头畸形(macrocephaly)定义:头围大于同龄同性别儿童头围均值 2 个标准差以上。头围增长过快提示颅内压增高,通常是由于脑积水、脑外积液或肿瘤引起。头大而增长速度正常可能提示为家族性巨头,也可能是巨头畸形,比如可能发生于多发性神经纤维瘤的患者。

临床表现

临床表现和实验检查因病因的不同而异。在暗房子强光对婴儿的颅骨透照,可发现婴儿硬膜下积液、脑积水、无脑性脑积水畸形和囊性病变。要排除可通过手术或药物治疗的疾病。因此,首先要决定的是是否及何时行影像学检查。

(1)可以暂缓影像学检查的情况

①追赶型生长:在某些情况下追赶型生长很明显,如神经系统尚未发育成熟的早产儿在出生后数周内头围生长迅速,或者婴儿营养缺乏性侏儒症康复的早期阶段。直到达到预期正常的标准后,头围生长才会慢下来而恢复正常的生长速度。如果前囟尚未闭合,可行头颅超声检查了解脑室大小以诊断或排除脑积水。

②家族性大头(巨脑):如果家族中另一成员也有异常增大的头颅,而未发现诸如神经皮肤发育不良(特别是神经纤维瘤病)或脑性巨人症(Sotos 综合征),同时儿童也无精神或神经系统异常表现的话,可考虑家族性巨头的可能。

(2)影像学检查:CT 或 MRI 扫描(如果前囟未闭,也可选择超声检查)常用于任何器质性病因引起的巨头,并确定是否为可手术治疗的病症。即使疾病属于不能治疗的(或无须治疗),所获得的信息也有助于更准确地诊断与估计预后,指引进一步处理及遗传咨询,并对将来可能出现需要复查的颅骨生长异常或神经发育异常提供参照基础。如果出现颅内压增高的症状或体征,则必须行影像学检查。

十一、神经皮肤发育不良

神经皮肤发育不良(neurocutaneous dysplasias)是起源于神经外胚层的组织器官疾病,也常常累及内胚层及中胚层。胎记以及随后出现的皮肤表面病变,常提示有必要检查脑、脊髓或眼。错构瘤(组织学上正常,但生长异常迅速或异位生长)常见。最常见的为染色体性显性遗传。良性甚至恶性的肿瘤均有可能发生。

(一)神经纤维瘤病 1 型和 2 型

诊断要点及临床特征:

在青春期前的个体发现多于 6 个以上的最大径为 5mm 的咖啡牛奶斑；在青春期后的个体发现最大径超过 15mm 的咖啡牛奶斑。

2 个或以上任何类型的神经纤维瘤或一个丛状(丛集生长)的神经纤维瘤。

腋窝或腹股沟见雀斑样皮疹。

视神经胶质瘤。

2 个或更多的 Lisch 结节(虹膜错构瘤)。

明显的骨性损伤,如蝶骨发育不良或长骨骨质变薄,伴或不伴假性关节。

一级亲属(父母、同胞兄弟姐妹、子女)患神经纤维瘤病 1 型(参照以上标准)。

1.概论

神经纤维瘤病(neurofibromatosis,NF)是一种多系统的疾病,人群中患病率为 1∶3000。50%的患者是因为 NF1 基因发生新的突变。40%的患者会在其一生中出现该疾病的并发症。两项或以上阳性指标即可诊断,其他的指标会随着时间推移而出现。有 6 个或以上咖啡牛奶斑但无其他症状的儿童应被随诊,其中 95%会发展为神经纤维瘤病 1 型。

2.临床表现

(1)症状和体征:最常见的是认知和精神运动方面的问题;40%患者存在学习障碍,8%的患者有精神发育迟缓。家族史在识别父母显性基因特征上非常重要,应对父母进行详细检查。病史应重点询问是否有引起外形缺陷、功能障碍或疼痛的包块。咖啡牛奶斑在大多数患儿 1 岁时即可看到。典型的皮肤病灶为 10～30mm,呈卵圆形且边缘光滑。分散型神经纤维瘤或脂肪瘤更常见,很容易区分,且可发生于任何年龄。丛状神经纤维瘤更加弥散且可侵入正常组织。多为先天性的,多在快速增长阶段被发现。如果面部及肢体均被累及,则可能和过度生长或增生有关。

医师应询问患者视力方面的问题。斜视或弱视者应检查有无眼部的神经胶质瘤,这在神经纤维瘤病中是很常见的。任何进行性神经系统异常都提示要进行相关检查以排除脊髓或中枢神经系统肿瘤。第Ⅷ对脑神经肿瘤(神经鞘瘤)不会发生神经纤维瘤病 1 型当中,但在神经纤维瘤病 2 型中却很常见,这是一种少见的常染色体显性遗传病。在神经纤维瘤病 2 型咖啡牛奶斑较少见。

医师应检查患者血压,并检查脊柱有无脊柱侧凸及肢体有无假性关节。测量头围时常会发现巨头。听力和视力均应检查。眼科检查包括有无眼球前突及虹膜的 Lisch 小体。应检查视盘有无视神经萎缩或视盘水肿。偶尔会有患者出现身材矮小和早熟。神经系统检查中要重点检查有无肿瘤的临床表现(如不对称的反射活动或肌肉痉挛)。

(2)实验室检查:实验室检查对无症状的患者可能无意义。有的患者需做包括视神经特殊层面的脑 MRI 检查以排除视神经胶质瘤。在 T2 加权的 MRI 影像上通常可见高信号、非肿块性病变。这些"未确定的明亮物体"(UBOs)经常随着时间而消失。高血压的患者需要检查肾动脉有无发育不良和肾动脉狭窄。有时需要做认知和学习能力评估。脊柱侧凸或有肢体异常的患者应行恰当的影像学检查,如脊髓或神经根的 MRI 扫描。

3.鉴别诊断

McCune-Albright 综合征的患者常可见较大的咖啡牛奶斑,并伴性早熟、多发性骨纤维性发育不良及内分泌亢进。而正常儿童也常见 1 或 2 块咖啡牛奶斑。一个孤立的大咖啡牛奶斑通常是无害的,并不是神经纤维瘤病 1 型。

4.并发症

低于 25% 的神经纤维瘤病患者会出现癫痫(62%)、耳聋、身材倭小、性早熟及高血压,15% 患者可发生视神经胶质瘤。尽管这种肿瘤可早年发生,但很少引起功能障碍,且通常为非进展性。患者患各种恶性肿瘤的风险略增高(约增高 5%)。其他肿瘤可能为良性,但因为其处于关键位置或封闭的空间,也可造成显著的发病率和病死率,如丛状神经纤维瘤。

5.治疗

遗传咨询很重要。1 型的同胞患病风险高达 50%。该病为进行性的,有时可伴发严重并发症。患者有时在青春期或怀孕期恶化。家族成员应行遗传学筛查。每半年至 1 年的随访非常重要,可早期发现学习困难或骨骼或神经系统异常的患者。每年随访需记录以下参数:

(1)儿童发育及学习情况。

(2)7 岁前视觉症状、视觉灵敏度及眼底镜检查(监测视神经胶质瘤,青光眼)。

(3)头围(快速增长可能提示肿瘤或脑积水)。

(4)身高(监测青春期发育异常)。

(5)体重(监测青春期发育异常)。

(6)青春期发育(监测垂体或下丘脑损伤引起的性发育早熟或延迟)。

(7)血压(监测肾动脉狭窄或嗜铬细胞瘤)。

(8)心血管检查(排除先天性心脏病,尤其是肺动脉狭窄)。

(9)脊柱检测(排除脊柱侧凸及潜在丛状神经纤维瘤)。

(10)皮肤检测(排除皮肤、皮下及丛状神经纤维瘤)。

(11)其他系统检查,取决于特定的症状表现。遍及美国各医学中心的多学科临床诊室有丰富的资源,对该病提供支持。产前诊断已初见曙光,但因该病临床表现各异(从轻微到严重都有),所以人工流产并不可取。染色体连锁研究正在进行(染色体 17q11.2)。

(二)结节性硬化症(Bourneville 病)

诊断要点及临床特征:

面部血管纤维瘤或指(趾)甲下纤维瘤。

色素脱失斑常见,齿龈纤维瘤。

视网膜错构瘤。

皮质结节或室管膜下神经胶质瘤,常常可见钙化。

肾脏血管平滑肌脂肪瘤。

1.概述

结节性硬化症是一种常见显性遗传性疾病。几乎所有患者都存在 9 号染色体(TSC1 基因)或 16 号染色体(TSC2 基因)的缺失。其基因产物错构瘤蛋白和马铃薯球蛋白(tuberin)有肿瘤抑制作用。癫痫、精神发育迟滞和皮脂腺瘤三联征只发生在 33% 的患者。早期认为该病的基因突变率很高。随着 MRI 等精密技术的发展，一些以前被认为是未携带该病基因的父母，如今被诊断为无症状携带者。

与神经纤维瘤病类似，结节性硬化病的症状也多种多样。患者可能仅有皮肤改变而无其他症状，也可能在婴儿早期因严重婴儿痉挛、持续癫痫发作及智力低下而严重受损害。婴儿早期出现的癫痫发作与后来发生的智力低下有关联。

2.临床表现

(1)症状和体征

①皮肤特征：大多数患者因皮肤表现而就诊。96% 的患者有 1 块或多块色素脱失斑、面部血管纤维瘤、指(趾)甲纤维瘤或鲨鱼皮样斑。皮脂腺瘤是面部皮肤的错构瘤，可以出现在儿童早期，常见于颊部、颏部以及不会出现粉刺的皮肤干燥部位。黄白色的色素脱失斑在黑色或深肤色的人中比肤色更淡的人更容易被发现。形状通常为椭圆或"桉树叶形"，顺着皮肤纹理分布。在 Wood 灯(紫外线灯)的照射下看得更明显，对淡肤色人的检查有帮助。头皮部位的色素脱失斑处头发亦变白。在婴儿时期，出现色素脱失斑同时伴发癫痫发作几乎就可以对此病做出诊断。指甲下或甲周的纤维瘤多见于足趾。皮革样或橘皮样的鲨鱼皮样斑可支持诊断。咖啡牛奶斑偶见。纤维化或隆起的斑块可能类似于融合了的血管纤维瘤。

②神经系统特征：癫痫发作是最常见的症状。多达 20% 的婴儿痉挛(一种严重的癫痫综合征)，患儿同时合并存在结节性硬化症。因此对于所有婴儿痉挛的患儿(及其父母)都应注意排除有无本病。中枢神经系统的影像学检查，比如头颅 CT，可以显示钙化的室管膜下结节，MRI 可显示白质的脱髓鞘病变或皮质结节。几乎各种症状性癫痫发作(如不典型失神、部分复杂性发作及全身强直-阵挛性发作)都有可能发生。

③精神发育迟滞(智力低下)：智力低下可发生于高达 50% 的转诊至三级医疗中心的患儿；随机选择的患儿中该表现的发生率会低得多。有癫痫发作的患儿出现智力低下或学习困难的可能性较大。

④肾病变：肾囊肿或血管平滑肌脂肪瘤可以没有症状。有时可出现血尿或尿路梗阻，出现尿路梗阻时需要手术治疗。对怀疑有结节性硬化的患者可行 B 超检查，同时可排除肾梗阻性病变。

⑤心肺表现：囊性肺病很少发生。心脏横纹肌瘤可以没有症状但也可导致流出道梗阻、传导障碍甚至死亡。X 线胸片和心脏超声检查均能发现这些少见的病变，胎儿超声检查可检出心脏横纹肌瘤；通常横纹肌瘤会随着年龄的增长而退化，所以在围生期或婴儿期横纹肌瘤最大时其症状表现最明显。

⑥眼科表现：视网膜错构瘤常见于视盘附近。

⑦骨骼变化：手指或足趾骨的囊性疏松病变有时对诊断有帮助。

(2)诊断研究：普通平片可发现颅骨、脊柱和骨盆的肥厚以及手和足的骨骼囊性病变。X

线胸片可显示肺的蜂窝状改变。更有帮助的是 MRI 或 CT 扫描,后者可以显示出特征性的室管膜下结节钙化,有时可发现增宽的脑回或结节及脑肿瘤。对比剂可显示通常位于室间孔附近的肿瘤。MRI 可显示髓鞘化形成不良病变。EEG 可描记癫痫发作时的放电。

3.治疗

治疗可以根据潜在的病因决定(如癫痫及脑、肾和心脏的肿瘤)。面部局部的皮肤病变可能需要皮肤擦平术(dermabrasion)或激光治疗。遗传咨询主要在于鉴别携带者。父母任一方是携带者,其后代则会有 50% 的患病风险。患儿需每年进行咨询和检查。染色体分析(9,16;TSC1 和 TSC2 基因)可能在将来使宫内诊断成为可能。

难治性癫痫的治疗可能需要手术切除癫痫灶。

最近研究(至今主要是在小鼠上的研究)表明"西罗莫司靶蛋白"抑制药(如纳巴霉素)可抑制结节性硬化病中的癫痫发作,甚至可使增生/结节、肿瘤、皮脂腺瘤缩小,并可能改善学习能力。

(三)脑面血管瘤(encephalofacial angiomatosis, Sturge-Weber disease)

Sturge-Weber 病主要表现为上面部(也就是第 V 对脑神经第一分支支配范围)红葡萄酒色血管痣、枕顶区脑膜的静脉血管瘤和脉络膜血管瘤。该综合征也可以无面部血管痣(罕见,可见于Ⅲ型,仅有软脑膜血管瘤)。

1.临床表现

在婴儿期,眼睛可表现为先天性青光眼或具有大而浑浊角膜的巨眼。在早期阶段,可仅表现为面部血管痣,而无脑部异常表现(甚至在放射学检查中也未能发现)。随着年龄增大逐渐出现特征性皮质萎缩、皮质钙化和脑膜血管瘤病而确定诊断。

体检可见部分性惊厥发作或皮质病变对侧的轻度偏瘫。面部血管瘤病可以比三叉神经第一支分布的范围更广,可累及下面部、口唇、颈部甚至躯干,可能会发生对侧肢体的单侧性萎缩。难以控制的癫痫发作可能导致智力残疾。晚期出现的青光眼及中枢神经系统出血性病变较为罕见。

放射学检查可发现皮质钙化;CT 扫描对早期病变的发现优于 X 线片。MRI 常可显示潜在的脑病变。

EEG 检查可发现病变部位早期电压抑制,随后,在局部出现癫痫样异常波。

鉴别诊断包括 PHACES 综合征(罕见):颅后窝畸形、局部(面部)血管瘤、动脉异常、心脏疾病、眼睛疾病及胸骨(或者腹部)疾病;通常,只出现以上所列的部分表现。

2.治疗

Sturge-Weber 病为散发性疾病,尽早控制癫痫发作对防止之后可能发生的发育迟滞倒退非常重要。如果没有癫痫发作,则可能正常发育。应对新生儿进行眼科方面的检查以发现早期青光眼。少数情况下,需手术切除病变的脑膜和脑组织,甚至进行大脑半球切除术。

（四）视网膜小脑血管瘤病（retinocerebellarangiomatosis，von Hippel-Lindau disease）

von Hippel-Lindau 病是一种罕见的常染色体显性遗传性疾病，表现为视网膜和小脑的成血管细胞瘤；肾脏、胰腺和附睾的囊肿；有时还有肾脏癌症。患儿由于小脑的成血管细胞瘤可出现共济失调、言语不清和眼球震颤，或表现为脊髓囊肿性成血管细胞瘤。视网膜血管畸形引起的出血和渗出可导致视网膜脱离。胰腺囊肿或肾肿瘤引起的症状少见。

此病的诊断标准主要是视网膜或小脑的成血管细胞瘤、伴或不伴家族史及腹腔脏器囊肿或有肾癌。

十二、婴儿期和儿童期中枢神经系统退行性疾病

婴儿期和儿童期中枢神经系统退行性疾病的特征是精神运动发育停止和智力、运动、视力的丧失（通常为进展性的，但以不同的速率）。癫痫发作在部分疾病中很常见，更多见于有灰质损害的疾病。症状和体征因发病年龄和各种疾病的原发病灶不同而异。

所幸这类疾病罕见。早期发育通常是正常的，随后出现早期临床症状倒退的表现。在确诊之前，进行一些复杂的生化检查是很有必要的。最近，很多医师都参与这类疾病的实验性骨髓移植和酶替代疗法，结果各异。异染性脑白质营养不良、Krabbe 病及脑白质肾上腺萎缩症的患者都是骨髓移植的候选人。一些溶酶体贮积病的治疗（如 Gaucher 病）酶替代疗法已显示出良好的结果。

十三、儿童共济失调

（一）急性小脑性共济失调（acute cerebellarataxia）

本病多见于 2～6 岁儿童。起病急，病情进展迅速。约 50% 患儿发病前 3 周内有前驱感染史，如发热、呼吸道或消化道或出疹性疾病。与本病有关的病毒感染包括水痘、麻疹、流行性腮腺炎、风疹、艾柯病毒感染、脊髓灰质炎、传染性单核细胞增多症和流感。细菌感染如猩红热和沙门菌病也被认为与本病有关。

1.临床表现

（1）症状和体征：躯干和肢体的共济失调可能会很严重，患儿会出现步态蹒跚、摇晃步态、不能独坐或取物，也可只表现为轻微的不平衡。此外，还可见到肌张力减低、四肢震颤和眼球水平震颤。也常出现言语不清，患儿常表现易怒及呕吐。

一般无颅内压增高的临床体征。感觉功能和神经反射无异常发现。

（2）实验室及影像学检查：脑脊液压力、蛋白和葡萄糖含量在正常范围。也可见淋巴细胞轻微增多症（≤30 个细胞/ml）。应针对病毒病因学开展检查。

CT 扫描多无异常发现；MRI 可发现小脑感染后脱髓鞘损害。SPECT 扫描（低灌注或过度灌注）、抗谷氨酸受体 δ-2 或抗 GAD（谷氨酸脱羧酶）抗体可有阳性发现。

2.鉴别诊断

急性小脑共济失调必须与苯妥英钠、苯巴比妥、扑痫酮或铅中毒引起的急性小脑综合征相鉴别。引起中毒的血药浓度，苯妥英钠为超过 25μg/ml，苯巴比妥为超过 50μg/ml，扑痫酮为

超过 $14\mu g/ml$(参考癫痫部分)。铅中毒可表现为视神经盘水肿、贫血、嗜碱性点彩红细胞、蛋白尿、典型的 X 线表现以及脑脊液蛋白升高,可通过测定血浆、尿或毛发的铅水平确定诊断。多发性肌阵挛-眼阵挛综合征的隐性成神经细胞瘤有时也可以急性小脑性共济失调起病。

在少数患者,急性细菌性脑膜炎可表现为急性小脑性共济失调。亚急性共济失调可由皮质类固醇撤药引起。其他的原因包括血管炎(狼疮或结节性动脉周围炎)、创伤、代谢性疾病时的共济失调首次发作(如 Hartnup 病)、急性播散性脑脊髓炎和多发性硬化症的首发症状。病史及体格检查结果可能可区分这些疾病,但适当的实验室检查也很必要。对于起病和病程更慢的共济失调,见脊髓小脑退行性疾病和其他退行性疾病相关章节。

3.治疗和预后

支持治疗为主。皮质激素尚未显示具有益处;IVIG 已在临床使用。80%~90%非继发性药物中毒所致的急性小脑性共济失调的患儿可在 6~8 周康复,而无后遗症。其他的患儿,神经系统的损伤如行为和学习障碍、共济失调、异常眼球运动和语言障碍,可持续数月或数年,且康复不完全。

(二)儿童多发性肌阵挛-眼阵挛综合征(polymyoclonus-opsoclonus syndrome of childhood;婴儿肌阵挛性脑病,"舞蹈眼-舞蹈足"综合征,infantile myoclonic encephalopathy、"dancing eyesdancing feet" syndrome)

该综合征早期的症状和体征与急性小脑性共性失调相似。一般急性起病,典型特征为一组肌肉闪电样快速收缩或投掷样运动,使躯干和四肢严重共济失调,以致患儿在清醒状态下持续运动。眼外肌受累时导致眼球突然不规则运动即眼阵挛。常见激惹和呕吐,但无意识障碍。本综合征可伴随病毒感染(例如单纯疱疹、EBV、肺炎支原体等),或与起源于神经嵴的肿瘤相关而作为其他疾病的一部分。免疫学机制可能参与发病。通常无颅内高压的症状。脑脊液 T 及 B 细胞增多,血清细胞毒抗体可能正常或略增高。特殊检查技术可以发现脑脊液浆细胞增多及发现异常免疫球蛋白。EEG 频率可能轻度减慢,但与肌电图同时记录时发现皮层放电与肌肉活动不相关。需要进行仔细检查以排除神经嵴起源的肿瘤,包括胸片、肾上腺区 CT、MRI 或超声检查,如果结果为阴性,则进行交感神经链及尿儿茶酚胺代谢物(香草扁桃酸等)和胱硫醚含量测定。

视性眼阵挛肌阵挛性共济失调(opsoclonusmyoclonus ataxia,OMA)是儿童时期最常见的神经系统副肿瘤综合征。

该综合征对 ACTH 或 IVIG 的反应不一,利妥昔单抗注射是有效的辅助治疗。血浆置换治疗有效。通常潜在的神经嵴肿瘤是良性的(成神经节细胞瘤),一般只需要手术治疗即可。生存期长短取决于肿瘤的生物学行为。该综合征通常呈自限性,但是可能有恶化-缓解的特点,即使神经嵴肿瘤已被切除并无复发的证据时,症状也可能重新出现。后遗症可表现为轻度智力低下。在成年人,OMS 可能和其他有"经典"副肿瘤抗体的肿瘤有关。偶尔可发现谷氨酸脱羧酶抗体。

(三)亚急性和慢性共济失调

亚急性和慢性共济失调(Ataxia)通常与遗传状况有关,如脊髓小脑变性疾病,但也有可能是先天性或代谢性异常(表6-9)。脊髓小脑变性疾病可以是遗传的,也可以是散发的。与遗传有关的共济失调病有 Friedreich 共济失调、显性遗传性共济失调以及一组其他的疾病。

1.Friedreich 共济失调

本病为隐性遗传,特征为青春期前以步态共济失调或脊柱侧凸起病,并进行性恶化。反射、轻触觉和位置觉是减退的。构音障碍进展性加重,通常伴有心肌病。40%的患者有糖尿病,其中一半患者依赖于胰岛素治疗。可见典型弓形足。实验室检查发现 9 号染色体 GAA核苷酸重复有诊断意义。

治疗包括脊柱侧凸的手术治疗及针对心肌病和糖尿病的治疗。抗氧化剂可以减缓心脏情况恶化。患者 20 岁以后多不能独立行走,要依赖于轮椅。通常患者在病后第 3 个或第 4 个 10年死于心力衰竭或心律失常。有些患者可生存更长时间。

2.显性遗传性共济失调

这类疾病(以前称为橄榄桥小脑萎缩、Holmes 共济失调、Marie 共济失调等)即使发生在同一家系中,症状也不尽相同。起病时即有共济失调,进行性加重,同时伴有眼肌麻痹(部分患者)、锥体外系症状、多发性神经病及痴呆。已证实有些类型为 CAG 三核苷酸重复所致。左旋多巴可能对强直和运动迟缓有效,但无其他有效的治疗手段。只有 10%的患者在儿童期发病,但这一部分患者病情进展较快。

3.其他遗传性共济失调

这一类隐性遗传性疾病都有相应的临床表现可鉴别,包括共济失调—毛细血管扩张症(特征为毛细血管扩张、免疫缺陷,见下面章节);Wilson 病(角膜 Kayser-Fleischer 环);Refsum 病(鱼鳞病、心肌病、色素性视网膜炎、神经粗大);Rett 综合征(7~8 月龄女婴得病,精神运动倒退,手失用,进行性脑发育落后);β-脂蛋白血症(婴儿期腹泻、棘红细胞增多症、色素性视网膜炎)。麸质敏感症可能会引起共济失调。青春期出现的慢性神经节苷脂沉积、一些溶血性贫血及 Chediak-Higashi 的长期生存者可出现脊髓小脑退行性病变。特发性家族性共济失调又称为 Behr 综合征。类似 Charcot-Marie-Tooth 病的神经病也可表现为共济失调。

4.发育性共济障碍(developmental coordination disorder,DCD)

运动协调障碍在智力正常的健康儿童中也很常见(2%),男童多见,同义称呼为"笨拙儿童"及运动障碍。第 4 版精神疾病诊断统计手册(DSM-Ⅳ)中有其诊断标准。在此类儿童中,ADHD 的出现率("同时患有")为 50%。支持治疗为主,儿科职业治疗师是关键的帮助者。

表 6-9　亚急性/慢性共济失调的其他原因

名称	原因	辅助实验室检查
发育协调障碍（DCD）（DSM-Ⅳ）	不明（可能与早产低出生体重有关）发病率 2%～5%	运动成绩；ADHD 量表；50%阳性
脑瘫，共济失调变异型	产前因素，缺血缺氧性脑病（HIE）	MRI 扫描
麸质过敏症	是否抗体与神经元结合，尚不确定	抗麸朊抗体等
维生素 E 缺乏症（AVED）	维生素 E 吸收不良	维生素 E 水平
共济失调毛细血管扩张症	遗传，"共济失调蛋白"缺乏	甲胎蛋白等
Wilson 病	铜分布异常	血浆铜蓝蛋白
Bassen-Kornzweig 病	血 β-脂蛋白缺乏症	β-脂蛋白
NH_3 循环障碍	血氨过高	NH_3，AA.UA
Leigh 综合征	线粒体疾病，PDH，复合体 Ⅱ，Ⅳ，Ⅴ 等	POLG 基因检查；乳酸盐
其他线粒体疾病	线粒体疾病，核 DNA 畸变	辅酶 Q10 测定，线粒体基因组
Refsum 综合征	植烷酸过量	植烷酸
生物素缺乏症	生物素缺乏，遗传性	血清生物素

AA.血清氨基酸；DSM-Ⅳ.精神障碍的诊断与统计手册，第 4 版；PDH.丙酮酸脱氢酶；UA.尿有机酸

十四、共济失调性毛细血管扩张症（LOUIS-BAR 综合征）

共济失调性毛细血管扩张症（ataxia-telangiectasia）为多系统受累的常染色体隐性遗传性疾病。临床特点是进行性共济失调，3～6 岁出现球结膜、外耳、鼻孔及随后身体表面其他部位出现的毛细血管扩张；反复的呼吸道、鼻窦和中耳感染。常见的表现还有眼球运动障碍、吐词不清、舞蹈病、手足徐动症、肌张力低下及反射消失、精神运动及生长发育迟滞等。IgA 和 IgE 的免疫缺陷常见。因为 ATM 蛋白激酶功能缺乏，患者对电离辐射高度敏感且肿瘤发生很常见（尤其是淋巴瘤）。血清甲胎蛋白增高可作为本病的筛查手段。

十五、锥体外系疾病

锥体外系疾病的临床特征为觉醒状态下出现以下一种或几种表现：运动障碍、手足徐动症、投掷症、震颤、强直和肌张力障碍。

此类疾病的明确病因及解剖学定位尚未完全明了。受累的运动传导通路包括纹状体（尾状核和壳球）、苍白球、红核、黑质及丘脑下部核的突触结构。这一系统是受累起源于丘脑、小脑和网状结构的传导束调节的。

（一）Sydenham 风湿热后舞蹈病

Sydenham 舞蹈病的典型特征是急性起病的舞蹈动作和不同程度的精神心理异常。常与风湿性心脏内膜炎和关节炎有关。尽管本症发生于 A 组 β-溶血性链球菌感染后，但感染与舞蹈病发生之间间隔可以很长时间，此时咽拭子培养和抗"O"滴度（极少！）可能为阴性。此症还可能与低钙、红斑狼疮血管病、中毒、病毒感染、感染后及大脑退行性病变有关。肿瘤形成征兆

的舞蹈未见于儿童。

1.临床表现

(1)症状和体征:标志性特征是舞蹈样动作,或肢体及颜面部的快速不自主运动。除了抽动样不协调动作外,还可见到以下表现:情绪不稳、手一紧一松挤捏(似挤奶女工)、突然伸舌、伸手状如勺、旋转前姿势以及膝部缓缓抽动欲向原位收回(悬吊)。其中有 20% 为偏身舞蹈症。

(2)实验室检查:可见贫血、白细胞总数增加、血沉加快及 C 反应蛋白阳性。ASO 或抗DNA 酶滴度(或两者同时)增高。咽拭培养有时可见 A 组 β-溶血性链球菌。

通常应做 ECG 和心脏超声检查了解心脏受累情况。大多数患者可检出抗神经元抗体,但无特异性。抗磷脂抗体(antiphospholipid antibody,APA)可升高(多与狼疮一起出现,可能是引起舞蹈病的原因)。特定的放射学检查(MRI 及 SPECT)可能发现基底神经节病变。

2.鉴别诊断

此病的诊断通常并不困难。抽动症、药物诱发的锥体外系综合征、H untington 舞蹈病、肝豆状核变性及其他少见的运动障碍性疾病,可通过病史及临床表现相鉴别。目前正在开展研究,以了解此病与抽动症、强迫观念和行为疾病是否存在免疫学关联。卒中是单侧舞蹈病的罕见原因。其他的病因可通过实验室检查来排除,如红斑狼疮抗体检测、甲状腺功能筛查、血钙测定排除低血钙、免疫学及病毒学检查排除 HIV(罕见)、细小病毒 B19 及 EB 病毒。复发疱疹病毒性脑炎很少表现为舞蹈性手足徐动症。

3.治疗

本病无特殊治疗。可给多巴胺受体阻断药如氟哌啶醇(Haloperidol;0.5mg/d 至 3～6mg/d)及匹莫齐特(Pimozide 2～10mg/d)。使用时可出现帕金森样强直及面具脸,大剂量时还可出现迟发性运动障碍等副作用,但儿童罕见。还有一些药物对部分患者有效,如抗惊厥药丙戊酸钠[50～60mg/(kg·d),分次服用]和泼尼松[大剂量静脉注射,或者 0.5～2mg/(kg·d)分次口服]。IVIG 可用于严重病例。情绪不稳定和抑郁有时需要使用抗抑郁药。所有患者都应给予抗链球菌药物以预防育龄期出现的风湿热。

4.预后

本病为自限性疾病,病程持续数周至数月。可在无特定压力或疾病时复发,或者随链球菌感染一起复发(如果没有使用青霉素预防)。1/3 的患者出现 1 次或多次复发,但并不影响预后。过去的研究认为,1/3 的患儿会发生心脏瓣膜病,尤其是同时伴有风湿热表现时。很大比例的患儿出现神经心理异常。

(二)抽动症(习惯性痉挛)

1.临床表现

抽动症(tics)或习惯性痉挛表现为快速、反复但无规律的动作,常常为刻板动作,可受意志短暂控制。运动的协调性和肌张力不受影响。抽动症有一种独特的预兆性冲动("我不得不那么做")。儿童期短暂性抽动症(学龄前儿童发病为 12%～24%)可持续 1 个月至 1 年,很少需要治疗。很多患抽动症的儿童有脑病史、神经系统体征和学校问题。面部抽动如扮鬼脸、痉挛及眨眼多见,躯干和四肢也常受累,可见扭动或摇动。发声性抽动不常见。

Tourette 综合征以多发性、病情波动性、运动性和发声性抽动为特征,病程持续 1 年以上,病因不明。抽动演变缓慢,会增加新的表现或以新的表现取代原来的表现。秽语症(coprolalia)和模仿性语言相对不常见。复杂性运动抽动是正常行为或姿势的协调性顺序运动,如挠耳、摇头、揉搓及"伸手指"等。自伤行为在 Tourette 综合征中很常见。常见发病年龄为 2~11 岁,家族史阳性率为 35%~50%。所有人种都可发病。此综合征可由某些兴奋剂诱发,如苯哌啶醋酸甲酯(methylphenidate)和右苯丙胺(dextroamphetamine)。有假说认为神经递质尤其是多巴胺和肾上腺素不平衡或者高敏感性是发病原因。虽然发现有很多"热点",但没有确认任何致病染色体或基因。父母任一方患病,儿童都可能患病。

在轻症病例,抽动症是自限性的;当不在意时,症状即会消失。当关注于某一种抽动症状,这种症状可能会消失,但取而代之的常常是另一种更严重的抽动表现。如果抽动和潜在的焦虑或强迫性神经症症状很严重,则需要进行心理评估和治疗。

重要的并发症有注意力缺陷/多动障碍及强迫症。学习障碍、偏头痛(25%)、睡眠障碍、焦虑状态及情绪波动也很常见。REM 睡眠减少,易醒。抽动可能在睡眠时仍会继续。使用苯哌啶醋酸甲酯、安非他命(amphetamine)和阿托莫西汀治疗注意力缺陷/多动障碍时应谨慎调整剂量,以免加重抽动症状。氟西汀、可乐定或其他选择性血清素再摄取抑制药(selective serotonln reuptake inhibitors,SSRIs)对抽动症合并的强迫障碍和攻击性行为的患者有所帮助。

2.治疗

治疗 Tourette 综合征最有效的药物是多巴胺受体阻滞药,但这些药物存在发生迟发性运动障碍的低风险,所以一般只用于症状难以控制的患者。而且很多患儿无须药物治疗。因此药物治疗通常用于不能正常生活及学习的患儿,当症状减轻时治疗应该减量或停止(表 6-10)。非药物治疗包括父母教育、家庭成员和学校人员的宣教工作。在某些病例,有必要通过改良学校环境来减轻压力和避免嘲弄。应提供校内或校外的心理咨询。药物通常不能消除抽动症状。治疗的目的是在无预期不良反应的情况下减轻抽动至可忍受范围。药物剂量从小剂量开始每周逐渐加量直至有效。通常睡前服药一次即可。最常用两种神经镇静药物是匹莫齐特(Pimozide)和利培酮(Risperidone)。常见的不良反应为嗜睡和体重增加,罕见 Q-T 间期(EEG)延长、静坐不能和迟发性运动障碍。可乐定(Clonidine)、胍法辛(Guanfacine)及多巴胺调节药在部分患者中使用有效,有时可联合用药(如可乐定和匹莫齐特)。氯硝西泮使用较安全,其缺点是导致嗜睡及思维缓慢。托吡酯在动物对照实验中证实有效,尚缺乏人类使用研究经验。左乙拉西坦在对照实验中显示疗效失败,但在开放实验中显示有效。IVIG 对治疗有益。习惯逆转疗法(habit reversealtherapy,HRT)的使用存在争议,劳动强度高,结果各异。

表 6-10　Tourette 综合征及抽动障碍的药物治疗

多巴胺受体阻滞药(多为抗精神病药物)

　氟哌啶醇(Haldol)

　匹莫齐特

　阿立哌唑 a

　奥氮平 a

　利培酮

血清素药物

　氟西汀

　安那芬妮(氯丙咪嗪)

去肾上腺素能药物

　可乐定

　胍法辛

其他

　司来吉兰

　巴氯芬

　培高利特

　氯硝西泮

　左乙拉西坦

　托吡酯

风湿性舞蹈病是一种证据充分的与链球菌感染有关的儿童自身免疫性神经精神疾病(pediatric autoimmune neuropsychiatric disorder assocIated with streptococcal infection,PANDAS)。抽动症患儿偶可见诱发的强迫症或因链球菌感染而病情加重。抽动症因链球菌感染而突然发作的原因尚不明确(很少见)。积极的抗体(抗神经元抗体和抗链球菌抗体)预防及临床研究正在进行。各研究中心正在对严重病例进行试验性治疗(IVIG、血浆置换术、皮质激素)。目前,大部分抽动患者并不因为 A 组链球菌感染而加重,极少数除外,所以没有必要行青霉素预防治疗。

(三)发作性运动障碍/慢性肌张力障碍

该病是指儿童期突然出现的、持续时间较短的舞蹈性手足徐动症或肌张力障碍(持续性肢体或躯干肌肉收缩,通常是扭曲或异常姿势)。多数情况下,发作有家族聚集性或遗传病因,可突然自发出现,也可能由某些动作引发("动作诱发性"或运动诱发性),如从所坐椅子上站起、伸手去拿杯子或者步行。有时只有在进行高强度持续性运动时才会诱发(目前认为夜间运动障碍/肌张力障碍发作是额叶癫痫发作)。

诊断常根据临床症状。通常于儿童期发病,平均发病年龄为 12 岁。在发病期间,患儿常警觉且惊慌。

发作可持续 5～20min,每日或每月发作数次。实验室检查无异常发现。两次发作期间或发作过程中 EEG 正常,头影像学检查结果也正常。为常染色体显性遗传。抗惊厥药(如卡马西平)通常能阻止进一步发作。随着个体成长,患者通常于 10～20 年后不再发病。

非运动诱发性运动障碍通常继发于可确定的脑损伤,对药物无反应或反应不明显,为非遗传性(表 6-11)。

很多遗传性病例中可见离子通道异常,有些病例与癫痫及偏瘫性偏头痛有关。与其有关的染色体位点已知,但非遗传性。脑部致病原因包括脑炎、缺氧症及多发性硬化症等。

可通过检测脊髓神经递质(DYT5)诊断慢性持续性肌张力障碍(有时左旋多巴有效;DYT5);且可行基因染色体研究明确诊断,DYT1 是最常见的。任何患未知病因的肌张力障碍的儿童都应进行低剂量左旋多巴测试;如果取得快速良好效果的病例与遗传原因 DYT5 有关,其预后良好。罕见的情况下,运动障碍(如肌张力障碍)可由发热引发。持久性舞蹈病(罕见)可能是一种良性的终身性遗传疾病。治疗方法复杂,左旋多巴、抗胆碱能类药物(苯海索,大剂量)、四苯喹嗪和巴氯芬(Baclofen)是主要的药物治疗。

持久性肌张力障碍的病因通常都是遗传性的。必须要排除潜在的生物学及器质性病因(如 Wilson 病、基底节肿瘤或其他、缺氧缺血性脑病、戊二酸尿症等)。

表 6-11　发作性运动障碍(遗传性)

名称	PKD	PNKD	PED
持续时间	数分钟	2～10min	5～40min
发作	频繁	偶尔	过度换气;运动
诱因	压力	酒精、咖啡因、压力	压力
治疗	抗惊厥药	药物问题,氯硝西泮	乙酰唑胺

(四)震颤

儿童期持续性震颤(tremor)最常见的原因是特发性震颤,平均发病年龄为 12 岁。震颤是除不宁腿综合征和抽动症外最常见的运动障碍。在这些终身性疾病的患者中,4.6% 于儿童期(2～16 岁)出现。可能为显性遗传,20%～80% 不适感与震颤有关。作为一种轻度精细运动障碍及面容异常可由于以下因素加重:焦虑、疲劳、压力、体育活动及摄入咖啡因;摄入酒精可短暂改善。并发症包括注意力缺陷/多动障碍、肌张力异常及可能出现 Tourette 综合征。手部/上肢震颤是主要的表现,声音及头部震颤罕见。有时婴儿期出现的"颤抖发作"可能是前兆。

实验室检查无异常发现。尚不知道特定的基因/染色体缺陷。在 25% 的检查中可发现轻微的异常(如小脑血流量增加)。该病进展很慢。部分患者一生中会发生其他运动障碍。有效的药物治疗(很少需要长期使用)包括普萘洛尔或扑痫酮(primidone)。

鉴别诊断包括出生窒息、Wilson 病、甲状腺功能亢进及低钙血症,需要进行实验室检查排除这些罕见病的可能。

最近利用质子磁共振波谱学(MRS)在成年人中的研究显示小脑皮质神经细胞减少,而哈尔碱(一种神经元毒素)增多。后者提示特发性震颤的可能环境因素。

(五)Wilson 病

Wilson 病是一种可治疗的可逆的遗传性疾病,需要与学龄期儿童(尤其是青少年)其他重要的神经精神疾病相鉴别。青少年时期出现任何运动障碍或精神病样表现都需要进行以下实验室检查:血清铜蓝蛋白、肝功能检测及可能的 24h 尿酮检测。50%Wilson 病的患者存在神经精神疾病,早期症状可能为无特异性学校表现变差或轻度震颤。MRI 可能显示基底节高密度。通常在转诊神经科的患者可见 Kayser-Fleischer 环(裂隙灯眼科检查),其具有诊断特异性。

第二节 中枢神经系统感染性及炎症性疾病

中枢神经系统(central nervous system,CNS)感染是儿科医师最常遇到的神经系统疾病。尽管感染在中枢神经系统疾病中属于可医治范畴,但也很有可能对神经系统造成严重损害。对临床医生来说必须早发现早治疗,以避免广泛的组织损伤。

临床表现如下。

1.症状和体征

无论病原体是细菌、病毒还是其他微生物感染,CNS 感染患者的临床表现都是相似的。全身症状有发热、萎靡不振和心、肺、肝或肾功能受损。显示可能存在 CNS 感染的症状有头痛、颈强直、发热或体温不增、意识状态改变(包括易激惹逐渐演变为嗜睡及昏迷)、癫痫发作以及局灶性的感觉和运动障碍。脑膜刺激征包括 Kernig 征和 Brudzinski 征。在小婴儿,脑膜刺激征常缺如,而体温不稳定和体温不升比发热表现更突出。前囟隆起和头围增大在小婴儿也很常见。可出现视盘水肿,尤其在较大儿童和少年。脑神经麻痹可在急性期出现或逐渐出现。仅凭症状不能够鉴别细菌性颅内感染及其他病原体引起的颅内感染。

在初诊时,需注意患儿对 CNS 感染的易感因素。鼻窦或其他头颈部的感染可直接扩散导致颅内感染。颅内感染的易感因素有开放性的颅脑外伤、近期神经外科手术、免疫缺陷及颅内机械性分流术后。

2.实验室检查

当疑有 CNS 感染时,必须采血做全血细胞计数、全套生化分析和培养。最重要的是采集脑脊液标本。对于任何怀疑存在严重颅内感染的患者,在没有局灶性神经损伤或脑疝形成的临床表现时,都应立即采集脑脊液标本。如果患儿有视盘水肿或局灶性运动性体征,应暂缓腰椎穿刺,先通过影像学检查排除颅内占位性病变。但是,即使腰椎穿刺延迟,也应立即开始治疗。腰椎穿刺脑脊液检查对于没有局灶神经体征(即使是前囟隆起)的婴儿通常是安全的。脑脊液检查的项目有红细胞计数和白细胞计数、蛋白和糖浓度测定、细菌及其他致病微生物,脑脊液样本应进行培养。此外,还可通过血清学、免疫学、PCR 核酸检测以寻找特异性致病微生物。如果脑脊液含高比率多形核白细胞、蛋白质浓度增高明显及糖含量降低则高度支持细菌性感染。脑脊液以淋巴细胞为主,蛋白升高、糖含量降低,则提示分枝杆菌、真菌、少见细菌或某些病毒感染,如淋巴细胞性脉络丛脑膜炎病毒、单纯疱疹病毒、腮腺炎病毒和虫媒病毒。脑脊液以淋巴细胞为主、蛋白正常或仅轻度升高,糖含量正常,则高度提示病毒性感染;部分治疗后细菌性脑膜炎和脑膜附近感染的脑脊液也具有上述特点。

在某些病例,需要做脑组织活检来鉴别特异性病原体和明确诊断。单纯疱疹病毒感染可通过 PCR 方法检测出脑脊液中的病毒 DNA 来确诊,该方法具有 95% 的敏感性和 99% 的特异性。脑组织活检的适应证有罕见的 PCR 阴性的疱疹病毒感染、各种寄生虫感染、或怀疑脑膜附近感染、或感染治疗后引起脑脊液浑浊的情况(如血管炎)。

3.影像学检查

神经影像学检查,CT 和 MRI 对证实脑脓肿、脑膜炎症的存在很有帮助,并可发现继发性病变如动静脉梗死、出血和硬膜下积液等并发症。此外,也有助于明确头颈部与 CNS 感染有关的鼻窦或其他病灶的感染。CT 扫描还可证实颅底骨折等骨骼异常。

EEG 对于评估正在抽搐的患儿有帮助,脑电波的改变通常是以非特异性的广泛慢波为特征。在某些情况下,如单纯疱疹病毒感染或局灶性 EV 病毒感染,早期发现的周期性单侧癫痫样放电(periodic lateralized epileptiform discharges,PLEDs)可能是最早发现的实验室异常结果之一。脑梗死或脓肿(罕见)头皮表面 EEG 也可出现局灶性的慢波。

一、细菌性脑膜炎

CNS 细菌性感染的起病方式可表现为急性起病(症状于 1~24h 快速进展)、亚急性疾病(症状于 1~7d 进展)、或慢性起病(症状进展超过 1 周)。弥漫性细菌感染可累及软脑膜、表层皮质及血管。尽管称之为脑膜炎,实际上脑实质同时存在炎症反应,且在炎症细胞的作用下血管壁通透性增加,导致内皮细胞受损、管腔狭窄和继发性缺血和梗死。细菌性脑膜炎(及病毒性脑膜脑炎)的总体临床特征,见表 6-12。

从病理学角度看,炎症反应不同程度涉及所有颅内组织。炎症反应可很快导致脑水肿、脑脊液进出脑室系统障碍,从而导致脑积水。

(一)治疗

1.特异性措施

在等待诊断性检查结果时,应立即给予下面提到的广谱抗生素治疗。致病菌明确后,可结合药物敏感性试验调整抗生素。对<3月龄的细菌性脑膜炎患儿,可给予头孢噻肟(满月后可给予头孢曲松)和氨苄西林,后者对李斯特菌和肠球菌有效,而这种感染在年长儿罕见。3月龄以上患儿可给予头孢曲松、头孢噻肟或氨苄西林加氯霉素。如果首次的革兰染色不能排除肺炎球菌感染,在细菌培养结果出来以前应给予万古霉素或利福平,因为在美国耐青霉素的肺炎球菌很常见。如细菌敏感性试验结果可靠则用药种类可减少。抗生素的使用疗程,脑膜炎球菌为 7d,流感嗜血杆菌或肺炎球菌为 10d,其他细菌为 14~21d。治疗起效慢或有并发症的病例应延长疗程。

表 6-12 脑炎

定义:脑部炎症(通常为急性)

  临床表现:(发热、头痛)抽搐、运动麻痹、意识受损

  实验室检查:CSF细胞及蛋白升高;培养/PCR;血清 CSF/血

  放射影像检查:水肿(局灶性)髓鞘形成障碍,梗死

  病理学:血管周围细胞、灰质、甚至噬神经细胞作用;水肿、髓鞘形成障碍、神经胶质增生

感染:(95%)肠道病毒、支原体、疱疹、EBV、其他病毒

  不常见:细菌、真菌、原虫

  其他原因:经蚊子或蜱传播,季节性

  近脑膜感染/感染后(ADEM):(25%)呼吸系统感染或皮疹中或后;通常情况下未能发现病原体

治疗:支持性

  疱疹:阿昔洛韦

  ADEM:类固醇,IVIG,血浆置换

2.一般及支持治疗

细菌性脑膜炎的患儿常常有全身性疾病表现。常见的应积极防治的并发症有:低血容量、低血糖、低钠血症、酸中毒、感染性休克、颅内压增高、惊厥、弥散性血管内凝血及迁徙性感染(如心包炎、关节炎或肺炎)。疾病初期应密切监护患儿病情变化(心肺功能、严格的体液平衡和经常性的尿比重评估、每日体重变化及数小时一次的神经系统评估),神经系统症状平稳前应禁食;隔离治疗直至病原菌明确;等张液体补充直至体液平衡,然后静脉给予含糖和钠的液体以维持体液平衡(如果没有额外体液损失)。

(二)并发症

抗利尿激素分泌过多或不足都可导致水、电解质平衡紊乱,应密切观察,合理补液。如怀疑抗利尿激素异常分泌,病程第1~2天应每8~12h检测一次血清钠浓度,并同时监测尿钠,通常可以及时发现严重的问题。

30%的细菌性脑膜炎患儿可出现惊厥,新生儿最常见,年长儿少见。持续的部分性发作或部分性发作伴局灶性神经病变提示硬膜下积液、脓肿、血管病变如动脉梗死、皮质静脉梗死或硬膜窦血栓形成。对代谢异常患儿,全身性发作可能会有严重的后遗症,所以早期发现和治疗很重要。在急救时一些医生喜欢使用苯妥英钠,因为其镇静作用比苯巴比妥小。

硬膜下积液发生于50%肺炎链球菌脑膜炎患儿,常可通过 CT 扫描发现。如果不出现颅内压增高或进行性占位效应,通常无须治疗。尽管持续发热的患儿可能检测到硬膜下积液,如致病菌是流感嗜血杆菌、脑膜炎球菌或肺炎球菌,积液通常不需取样检查或引流。这类硬膜下积液通过正规抗生素治疗细菌可被杀灭,如果没有其他并发症,临床发热症状也可接着消失。然而,对于其他情况,可考虑进行硬膜下积液穿刺检查是否含菌或减压。有意思的是,硬膜下积液并不会使预后变差。

脑水肿可导致颅内压增高,可通过地塞米松、脱水药、利尿药或过度通气来治疗。同时应持续监测压力变化。

脑膜炎的远期后遗症由脑细胞炎症的直接损伤、血管性损伤或继发胶质增生所致。这些后遗症有:局灶性运动和感觉异常、视力损害、失听、惊厥、脑积水和多个脑神经损伤。长期随访发现流感嗜血杆菌脑膜炎患者继发感觉神经性耳聋的概率为 $5\%\sim10\%$。近来研究提示抗菌治疗同时加上地塞米松可以减少流感嗜血杆菌脑膜炎发生耳聋的危险。

除本章前面提到的多种疾病,一些脑膜炎患者也有智力低下和严重行为问题,影响他们在学校和将来生活中的表现。

二、脑脓肿

(一)临床表现

脑脓肿经常表现为全身性疾病,类似于脑膜炎患者,除此之外还表现为局灶性神经功能缺损的体征,视盘水肿以及颅内压增高和占位损害的其他证据。症状可能存在 1 周或 1 周以上;而细菌性脑膜炎患儿的症状通常存在于几天之内。容易引起脑脓肿的疾病包括开放性脑外伤;中耳、乳突、鼻旁窦(特别是额窦)的慢性感染;牙齿和肺部的慢性感染;右向左分流的心血管病变(包括动静脉畸形)和心内膜炎。相比于颅内脓肿,鼻窦炎更容易导致硬膜下及硬膜外、眶内及前额脓肿、积脓或蜂窝织炎。最近研究显示,脑脓肿易发生于患先天性心脏病及进行急性免疫抑制(常有真菌感染)的患者,以及患枸橼酸杆菌感染的婴儿。

当高度怀疑脑脓肿时,应首先做神经影像学检查(如 CT 或 MRI 对比度增强扫描)而不是腰椎穿刺。如果确诊为脑脓肿,腰椎穿刺可能很危险,而且对抗生素的选择或临床处理帮助很少,通常为正常,因为脑脊液异常通常仅反映脑膜附近炎症。链球菌和厌氧菌最常由邻近的化脓灶扩散而致脑脓肿。葡萄球菌则最常由外伤或远处扩散或隐匿性感染所致。肠道微生物可因慢性中耳炎形成脑脓肿。遗憾的是,对大量脑脓肿标本的培养一直呈阴性。

脑脓肿的诊断主要依据高度可疑的临床症状和神经影像检查证实。强阳性的炎症因子(血沉、C 反应蛋白)有助于筛查,脑脓肿患者的结果不太可能显示正常。EEG 改变非特异性,但通常在脑脓肿区域有局灶性慢波。

(二)鉴别诊断

脑脓肿的鉴别诊断包括所有可引起局灶性神经功能缺陷及颅内压增高的疾病,如肿瘤、硬膜下积液、脑梗死和某些感染(单纯疱疹、囊尾蚴病、弓形虫病)。

(三)治疗

对来源于邻近病灶的感染,初始治疗应用青霉素和甲硝唑。也可选择头孢噻肟替代青霉素,尤其是怀疑肠道细菌感染时。肠道微生物也常常对复方新诺明敏感。怀疑葡萄球菌感染或从吸出物中发现葡萄球菌应用乙氧萘胺青霉素或万古霉素治疗。治疗可包括神经科的会诊、抗惊厥治疗及必要时的减轻脑水肿治疗。在早期阶段,脑脓肿属于局灶性脑炎的一部分,单独使用抗生素即可"治愈"。脑脓肿包膜形成后则需要外科引流。

(四)预后

脑脓肿手术治疗死亡率低于 5%。未经治疗的脑脓肿可导致不可逆的组织破坏并且可能破坏脑室,致神经系统功能严重受损甚至死亡。由于脑脓肿通常伴随有全身性疾病和全身感染,所以这类患者的病死率常较高。

三、病毒感染

CNS 病毒感染主要累及脑膜(脑膜炎)(见第 38 章)或脑实质(脑炎)(表 6-11)。然而所有患者都有两者某种程度的同时受累(脑膜脑炎)。很多病毒感染是广泛而弥散的,但是有些病毒特别是单纯疱疹病毒和某些肠道病毒特征性的引起突出的局灶性症状。局部脑组织受累在神经影像学上可清楚看到。有些病毒对某些特殊的中枢神经细胞群有亲和力。脊髓灰质炎病毒和其他的肠道病毒可以选择性地感染前角细胞(脊髓灰质炎)和某些脑神经运动神经元。

儿童大部分神经系统病毒感染呈急性或亚急性过程,但也有慢性感染。例如,亚急性硬化性全脑炎就是一种由麻疹病毒所致的慢性缓慢进展的感染,其临床特征为进行性神经变性和抽搐发作。

神经系统内的炎症反应也可能在全身病毒感染的恢复期出现。中枢神经系统的类感染性或感染后炎症引起几种公认的疾病:急性播散性脑脊髓炎(ADEM,占脑炎的 25％)、横贯性脊髓炎、视神经炎、多发性神经炎和 Guillain-Barre 综合征。ADEM 的 MRI 检查结果具有特征性:在 T2 和 FLAIR 图像中可见脱髓鞘病变,此为诊断的关键。或大或小的白质病变表现类似多发性硬化症(MS),但是 MS 通常可累及灰质,包括皮质、基底节,尤其是丘脑。大部分情况下患者就诊时可见明显的放射影像学变化,但偶尔也有些病例的影像学改变在发病数天或数周后才可见。因此,可能有必要复查。

皮质激素对此类患者有疗效。现在应用的是大剂量疗法,然后口服泼尼松 4~6 周。多数儿科人群初始给予静脉内甲泼尼龙[10~30mg/(kg·d),最大剂量为 1g/d],或地塞米松[1mg/(kg·d)]3~5d(尚无剂量对比研究)。对于难治性患者,可使用 IVIG 或血浆置换法(或两者)。罕见 ADEM 复发(双相急性播散性脑脊髓炎;BDEM)。治疗 3 个月后的复发应高度怀疑 MS。先天性病毒感染可能会影响 CNS。造成宫内病毒性脑损伤的原因有 CMV、单纯疱疹病毒、水痘及风疹病毒(因免疫预防,现已罕见)。

CNS 病毒感染的治疗除对单纯疱疹病毒进行抗病毒治疗外(使用阿昔洛韦),一般限于对症和支持治疗。阿昔洛韦还可以用于某些 CNS 的水痘—带状疱疹病毒感染的患者。在美国刚发现的西尼罗病毒是一种节肢动物携带的黄病毒。在蚊虫、鸟类和马的体内发现了这种病毒,而且在纽约(1991 年)有 27％的住院脑炎和肌无力患者是由其感染所致。14％仅有脑炎,6％有无菌性脑膜炎。脑脊液抗体检查和 PCR(57％病毒 DNA 阳性)是诊断性检查手段。最近的研究显示感染已进一步扩散至大西洋海岸南部的蚊虫体内。

这类疾病在儿童患者通常无明显症状或轻度症状,瘫痪及死亡多发生于中老年人。

四、HIV 感染的脑病

直接与 HIV 感染相关的神经系统综合征,包括亚急性脑炎、脑膜炎、脊髓病、多发性神经病和肌炎。此外,HIV 引起的免疫抑制患者也会发生中枢神经系统的继发机会性感染。肺囊虫、弓形虫和巨细胞病毒感染尤其常见。进行性多灶性白质脑病、继发性乳头状瘤病毒感染、单纯疱疹和水痘-带状疱疹感染也经常发生。各种真菌(尤其是隐球菌)、分枝杆菌及细菌感染已经叙述。

此类患者的神经系统异常也可由肿瘤所致。中枢神经系统是原发性淋巴瘤和转移至神经系统的淋巴瘤最常见。

五、其他感染

各种各样的其他微生物,包括弓形虫、分枝杆菌、螺旋体、立克次体、阿米巴和支原体都可引起中枢神经系统感染。在这些感染中,中枢神经系统受累通常是继发于全身感染或其他易感因素。要证实这些微生物的感染需要做适当的培养和血清学检查。

六、中枢神经系统非感染性炎症性疾病

CNS 细菌、病毒及其他微生物感染的鉴别诊断包括引起炎症却不能发现特异性病原微生物的疾病。肉瘤样病、Behcet 病、系统性红斑狼疮、其他胶原-血管性疾病和川崎病即属于此类。在这类疾病中,中枢神经系统炎症通常伴随着特征性的全身表现,从而能够做出正确的诊断。其治疗与全身疾病的治疗相同。

七、其他感染伴随性脑病

伴随着全身感染或其他疾病,CNS 可能没有直接的炎症或感染而出现功能障碍。Reye 综合征即为此型脑病的一个突出例子,本病常与水痘病毒或其他呼吸道的或全身的病毒感染一起出现。在本症中,脑组织出现水肿和功能障碍,却没有神经系统受到相关微生物或炎症直接侵犯的任何证据。脑水肿常伴有肝功能异常和肝脏的脂肪浸润。由于在儿童发热性疾病中不鼓励使用阿司匹林,本病的患者数量已有显著下降。然而,阿司匹林与 Reye 综合征之间的关联尚不清楚。

八、多发性硬化症

多发性硬化症(MS)可在儿童期起病,2%～5%的 MS 患者 16 岁之前出现症状。儿科 MS 研究小组的成立为神经学提供了补充,总结了儿科 MS 及其相关的疾病(见 Krupp 和 Hertz 的论文,含在参考文献中)。基本要点如下。

(1)MS 可由 CNS 脱髓鞘病变的临床症状首发。例如,视神经炎、横贯性脊髓炎或脑干、小脑或大脑半球的功能障碍;无发热或脑病(而 ADEM 通常两者皆有)。

(2)非典型的临床特点(考虑其他的诊断),包括发热及累及周围神经系统或其他器官系统的表现。MS 变异型的实验室检查结果可能包括血沉升高或显著的脑脊液细胞增多。

(3)MS 的诊断需要中枢神经系统脱髓鞘症状的多次独立发作。MRI(很多微调的标准)和脑脊液改变(寡克隆带,IgG 指数)是关键的实验室检查。

(4)鉴别诊断尤其要注意 ADEM。在神经学中有完善的诊断标准、表格及鉴别标准。还需要鉴别诊断许多其他的感染,代谢疾病及类似于 MS 的变性疾病。

(5)急性期治疗(主要是皮质激素)和预防或复发的治疗调整。治疗方案从成年人患者的研究中推断出来的,儿童患者的试验仍在进行。

九、表现为急性弛缓性瘫痪的综合征

经过数小时或数天出现的弛缓性瘫痪提示下运动神经元受累(见松软婴儿综合征章节)。病毒感染(如脊髓灰质炎)或病毒感染后免疫介导性疾病(如急性横贯性脊髓炎)均可侵犯脊髓前角细胞。而神经根病变(多发性神经炎)可见于 Guillain-Barre 综合征或毒素影响(如白喉、卟啉病)。神经肌肉接头可被蜱毒素或肉毒毒素所阻断。少数情况下瘫痪是由代谢性疾病(周

期性瘫痪)或炎症性疾病(肌炎)所致。必须除外压迫脊髓的病变。病变处常有叩痛。平片显示椎间盘或骨骼侵蚀;MRI可见移位或被压缩的脊髓。

(一)临床表现

1.症状和体征

有助于诊断的临床特征是年龄、前驱疾病或正在恢复的病史、瘫痪时是否有发热、瘫痪的进展速度、脑神经及感觉功能的检查结果。查体可发现锥体束特征,表现为反射亢进和Babinski征阳性。脊髓丘脑束可能被阻断,导致痛、温觉的丧失。也可出现背痛甚至触痛。还可有大小便的失禁。瘫痪通常是上升性的、对称性和痛性的(肌痛)。实验室检查偶具有诊断价值。

2.实验室检查

脑脊液检查有助于诊断。有时需要做脊柱和脊髓的影像学检查(脊柱 X 线平片,脊髓MRI、X 线摄片)。病毒的培养(脑脊液、咽拭子、粪)和抗体滴度的检测有助于诊断脊髓灰质炎。红细胞沉降率增快可能提示肿瘤或脓肿。抗核抗体阳性提示狼疮性动脉炎。

肌电图和神经传导研究(nerve conduction studies,NCSs)有助于诊断多发性神经病。NCSs 对于诊断 Guillain-Barre 综合征很有帮助:最先的变化是 H 或 F 反射延迟或缺失,然后运动 NCSs 显示出远端潜伏期延长、传导阻断或暂时性分散。50%的患者于第 2 周以及 85%的患者于第 3 周出现这种变化。

肌电图结果显示高频刺激下纤颤电位及复合肌肉动作电位增加提示肉毒杆菌中毒。有时,肌酶升高甚至肌红蛋白尿症偶尔有助于肌病性瘫痪的诊断。尿卟啉检查和重金属检查(砷、铊、铅)可发现多发性神经病性瘫痪中少见的中毒原因。

(二)鉴别诊断

身体一直健康的儿童出现瘫痪常存在多发性神经炎。急性横贯性脊髓炎有时见于无发热患儿。病态伴发热的儿童出现瘫痪常常有横贯性脊髓炎或脊髓灰质炎。急性硬膜外脊髓脓肿(或其他压迫性损害必须除外)。脊髓灰质炎在接受过免疫预防的人群中罕见。EV17 和西尼罗病毒是两种新的病因。蜱虫叮咬所致的瘫痪具有季节性(春夏季)。蜱虫通常发现于枕后的头发,去除蜱虫即可治愈。

肉毒毒素所致瘫痪最常见于 6 个月以内婴儿。静脉注射毒品可致脊髓炎和瘫痪。慢性脊髓病可发生于两种人类免疫缺陷病毒感染者,HTLV-Ⅰ 和 HTLV-Ⅲ(现称 HIV-1)。

(三)并发症

1.呼吸肌瘫痪

早期必须密切注意血氧饱和度,必要时还需要给氧、插管、机械辅助呼吸及吸痰。逐渐加重的烦躁及收缩压和舒张压的升高是缺氧的早期征象。晚期出现发绀。呼吸参数恶化(一秒钟用力呼气量和总肺活量)提示需要气管插管和辅助呼吸,其是一个很重要的监测参数,因为即使在呼吸衰竭的晚期患者中,其血气分析的结果也可能显示正常。

2.感染

肺炎最常见,尤其是合并呼吸肌瘫痪的患者。最好由细菌培养的结果指导抗生素治疗。因膀胱肌瘫痪而需要留置导尿管时易发生膀胱感染。脊髓炎的康复会因尿路感染而延迟。

3.自主神经危象

这可能是 Guillain-Barre 综合征致死的一个原因。为了及时发现和治疗高血压或低血压与心律失常,至少应在病程早期或针对重症患者密切关注生命体征。

(四)治疗

此类综合征大部分没有特异性疗法,因此支持疗法是基础。蜱虫引起的瘫痪应去除蜱虫。其他治疗包括红霉素治疗支原体感染,肉毒毒素免疫球蛋白治疗儿童肉毒毒素感染。已知的相关疾病(如内分泌疾病、肿瘤或中毒)应给予适当治疗。支持疗法包括肺部护理、适当补充液体和营养、直肠及膀胱的护理,预防压疮。许多患者还需要精神支持。

1.肾上腺皮质激素

肾上腺皮质激素对于 Guillain-Barre 综合征无效。多发性神经病的自主神经症状(如高血压)则需要治疗。

2.血浆置换,静脉注射丙种球蛋白

血浆置换或 IVIG 对于中至重度 Guillain-Barre 综合征有效。

3.物理疗法

当患者急性症状消失且病情稳定时即应开始康复治疗。

4.抗生素

硬膜外脓肿需要适当的抗生素治疗和引流。

第三节　儿童时期肌病

诊断要点和典型特征:

与远端肌肉相比,多为近端肌肉的无痛性对称性肌无力(Gowers 征阳性,行走时脊柱过度前弯,蹒跚步态)。

虽然肌肉无力,但深腱反射保留。

血清肌酸激酶(CK)水平正常或升高。

神经传导检查(NCSs)通常正常;肌电图(EMG)可见肌病表现。

一、概述

(一)诊断性检查

1.血清酶

血清肌酸激酶(creatine kinase,CK)水平升高说明肌肉受损,或酶从肌肉"漏"到血浆。通常在肌肉疾病中,CK 水平为正常或轻度升高;而在肌营养不良(如 Duchenne 肌营养不良症)中,可显著升高 50～100 倍。药物治疗和活动水平可影响 CK 水平,如 EMG 检查后或肌活检后可导致 CK 释放入血。即使是活动性疾病(如多发性肌炎)、皮质激素也可抑制 CK 水平。

2.电生理检查

神经传导检查(nerve conduction study,NCS)和肌电图(electromyography,EMG)可帮助初步鉴别肌病和神经系统疾病。通常,肌病中 NCSs 为正常。脱髓鞘性神经病中 NCSs 可出现传导速度减慢或传导阻滞。EMG 是将一根针状电极插入肌肉以记录肌肉电位的检查。检查内容包括评估异常的自发性活动（如纤维性颤动和束颤电位、肌紧张放电、肌纤维颤搐放电、复杂的重复放电）和运动单位动作电位（motor unit action potentials，MUAPs）。在肌病中，收缩状态下 MUAPs 的特征性表现为：持续时间短、多相性及收缩力度增加（干扰相增加）。在神经性疾病中，MUAPs 为多相性，幅度增大及时程缩短。

3.肌活检

正确开展肌活检有助于诊断。对受累的病变肌肉进行活检并选择活检进行的时间是很重要的。应根据肌无力的水平来选择活检肌肉（因为更无力的肌肉比其他肌肉能显示更多的病理表现）。MRI 或超声波可帮助选择合适的活检部位。新生儿期的活检应用受限，因为在未成熟的肌肉中病理改变可能不明显。应注意避免选择之前行针电极肌电图或穿刺的位置，因为这些部位存在局部炎症性病理反应。肌营养不良共有的病理改变包括肌纤维大小和形状的变化、结缔组织增加、间质内脂肪组织浸润、变性和再生区域、局部炎症表现和核向中央移位。肌病通常没有变性/再生的旺盛循环，而肌营养不良时可见炎症反应。

胶原基质周围的肌纤维膜免疫组化蛋白质及肌细胞内成分可帮助诊断。例如，第Ⅵ胶原蛋白的缺乏可作为 Ullrich 先天性肌营养不良的诊断依据。既往，肌肉活检发现肌纤维膜中抗肌萎缩蛋白染色的缺如可作为 Duchenne 肌营养不良的诊断依据；但是现在因商业测试盒的可行性，肌营养不良蛋白基因的突变分析是首选的初始诊断步骤。

4.基因检测和携带者检出

对 Duchenne 型及 Becker 型肌营养不良进行突变分析是诊断的首要步骤，尽管已有的商品化测试不全面，阴性结果也不能排除诊断。全面进行突变检测很重要，因为针对特定突变的治疗方式正在涌现。所有的患儿母亲都需要进行携带者测试，不仅仅是为了做遗传咨询，还因为携带者发生心肌病的风险更高。

其他肌病及肌营养不良的基因检测应根据临床表现进行，如血清 CK 水平及肌活检结果。许多商品化测试盒可用于这些疾病（表 23-27）。

遗传咨询对于脊肌萎缩症患者的家庭尤其重要。对存活运动神经元（SMN）基因缺失的检测可达 95% 的敏感度和 100% 的特异度。在进行遗传咨询的同时，应进行携带者测试，根据种族不同，携带率为 1/50～1/25。

(二)并发症

尽管肌肉病可出现骨骼肌无力，但发病率和致死率最高的却是心肺并发症。提前进行支持性治疗，尤其是对患者进行重症监护非常重要，例如非损伤性通气、良好的分泌物管理和产生有效咳嗽。其他的并发症包括可导致无力性便秘和假性梗阻的胃肠蠕动延缓。肌挛缩是一种特别令人沮丧的并发症，可限制患者运动、引起疼痛并影响生命质量。一些 DMD 患者可能出现非进展性的智力低下，IQ 分数低于正常均数一个标准差。

(三)治疗

肌病的治疗以支持治疗为主，药物治疗对阻止肌病进展作用有限。Duchenne 肌营养不良（DMD）/Becker 肌营养不良（BMD）患者可使用皮质激素（泼尼松/氢化可的松及地夫可特）治疗，据报道其可延长约 2.5 年的独立行走时间，并维持超过 10 年的呼吸能力和心脏功能。

根据最近的实践参数指导标准,当运动功能稳定或开始下降时使用类固醇治疗 4～8 年对肌肉力量及心肺功能效果最好。其他有效的治疗近 10 年来主要针对基因突变,而且目前已进入临床试验阶段,包括外显子跳跃及针对特定突变的通读策略。

过去普遍认为婴儿 Pompe 病的预后很差,一般 1 岁左右死亡;但使用阿葡糖苷酶 a 的酶替代疗法使很多患儿的预后发生了变化。已公布的使用阿葡糖苷酶 α 治疗婴儿 Pompe 的短期研究表明,患儿的生存时间、呼吸功能、心肌病及运动功能的获得都可得到很大的改善。

在肌病被治愈前,治疗的重点是减慢肌力及心肺功能的进展性恶化,从而提高患者的生活质量。

二、儿童急性良性肌炎

儿童急性良性肌炎(流行性下肢肌痛)的特征是上呼吸道感染后 1～2d 出现短暂而严重的肌痛和无力,主要影响腓肠肌。尽管主要影响腓肠肌,但所有骨骼肌似乎都受病毒的直接侵犯。复发时可由不同病毒类型所致。根据血清学改变或病毒分离,急性肌炎大部分是由于 B 型和 A 型流感病毒所致,偶为副流感病毒和腺病毒引起。

三、重症肌无力综合征

诊断要点和典型特征:

非对称性的程度不同的波动性肌无力,活动(疲劳)时出现或加重。

累及眼外、延髓及呼吸肌。

新斯的明或依酚氯铵(腾喜龙)试验阳性。

(一)概述

重症肌无力综合征(MG)的特征是肌肉容易疲劳,尤其是眼外肌、延髓肌和呼吸肌。但是在新生儿期或婴儿早期,肌无力可能是持续的和全身性的,患儿可能会非特异性地表现为"松软婴儿"。目前已知的有 3 种重症肌无力综合征:暂时性新生儿肌无力、自身免疫性重症肌无力和先天性肌无力。

(二)临床表现

1.症状和体征

(1)新生儿(暂时性)肌无力［neonatal(transient)myasthenia］:患重症肌无力的母亲所生婴儿中 12% 会患此症。这是由于母亲的乙酰胆碱受体抗体通过胎盘传给婴儿所致。新生儿于出生后 3d 内出现延髓肌无力、喂养困难、哭声虚弱及肌张力减低。

(2)少年重症肌无力(juvenile myastheniagravis):少年重症肌无力的表现和成年发病者类似,表现为疲劳和非对称性肌无力。但和成年人患者主要出现肢体肌无力不同,超过 50% 的少年患者出现眼部症状(眼睑下垂和眼肌麻痹)。10%～15% 的患者无力主要累及眼外肌,但有 50% 患儿会于 6 个月内出现延髓症状,此比例会在发病 4 年内升至 75%;无力的症状易于复发和缓解,也可由于其他疾病或药物治疗引起,如氨基糖苷类抗菌药物。典型体征包括:咀嚼肉类等食物困难、吞咽困难、说话有鼻音、眼睑下垂、眼肌麻痹和近端肢体肌无力。也可能发现其他自身免疫疾病,如风湿性关节炎和甲状腺疾病。

(3)先天性肌无力综合征(congenital myasthenic syndromes):这些症状属于遗传异质病,非免疫性的突触前、突触间或突触后神经肌肉传递障碍。患者出现类似于重症肌无力的症状,但出现更早,通常于 2 岁前出现,表现各异,可为轻度运动发育迟缓,也可出现严重的阵发性呼吸暂停。血清乙酰胆碱受体抗体测试为阴性。对胆碱酯酶抑制药的反应各异,因先天性重症肌无力综合征的类型不同而不同,其中有些类型可能会出现恶化。鉴别这类疾病和重症肌无力很重要,因为这类患者对胸腺切除术、类固醇或免疫抑制药的反应差。但临床上要鉴别两者可能很困难。

2.实验室检查

(1)胆碱酯酶抑制剂试验

①新斯的明试验:在新生儿和婴幼儿,新斯的明试验比依酚氯铵(腾喜龙)试验好,因为它的作用时间长,结果比较容易观察,特别是吸吮和吞咽动作。大约 10min 后起效。医生应随时准备清理呼吸道分泌物;如果必要,可同时注射阿托品。

②依酚氯铵(腾喜龙)试验:本试验主要用于能够合作完成某些指令并容易观察临床体征的较大儿童,如眼睑下垂、眼肌麻痹或构音障碍。2min 内有最大改善。这两种胆碱酯酶抑制药试验都不适用于配合性较差或不易观察到症状表现的患者。

(2)抗体测试:在自身免疫性少年重症肌无力患者通常可见(虽然并不是总是)血清乙酰胆碱受体结合、阻断及调节抗体。尽管没有对儿童患者进行特定的研究,但在所有的重症肌无力患者中,约 40% 血清乙酰胆碱受体抗体阴性患者存在肌肉特异性受体酪氨酸激酶(muscle specific receptor tyrosine kinase,MuSK)抗体。血清乙酰胆碱受体抗体和 MuSK 常常见于新生儿和少年型重症肌无力。对少年型患者还应检查甲状腺功能。

(3)遗传测试:商品化遗传测试对于先天性重症肌无力患者适用性有限。

3.电生理检查

当考虑重症肌无力时电生理检查可对诊断有帮助。以 2~3Hz 的频率重复刺激运动神经,在选择的相应肌肉上可记录到:在第 4 或第 5 次重复刺激时可出现复合动作电位波幅进行性下降。在较高的刺激频率下(50Hz),这种缺陷有短暂的恢复,然后又可看到进行性下降。这种检测在婴幼儿及幼童中进行较困难,因为重复刺激会产生疼痛,而检查需要患者的配合。如果此项检查结果为阴性,对年长儿进行单纤维肌电图可帮助诊断,但技术上挑战性大且时间密集,需要患儿注意力集中及配合。单纤维 EMG 需由专业的电生理医师进行。

4.影像学检查

年长儿的 X 线胸片及 CT 扫描可能提示胸腺增生。胸腺肿瘤在儿童罕见。

(三)治疗

1.一般和支持治疗

对有肌无力或胆碱危象的新生儿或儿童(见以下关于并发症的描述),支持治疗是至关重要的,患儿应入重症监护室进行监护。仔细评估呼吸衰竭的表现很关键,简单的床边测试包括评估咳嗽情况及计数 20 次呼吸。两项之中任何一项失败都是呼吸衰竭的信号。颈部前屈无力、讲话鼻音及流涎是其他需要观察的症状。分泌物管理及呼吸辅助应由有经验的医生指导进行。

2.特异治疗

(1)胆碱酯酶抑制药

①溴吡斯的明：溴吡斯的明是少年型重症肌无力及轻度肌无力的一线治疗用药。胆碱酯酶抑制药不能改变疾病进展，但可暂时性提高肌肉力量。对于较小儿童，起始剂量 0.5～1mg/kg，每 4～6h 1 次；对于年长儿童，起始剂量可用 30～60mg，每 4～6h 1 次。最大日剂量为 7mg/(kg·d)，不能超过 300mg/d。剂量应根据每个患者的临床症状和不良反应进行调整。

②新斯的明：15mg 新斯的明大约相当于 60mg 溴吡斯的明的作用。新斯的明常导致胃肠蠕动过快而出现腹泻，但可用于新生儿，其快速疗效可挽救生命，可胃肠外给药。

(2)免疫调节治疗：肌无力严重且对单独胆碱酯酶抑制药无效的患者需要进行长期的免疫调节治疗。这类治疗共有 4 种选择：①血浆置换术；②静脉注射免疫球蛋白(IVIG)；③类固醇；④免疫抑制药。主要的治疗方式为类固醇，但某些不能耐受或对类固醇治疗反应不佳的患者需要用其他的免疫抑制药，如硫唑嘌呤、环孢素或霉酚酸酯。血浆置换及 IVIG 都需要长期、定期进行，具体取决于症状的严重程度，也可用于肌无力危象。使用类固醇时应特别注意，因为其在效果出现前可能会一过性加重症状，尤其是起始剂量较大时。

3.并发症

(1)肌无力危象：患者可因关键的呼吸肌或延髓肌(或两者同时)无力快速出现呼吸衰竭，导致肌无力危象。如果给予及时的呼吸辅助及合适的免疫治疗，通常不会致命。但是，需要时刻保持警惕，因为肌无力危象也可发生于疾病治疗或手术时。患者及其照料者也应注意某些药物可使重症肌无力恶化，这些药物包括氨基糖苷类抗生素、肌肉松弛药及麻醉药。

(2)胆碱能危象：胆碱能危象是由于过量服用抗胆碱能药物所致。所引起的肌无力类似于重症肌无力，毒蕈碱样作用(腹泻、出汗、流泪、瞳孔缩小、心动过缓及低血压)常不存在或难以评估。如果怀疑出现这种情况，应立即停用胆碱酯酶抑制药，如果症状缓解则提示为胆碱能危象。与肌无力危象相似，需给予呼吸辅助及合适的免疫治疗。

4.手术治疗

关于儿童胸腺切除术的资料很少。有些研究显示，儿童诊断后 2 年内行胸腺切除可使缓解率升高，但需要有经验的外科医生进行并保证术后有良好护理。

5.预后

新生儿(一过性)肌无力通常预后良好，通常于 2～3 周症状完全消失。急性期的及时治疗和合适呼吸辅助很关键，因为要防止吸入分泌物的风险。此后一般不需要进一步治疗。先天性肌无力的预后，因亚型不同而异。有些亚型的肌无力会随年龄增长而改善，另一些会出现威胁生命的发作性呼吸暂停，包括缔合蛋白突变、快速通道蛋白突变及胆碱乙酰转移酶基因突变。少年型重症肌无力通常预后良好，比成年患者有更高的自发缓解率。提高呼吸功能及重症监护可改善这些患者的预后。

四、外周神经性肌肉瘫痪

面肌无力

面部不对称可在出生时即存在或后来才出现，可突然出现也可以逐渐明显，可以是单侧也可以是双侧。核性或周围性面神经受累引起嘴角的下垂或流涎及一只或两只眼睛不能闭合，尤其是当新生儿或婴儿哭闹时明显。使婴儿或儿童沿额上方垂直方向追光时可发现前额不能出现皱纹。对于满 4～5 岁查体合作的儿童，还可证实患侧舌前 2/3 味觉丧失。和幼儿一起做游戏,用酸性物质(如柠檬汁)擦拭其舌前部的不同部位,观察儿童是否有皱脸动作,也可判断味觉是否存在。由于面神经核受大脑双侧支配,所以核上性面瘫仍然有抬额功能。

0.25%~6.5%活产儿出生时即有面神经损伤。有些是由于产钳助产所致;有些是由于患侧面部在宫内紧贴着骶骨隆凸所致。常常无法明确病因。

原因不明、突然起病的获得性周围性面瘫(acquired peripheral facial weakness,Bell 麻痹)在儿童常见。常起源于病毒感染(感染后)或物理性损伤(如寒冷),也可以是莱姆病、传染性单核细胞增多症、单纯疱疹或 Guillain-Barre 综合征的一个体征,通过病史、查体和适当的实验室检查,通常可以做出诊断。慢性第Ⅶ对脑神经麻痹可能是脑干肿瘤的一个体征。

出生后早期的双侧面瘫可能是由于受累肌肉的发育不良或面神经核病变(Mobius 综合征的一部分),甚至可能是家族性的。还应注意重症肌无力、多发性神经炎及强直性肌营养不良的可能性。

哭闹时面部不对称(asymmetrical crying facies),表现为一侧下唇在哭时下拉(这是健侧)而另一侧没有下拉,是一种常见的先天畸形,属常染色体显性遗传。父母的这种缺陷可能不明显(这种不对称可随年龄增长而改善),肌电图可能提示下唇口角肌先天性缺如。产钳挤压常被误认为是这种先天性异常的原因。偶尔可伴有其他大的(如心脏房室间隔)先天缺陷。先天性单侧下唇麻痹伴哭时脸部不对称通常由先天性口角降肌缺如引起,10%的病例与一些重大的畸形(通常是心脏缺陷)有关。

绝大多数孤立的周围性面瘫(无论是出生时出现还是后天获得)1~2 周症状开始好转,2个月内功能基本或完全恢复。对于严重麻痹无法闭眼的患者,1%甲基纤维素滴眼液日间滴眼以保护角膜;夜间可用透明纸胶带闭合眼睑。每天向上按摩脸部 3~4 次,每次 5~10min,有助于维持肌张力。泼尼松治疗(2~4mg/kg 口服 5~7d)可能对康复帮助不大。在年长儿童,阿昔洛韦或伐昔洛韦(抗疱疹病毒药物)或抗生素治疗(Lyme 病)可能对于 Bell 麻痹有一定作用。

对于少数永久性的、影响容貌的面瘫,6 岁后行外科手术可改善症状。新的治疗方法如将面肌接到颞肌上、第Ⅺ对脑神经的移植等正在研究中。

五、慢性多发性神经病

诊断要点和典型特征:

隐匿起病,肢体肌无力及疲劳感,有时伴疼痛或麻木,肌力及反射降低。

(一)概述

多发性神经病(Polyneuropathy)通常起病隐匿,进展缓慢。患儿主要表现为步态不稳、走路或跑步时容易疲劳,少见症状有手的笨拙和无力。疼痛、触痛或感觉异常比较少见。神经科检查肌肉无力,肢体的远端最重,伴有跨阈步态和深反射的减弱或消失。有时脑神经受累。可出现呈手套和袜套样的感觉缺失。肌肉松弛,皮肤营养性改变如变薄、透明呈羊脂样,不出汗。可触及尺神经和腓神经增粗。单纯感觉性神经病表现为迁延不愈的伤口,即患者感觉不到轻微的创伤或灼伤,结果常常导致受伤。

已知的病因包括:①中毒(铅、砷、汞、长春新碱和苯);②全身性疾病(糖尿病、慢性尿毒症、复发性低血糖、卟啉病、结节性多动脉炎、红斑狼疮);③炎症(慢性炎症性脱髓鞘性多发性神经病及与腮腺炎或白喉相关的神经炎);④遗传性疾病,通常为变性疾病,主要包括:沉积病、脑白质营养不良、有周围神经受累的脊髓小脑变性及 Bas-sen-Kornzweig 综合征;⑤遗传性感觉神经病或遗传性运动感觉神经病。与肿瘤、维生素缺乏或维生素 B6 摄入过量有关的多发性神经病在儿童未见报道或极其罕见。

最常见的隐匿起病的慢性神经病没有明确的病因。这种慢性脱髓鞘性神经病(chronic inflammatory demyelinating neuropathy,CIDP)被认为是免疫介导的并可能复发。有时出现面瘫。脑脊液蛋白升高。神经传导速度减慢,神经活检异常。虽然神经活检可显示圆形细胞浸润,但免疫学异常很少得到证实。皮质激素和其他免疫抑制药有长期疗效。

(二)临床表现

遗传性神经病(hereditary neuropathies)是现有记录的儿童期慢性神经病最常见的原因。详细的遗传病史(谱系)询问和检查以及对患者及亲属的电生理测试(感觉运动神经传导及 EMG)是诊断的关键。很多变异型都可以进行遗传检查。神经活检极少使用。

在其他遗传性神经病中,共济失调常作为一个突出的表现而掩盖神经病。例如 Friedreich 共济失调、显性遗传的小脑性共性失调和 Marinesco-Sj ogren 综合征。某些遗传性神经病与已知的可治疗的代谢性疾病有关。这类疾病将在第 34 章详述。

测量运动感觉神经传导速度可做出慢性多发性神经病的实验室诊断。肌电图可显示神经源性多相波。脑脊液蛋白常有升高,有时伴有 IgG 指标增加。神经活检通过撕裂神经纤维和异染性染色,可证实髓鞘缺失和程度较轻的轴索缺失,神经纤维周围结缔组织增加或同心圆样板层(所谓洋葱皮样外观)。肌肉活检显示失神经表现。其他针对前面所提及的特异性病因的实验室检查,包括对重金属、代谢病、肾病、血管疾病的筛查。

(三)治疗和预后

治疗尽可能针对特异性疾病。对于病因不明或被认为是慢性炎症所致的神经病,皮质激素治疗为首选用药(急性 Guillain-Barre 综合征即急性炎症性脱髓鞘性神经病,AIDP 除外)。泼尼松的起始剂量为 2～4mg/(kg·d)口服,逐渐减量至最小有效剂量;症状复发时,须重新开始服用(泼尼松一般不用于遗传性神经病)。免疫调节疗法可能更安全,IVIG、血浆置换法、麦考酚酸吗乙酯及利妥昔也可考虑选择使用。

长期预后视病因及能否给予针对病因的治疗而定。在激素依赖型中,残留功能缺陷更常见。

第四节 其他神经肌肉疾病

一、松软婴儿综合征

诊断要点和典型特征:

婴儿早期,肌肉活动减少,无论是主动运动、被动运动还是对姿势反射的反应。

幼小婴儿,安静呈"蛙状"或其他不常见姿势。

较大婴儿,运动发育里程碑延迟。

概述

正常情况下,幼小婴儿在腹部悬空(即一只手托住婴儿胸部)时会保持头部轻微上抬(不超过45°),背部平直或基本平直,上肢肘部屈曲并轻微外展,膝部部分屈曲。"松软"婴儿身体下垂像个倒置的U。正常新生儿从仰卧位被拉起依靠手支撑坐着时会努力保持头部与身体在同一平面(牵引反应)。显著头后仰是松软婴儿的特征。关节活动度过大不是可靠的标准。

年长儿就诊的常见原因是走路、跑、爬楼梯等运动功能延迟,或运动困难,或缺乏持久性。肌张力低下或运动功能下降是神经肌肉疾病的常见主诉,但也可能伴随有各种全身疾病(非神经肌肉性)或由于某些结缔组织病。

1.瘫痪组

瘫痪伴肌张力低下婴儿(表现为瘫痪)通常为下运动神经元混合损害。抗重力运动显著缺乏(如不能踢腿、举臂或保持腿或臂抬起的姿势),对刺激如轻微的疼痛或瘙痒无反应。脊髓性肌萎缩1型(Werdnig-Hoffman病)是最常见的原因。周围神经疾病罕见。肉毒素中毒和重症肌无力(罕见)是神经肌肉接头处的病因。强直性肌营养不良和罕见的肌病(如中央轴空病)属于肌肉疾病的范畴。

在脊髓前角细胞或肌肉疾病中,近端无力(即肩和臀),但手指运动保存。腱反射消失或减弱,对有害刺激的反应强度减弱。精细运动、智力发育、个体发育及社交发展里程碑正常,如丹佛发育筛查试验(DDST或DenverⅡ)测试中所示。

(1)肌病:先天性肌病、肌营养不良、肌强直综合征及周期性发作性麻痹已于此章前面讨论。

(2)累及肌肉的糖原贮积病:Ⅱ型患者(Pompe病,由于酸性麦芽糖酶缺乏所致)最可能表现松软婴儿。在Ⅴ型患者(McArdle磷酸化酶缺陷)或由于磷酸果糖激酶缺乏或磷酸己糖异构酶抑制的糖原贮积病中,婴儿期用力时肌痉挛或容易疲劳为主要表现,而不是松软。

(3)重症肌无力:表现为瘫痪的松软婴儿、新生儿一过性肌无力及先天性持续性肌无力在本章前面已经叙述。

(4)多关节弯曲(多关节先天畸形):本症状复杂,有时伴有肌张力低下,可能是神经源性的或肌源性的(或两者都有),也可能同时存在其他多种畸形。

(5)脊髓损害:臀位胎吸助产可引起颈髓以下至胸髓上段之间的牵拉或撕裂,从而导致新生儿严重瘫痪。现在由于产科技术的改进,这种情况已经罕见。Klumpke低位臂丛麻痹可能出现;腹部通常极度柔软,下肢迟缓性瘫痪。病初出现尿潴留,晚期为自主功能性膀胱。脊髓造影或MRI可以确定病变部位,数周后下肢明显痉挛。治疗是系统性的,包括对症治疗及皮肤护理,最终靠拐杖或轮椅行动。

2.非瘫痪组

非瘫痪性肌张力低下婴儿常有大脑受损。腱反射可能被抑制或不出现的情况少见;反射活跃(伴肌张力低下)提示高节段或大脑功能障碍。宫内或围生期大脑和脊髓的损害尽管有时难以查明,却是主要原因(偶尔出现于新生儿期的严重先天性肌张力障碍很像非瘫痪性肌张力低下)。持续的严重肌张力低下是危险的。肌张力常常会变化。可能会出现痉挛或其他形式的脑性瘫痪;肌张力增高或肌张力低下会在同一婴儿的不同时期出现。舞蹈手足徐动样运动或共济失调和发育延迟可以明确诊断。深反射亢进,病理反射(Babinski 征、颈强直)可存在或加重。

肌酸激酶和肌电图通常正常。神经传导速度延长(在这种情况下罕见)提示多发性神经炎或脑白质营养不良。肌活检利用特殊染色方法或组织学分析,常显示与随意运动能力减低相关的Ⅱ型纤维显著减少。

在新生儿期和婴儿早期的松软无力,后来的运动里程碑发育延迟是许多患有各种中枢神经系统疾病患儿的临床特征,这些疾病包括智力发育迟缓,如 21-三体综合征。在许多这类病例中,无法做出特异性诊断。密切观察运动发育和适应能力的评分,如根据 DDST,是有帮助的。

二、脑性瘫痪

"脑性瘫痪"一词是一个非特异性术语,用于描述慢性、静止性的肌张力、肌力、运动或动作的协调性受损。这一词语的含义是指疾病是非进行性的而且是由于在出生前、出生时或围生期大脑遭受某种类型损害所致。其他神经系统疾病或缺陷(如失明、耳聋或癫痫)也常常共存。大约 0.2% 的活产新生儿有某种形式的脑性瘫痪。其病程、严重程度、临床表现和预后有很大差异。

脑瘫最常见的表现类型(75% 的病例)是肢体的痉挛。不同名词用以描述不同受累肢体的瘫痪:单瘫(一个肢体);偏瘫(一侧上下肢但上肢受累更重);截瘫(双下肢,上肢不受累);四肢瘫(四个肢体均等受累)。

共济失调是第 2 种常见的脑性瘫痪类型,约占 15% 的病例。共济失调常影响上肢精细的共济运动,但也可以影响下肢和躯干。表现为舞蹈手足徐动症的不自主运动占 5%,不伴痉挛的持续肌张力低下占 1%。

根据运动缺陷的类型和严重程度,可能会发生相关的神经功能缺陷或疾病:约 50% 有癫痫、26% 出现轻度智力发育迟滞,27% 有严重发育落后。还可出现语言、听力、视力、感知觉等方面的障碍,这些障碍不同程度、不同组合存在。

体检结果各异,主要是痉挛、反射亢进、共济失调和不自主运动。常有小头畸形。偏瘫患者患侧肢体可能较健侧小而短。白内障、视网膜病和先天性心脏病还可提示先天感染,如巨细胞病毒或风疹病毒。

适当的实验室检查有赖于病史和体格检查。MRI 有助于了解不同程度的脑损伤,且神经影像学结果有时还可提示特异性病因(如先天性巨细胞病毒感染有脑室周围钙化)。其他可以考虑的诊断性试验包括针对病史或 MRI 结果的遗传检查;尿氨基酸和有机酸分析;血氨基酸、乳酸、丙酮酸和血氨浓度的检测。

脑瘫患儿的确诊部分依赖于排除其他神经科疾病,并跟踪足够的时间以确保病症呈静止性、非进展性。

治疗的目的是帮助患儿通过物理治疗、作业治疗和语言治疗,最大限度地获得生理功能。矫形器的运用和干预、特殊教育性帮助均有助于改善预后。许多患儿需要药物治疗(如肉毒素)以控制其痉挛和抽搐。运动强制性使用疗法作为一项新的治疗方法正处于对照试验中。

为家长和家庭提供咨询、制订教育计划和志愿者团体帮助也非常重要。

脑瘫患者的预后很大程度上取决于患儿的 IQ、运动功能缺陷的严重程度和患者生活受影响的程度。误吸、肺炎或其他伴发感染是最常见死因。

相反,轻度脑瘫患者会随着年龄增长而改善,一些患者的运动功能缺陷到 7 岁时即已恢复。许多智力正常的儿童寿命正常,可度过成功、满意的人生。

病因常常不明或由多因素所致。25% 患者不能做出明确的病因诊断。小于胎龄儿的发病率高。宫内缺氧是常见病因。其他已知的病因有宫内出血、感染、中毒、先天畸形、产科并发症(包括产时缺氧)、新生儿感染、核黄疸、新生儿低血糖、代谢障碍和少量的遗传性综合征。

第七章　风湿性疾病

第一节　幼年特发性关节炎

诊断要点和典型特征：

关节炎，表现为关节疼痛、肿胀、局部温度升高、触痛、晨僵以及一个或多个关节活动受限，持续至少 6～12 周。

可能伴有相关的全身表现，包括发热、皮疹、眼葡萄膜炎、浆膜炎、贫血和疲劳。

幼年特发性关节炎(juvenile idiopathic arthritis，JIA)是指一个或多个关节的慢性炎症，持续至少 6～12 周。它分为 4 个亚型：少关节型、多关节型、全身型和与附着点相关型。JIA 的确切病因仍不明确，但有大量的证据表明它是一种与遗传易感因素相关的自身免疫疾病。

一、临床表现

(一)症状和体征

少关节型是 JIA 最常见的类型，占 JIA 的 50％，它的特点是受累关节≤4 个。这种类型的 JIA 常累及中到大关节。关节炎的不对称性分布常导致儿童腿长度差异，由于血流和生长因子的增加使患侧腿比健侧腿长。滑膜炎常比较轻且可能无痛。除眼部炎症外其他全身表现少见。这一类型 JIA 中有多达 30％的患儿存在隐匿无症状的眼葡萄膜炎，如不治疗可能会导致失明。眼部炎症活动与关节炎并无关联。因此，如果抗核抗体(ANA)阳性则应每 3 个月用裂隙灯进行眼部常规筛查，如果 ANA 阴性则应每 6 个月进行眼部常规筛查，至少持续 4 年(从关节炎发病开始算起)，因为关节炎症状发作后 4 年是眼部炎症发生的高危期。多关节型占 JIA 的 35％，特点是受累关节≥5 个，大小关节均可受累，常呈对称性。可能出现低热、疲劳、类风湿小结和贫血，但全身表现不明显。可分为类风湿因子阳性和类风湿因子阴性两个亚型。前者类似成年人的类风湿关节炎，病程更为缓慢且更具破坏性。

全身型，又称斯蒂尔病，是最少见的类型，占 JIA 的 10％～15％。关节炎症可累及任何数量的关节，大小关节都会累及，但也可能在疾病的早期无关节炎症表现。全身型的一个典型的特征是高热，通常高达 39～40℃，且典型的每天发生 1～2 次，两次热峰之间体温常能降至正常或正常以下。90％的患者出现典型的、易消退的淡红色斑疹，在受压部位皮肤及高热时更为明显。另一些非 JIA 特异性的全身表现包括肝脾淋巴结肿大、白细胞增多和浆膜炎。

附着点相关型常见于 10 岁以上的男性，常累及下肢大关节，其特征是肌腱附着部位(附着点)的炎症，例如胫骨结节或足跟。下背痛和骶髂关节炎也很常见。

(二)实验室检查

JIA无特异性诊断试验。红细胞沉降率正常并不能排除JIA。然而,全身型JIA患者有典型的炎症指标显著升高,包括血沉、C反应蛋白、白细胞计数和血小板计数。10%～15%的患者类风湿因子呈阳性,多见于8岁以上的多关节型患者。新的检测方法——抗环瓜氨酸肽(cyclic citrullinated peptide,CCP)抗体能在类风湿因子出现之前就检测出来,且对类风湿关节炎有非常高的特异性。在少关节型关节炎,ANAs与虹膜睫状体炎的高风险相关。ANA阳性在迟发型类风湿因子阳性的JIA中也极常见。携带HLA-B27抗原与发生附着点相关性关节炎的高风险相关。

表7-1列出了不同疾病状态下关节液的一般特征。进行关节吸引术和滑膜液分析的主要指征是排除感染,革兰染色或培养阳性是感染的唯一确诊试验。白细胞计数超过$2000/\mu l$提示炎症,可能是由感染、风湿性疾病、白血病或关节炎活动引起。极低的糖浓度($<40mg/dl$)或极高的多形核白细胞计数($>60000/\mu l$)高度提示细菌性关节炎。

(三)影像学研究

在早期阶段仅可见到软组织肿胀和关节周围骨质疏松。MRI检查可显示受累关节早期损害,钆增强MRI则能证实滑膜炎存在。在随后的病程,X线平片能显示因慢性炎症引起的软骨变薄和骨侵蚀性改变而导致的关节间隙变窄,尤其是类风湿因子阳性的患者。

表7-1　关节液分析

疾病	细胞/μl	葡萄糖[a]
外伤	红细胞多于白细胞;通常白细胞<2000	正常
反应性关节炎	白细胞3000～10000;多为单核细胞	正常
幼年特发性关节炎和其他关节炎症	白细胞5000～60000;多为中性粒细胞	通常正常或轻度降低
化脓性关节炎	白细胞>60000;中性粒细胞>90%	降低

[a] 正常值≥血清葡萄糖值的75%

二、鉴别诊断

表7-2列出了导致儿童肢体疼痛最常见的病因。JIA是一个排除性诊断,因此诊断前排除引起相似症状和体征的其他疾病至关重要。JIA的鉴别诊断广泛,包括矫形外科情况、感染性疾病和恶性肿瘤。少数主要特征如疼痛发生时间及相关症状体征有助于鉴别。在炎症状况下,患者通常在晨起时症状加重同时伴有僵硬。相反,外科情况的患者通常在白天和活动时症状加重。生长痛是儿童时期腿痛的常见病因,其特征为夜间的非局限性疼痛,常使儿童夜间痛醒;白天没有症状;没有炎症的客观体征。生长痛的患者常要求进行按摩,而关节炎患者在这一方面表现不明显。

单关节性关节炎时确定诊断尤为重要。除了淋病相关性关节炎可能呈游走性外,细菌性关节炎常是急性的单关节炎。单个关节炎急性过程中伴随发热、白细胞增多和红细胞沉降率增快时需进行关节液检查和培养以确定病原体。髋部和下肢疼痛是儿童肿瘤特别是白血病、神经母细胞瘤和横纹肌肉瘤的一个常见症状,可见肿瘤的骨浸润和关节渗出液。此时有必要对受累关节进行摄片和行血涂片检测以明确是否有异常细胞和血小板减少。乳酸脱氢酶（lactate dehydrogenase，LDH）增加提示肿瘤的可能。对疑似病例应进行骨髓检查。

目前已证实有近 50% 的反应性关节炎存在前驱症状。反应性关节炎常急性起病并呈游走性。症状持续时间是反应性关节炎与 JIA 的一个重要鉴别点。反应性关节炎症状常在 4～6 周消退，相反，要达到慢性关节炎的诊断标准，JIA 症状至少持续 6～12 周。

风湿热的关节炎呈游走性、暂时性，并常比 JIA 更痛。风湿热在小于 5 岁的儿童中罕见。对于疑似病例，应通过实验室和心电图检查寻找风湿性心肌炎的证据。近期链球菌感染的证据对风湿热的诊断非常重要。与全身型 JIA 特征性的峰形热不同，风湿热为持续性低热。莱姆关节炎类似于单关节型 JIA，不过前者为散在的、反复发作的关节炎，持续 2～6 周。对于疑似莱姆关节炎的病例，需要进行莱姆病螺旋体抗体滴度检测，确诊要通过蛋白质印记检查。

三、治疗

治疗目标是恢复功能、缓解疼痛、维持关节活动、避免软骨和骨质破坏。

(一)非甾体消炎药

非甾体消炎药（NSAIDs）是一线治疗药物，可选择的范围十分广泛但只有少数可用于儿童，包括萘普生（naproxen，10mg/kg，每日 2 次），布洛芬（ibuprofen，10mg/kg，每日 3～4 次）和美洛昔康（meloxicam，0.125mg/kg·每日 1 次）。儿童患者 NSAIDs 和食物一起服用一般耐受性都较好，症状改善的平均时间是 1 个月，但有一些患者服用 8～12 周后仍未见任何反应。

(二)缓解病情药物和生物制剂

对 NSAIDs 无反应的 JIA 患者可选择二线药物氨甲蝶呤（Methotrexate），每周 1 次，症状通常可在 3～4 周开始出现改善。患者对低剂量[单剂量 5～10mg/(m² · 周)或 1mg/(kg·周)]的氨甲蝶呤有很好的耐受性。潜在的不良反应包括恶心、呕吐、脱发、口腔炎、骨髓抑制和肝毒性，因此每 2～3 个月需进行一次血常规及肝功能检查。另有一些缓解病情药物可用于疾病持续活动或对氨甲蝶呤不能耐受的患者。来氟米特（Leflunomide）是一种抗嘧啶药，它和氨甲蝶呤同样有效，不良反应包括腹泻和脱发。肿瘤坏死因子在 JIA 发病机制中起着非常重要的作用，其抑制药包括依那西普、英夫利昔单抗和阿达木单抗。这些药物在控制疾病和防止骨、软骨受破坏方面效果显著，并且可伴随影像学上的改善。然而，它们潜在的长期作用仍不清楚，并且非常昂贵，需要胃肠道外给药。现已证明对上述治疗无反应者使用新的生物学制剂，如阿那白滞素、利妥昔单抗和阿巴西普已有些初步的作用。

(三)皮质激素

类固醇激素是严重受累的儿童及全身性疾病患者的保守用药。关节局部皮质激素注射对仅一个或少数几个关节有炎症的患者可能有效。己酸丙炎松（Triamcinolone hexacetonide）是一种能用于注射的长效皮质激素，一般能控制疾病数月。

表 7-2 儿童肢体痛的鉴别诊断

矫形外科

应力性骨折

髌骨软化症

奥斯哥特-施拉特病(胫骨结节骨软骨炎)

股骨头骨骺滑脱

Legg-Calve-Perthes 病(股骨头骨骺骨软骨病)

过度活动综合征(Hypermobility syndrome)

反应性关节炎

过敏性紫癜

中毒性髋关节滑膜炎

病毒感染后暂时性滑膜炎

风湿热

链球菌感染后关节炎

感染

细菌

莱姆关节炎

骨髓炎

化脓性关节炎

椎间盘炎

病毒:微小病毒;EB 病毒;乙型肝炎病毒关节炎

风湿病

幼年特发性关节炎

系统性红斑狼疮

皮肌炎肿瘤

白血病

淋巴瘤

神经母细胞瘤

骨样骨瘤

骨肿瘤(良性或恶性)

疼痛综合征

生长痛

纤维肌痛

复杂性区域疼痛综合征

(四)眼葡萄膜炎

虹膜睫状体炎应该通过眼科医生密切监测。主要治疗是局部使用皮质激素眼药水及扩瞳剂以预防虹膜和晶状体之间瘢痕形成。对于局部治疗失败的患者,可用氨甲蝶呤、环孢素和英夫利昔单抗治疗。

(五)康复

物理和作业治疗对于维护关节活动度、伸展性和牢固性至关重要。这些练习以及其他方式如热疗、水疗及超声治疗,可以帮助控制疼痛、维持和恢复功能,并防止畸形和功能丧失。单关节型 JIA 的儿童下肢不对称性关节受累可导致腿长度差异,可能需要将健侧鞋垫高。

四、预后

JIA 的病程和预后因疾病的类型而异。总体预后较好,75%～80%的患者可缓解,不会严重致残。扩展性少关节型和多关节型儿童,较多的关节受累,其病程可能较长且病情较重。类风湿因子阳性的患者具有转变成慢性侵蚀性关节炎的高风险,并可能持续至成年。全身型关节炎的全身特征在数月至数年内趋于缓解。6 个月后仍有持续全身性症状、血小板增多症和更大范围的关节炎的全身型患者预后较差。

第二节　系统性红斑狼疮

诊断要点和典型特征:

关节、浆膜、皮肤、肾、血液和中枢神经系统的多系统炎症性疾病。

存在自身抗体如 ANA、dsDNA 和抗 Sm 抗体,并且与疾病的发病机制相关。

一、发病机制

系统性红斑狼疮(systemic lupus erythematosus,SLE)是一种免疫复合物病,其发病机制与循环和受累组织中抗原抗体复合物的形成有关。其症状谱取决于组织特异性自身抗体以及由淋巴细胞、中性粒细胞、免疫复合物沉积诱发的补体对组织的损伤。自身反应性 T 淋巴细胞逃脱克隆缺失和 B 淋巴细胞不受调节地产生自身抗体可能启动疾病的发生。

二、临床表现

(一)症状和体征

儿童 SLE 常见于 9～15 岁的女孩。症状和体征取决于免疫复合物沉积的器官。美国风湿病学会已经制订了诊断标准,必须符合至少 4 条才能确立诊断。

1.颊部红斑

光敏感的,位于面颊和鼻梁因此被称为蝶形红斑。

2.盘状红斑

呈环形、鳞状,皮疹位于头皮、面部和四肢,能导致瘢痕形成。

3.光过敏

太阳照射后出现皮疹增加或其他疾病表现。

4.黏膜溃疡

硬腭或鼻中隔部位的无痛性溃疡

5.关节炎

大关节或小关节的非侵蚀性关节炎,典型的呈对称性分布。

6.浆膜炎

心包炎或胸膜炎,常伴胸痛和呼吸困难。

7.肾损伤

蛋白尿($>0.5g/d$)或细胞管型。

8.神经系统异常

癫痫或精神症状(或两者皆有)。

9.血细胞计数异常

白细胞减少($<4000/mm^3$),Coombs 试验阳性的贫血,和(或)血小板减少症($<100000/mm^3$)。

10.ANA 阳性

见于几乎 100％的 SLE 患者。

11.自身抗体

dsDNA 抗体、抗 Sm 抗体、抗心肌磷脂抗体、狼疮抗凝物阳性,或梅毒血清试验假阳性。

其他常见的症状体征包括发热、疲劳、体重减轻、食欲减退、雷诺现象、肌炎、血管炎、舞蹈病、神经病、抑郁和认知改变。

(二)实验室检查

全血细胞计数异常很常见,包括白细胞减少症、贫血和血小板减少症。大约 15％的患者 Coombs 试验阳性,但很多患者是因为其他原因导致贫血,包括慢性疾病和失血。合并严重肾损伤的患者可出现电解质紊乱、肾功能检测指标升高和低蛋白血症。疾病活动时 ESR 常升高;相反,CRP 常正常。当 CRP 升高的时候,探寻感染因素特别是细菌感染非常重要。因为肾脏受累性 SLE 患者其他方面的临床表现很轻微,所以尿液分析监测(蛋白尿和血尿)至关重要。在免疫复合物性疾病,补体是被消耗的;因此,在疾病活动时 C3、C4 水平降低。

几乎 100％的患者 ANA 试验阳性,滴度通常为 1：320 或更高。对于疑似 SLE 的患者,获得包括直接抗 dsDNA、Smith、核糖核蛋白、SS-A 和 SS-B 的抗体的完整抗核抗体谱是非常重要的,以更好地显示疾病的血清学特征。50％～60％的儿童患者具有抗磷脂抗体,因此他们血栓形成的风险增加,所以有必要对所有 SLE 患者进行抗心磷脂抗体和狼疮抗凝物的筛查。

三、鉴别诊断

SLE的疾病谱非常宽,所以其鉴别诊断范围也非常宽,包括全身型JIA、混合性结缔组织病(mixed connective tissue disease,MCTD)、风湿热、血管炎、恶性肿瘤、细菌和病毒感染。ANA阴性基本上能排除SLE。抗dsDNA和Sm抗体对SLE具有极高的特异性。诊断标准(美国风湿病协会制定)有助于明确诊断,特异性和敏感性均能达到96%。

MCTD是与几种胶原血管病症状重叠的综合征,与SLE有许多共同特征。该综合征症状多样,常包括关节炎、发热、皮肤发紧、雷诺现象、肌无力和皮疹。ANA试验常阳性且滴度高。除了直接抗核糖核蛋白抗体,ANA谱为阴性。

四、治疗

SLE的治疗应根据受累的器官系统来进行调整,以使毒性最小化。泼尼松是主要的治疗药物,它能显著降低SLE的病死率。对病情严重、有生命危险或器官危险的患者,常静脉给予单剂量的甲强龙30mg/kg(最大剂量1000mg),每日1次持续3d,之后改为2mg/(kg·d)的泼尼松。药物剂量应根据疾病活动的临床和实验室指标进行调整,尽量使用能控制疾病的最小剂量。皮肤表现、关节炎和疲劳可以用抗疟药,如羟氯喹(hydroxychloroquine)5~7mg/(kg·d)口服。胸膜炎痛和关节炎常用NSAIDs控制。

如果泼尼松不能很好地控制疾病或需要用到产生不能耐受的不良反应剂量,则应加用类固醇减量制剂,如麦考酚酸吗乙酯(Mycophenolate mofetil)、硫唑嘌呤(Azathioprine)或环磷酰胺(Cyclophosphamide)。最近有一种直接抗CD20的单克隆抗体—利妥昔单抗被用于治疗顽固的活动性SLE,尤其适于有血液学表现的患者。经证实存在抗磷脂抗体的患者应每天服用阿司匹林防止血栓形成。因凝血抗体造成的血栓需要长时间抗凝治疗。

必须谨慎考虑药物的不良反应。长期使用泼尼松的严重不良反应有生长障碍、骨质疏松、库欣综合征、肾上腺抑制和无菌性坏死。应用大剂量的皮质激素[>2mg/(kg·d)]时存在感染的高风险。环磷酰胺能导致膀胱上皮异常增生、出血性膀胱炎和不孕。硫唑嘌呤能导致肝损伤和骨髓抑制。如果血总白细胞计数降至3000/μl以下或中性粒细胞降至1000/μl以下则应中断免疫抑制治疗。推荐剂量的羟氯喹(Hydroxychloroquine)目前尚未发现会导致视网膜损伤。

五、预后

SLE的预后与肾脏受累或感染性并发症相关。但5年生存率已从1954年的51%上升到如今的90%。SLE存在自然消长变化周期,可在任何时候突然发病,很少发生自发性缓解。

第三节　其他风湿性疾病

一、皮肌炎

诊断要点和典型特征:特征性皮疹。近端肌无力,偶累及咽喉部肌群。发病机制与血管炎有关。

(一)临床表现

1.症状和体征

皮肌炎(dermatomyositis)的主要症状是近端肌肉无力,常见于骨盆带肌和肩胛带肌,可伴压痛、僵硬和肿胀。咽部肌肉受累表现为声音改变和吞咽困难,同时易致误吸。肠血管受累区域可出现溃疡和穿孔。关节弯曲挛缩和肌肉萎缩可留下明显的畸形。肌肉和皮肤炎症之后可能出现钙质沉着。

皮肌炎时可看到一些特征性的皮疹。患者上眼睑部通常有淡紫色伴紫红色的皮疹,以及同时存在伴随眼睑和脸部水肿的面颊疹。Gottron 皮疹是指出现于指关节、肘和膝的伸面的发亮的、红色的鳞屑样皮疹。甲皱异常包括肿胀、血栓形成和甲周毛细血管缺失,常提示预后较差。

2.实验室检查/影像学检查/特殊试验

测定肌酶水平包括谷草转氨酶、谷丙转氨酶、乳酸脱氢酶、磷酸肌酸激酶和醛缩酶有助于确定诊断、评估疾病活动情况和监测治疗反应。即使在面部大范围肌肉炎症时 ESR 和 CRP 水平通常都是正常的。疑似病例可进行股四头肌 MRI 扫描以证实炎症性肌炎的存在。肌电图可用于区别肌源性和神经源性肌无力。肌炎不伴特征性皮疹的病例则可进行肌活检。

(二)治疗

治疗目的在于抑制炎症反应,防止肌肉功能及关节活动度丧失。对于急性病例,评估通气功能、吞咽功能以及排除肠血管炎是非常重要的。皮质激素是皮肌炎的首选治疗,初始治疗通常给予泼尼松 2mg/(kg·d),直到疾病得到控制后剂量才逐渐减少。严重病例可给予静脉注射 3d 甲强龙的冲击疗法。根据体格检查和肌酶水平调整治疗。通常至少维持 2 年最小剂量的激素治疗来降低疾病发作和钙质沉着的风险。如果疾病持续活动,则应加用激素减量制剂如氨甲蝶呤、环孢素,且重症患者应加用环磷酰胺。

羟氯喹和丙种球蛋白静脉滴注对控制皮肤症状有显著效果。因皮疹对日光敏感,所以防晒非常重要。物理和作业疗法应该在疾病的早期进行。开始时,应进行被动的全范围关节活动以防止活动能力丧失;之后,一旦肌酶恢复正常则建议进行逐渐增加的伸展和力量训练以恢复正常的强度和功能。

(三)预后

大部分患者为单周期病程,10%～20%的患者出现慢性和复发的症状。影响预后因素包括发病速度、肌无力的范围、皮肤或胃肠血管炎的存在、诊断的及时性、开始的治疗和对治疗的反应。儿童皮肌炎不同于成年人,不会伴有癌症增加的风险。

二、雷诺现象

雷诺现象是一种间歇性肢端血管痉挛,多达 10% 的成年人有这种病症,儿童期发病较少见。典型的三相反应是寒冷引起的苍白,之后青紫,紧接着充血;但不完全的形式也很常见。对于年龄＞35 岁 ANA 阳性的成年人,雷诺现象可能是风湿性疾病的前驱表现。在儿童中少见。疾病评估包括详细的风湿性疾病相关的系统病史回顾和检查是否存在甲皱毛细血管异常。对于无阳性发现的患者其雷诺现象可能是原发性的。

治疗包括保持肢端和体核温暖及应激作用的教育。对于症状明显的患者,给予钙通道阻滞药如硝苯地平可能有效。

三、非炎性疼痛综合征

(一)复杂性区域疼痛综合征

复杂性局部疼痛综合征(complex regionalpain syndrome)之前称为反射性交感神经营养不良症(reflex sympathetic dystrophy),是一种常与关节炎混淆的疼痛状态。患病率呈增长趋势。特征性标志是肢体剧烈疼痛导致功能几乎完全丧失。自主功能障碍包括苍白或青紫、温差(患肢温度比周围区域低)和广泛的肿胀。检查时有明显的皮肤痛觉过敏,即使是轻微的碰触。实验室检查正常,无全身炎症的证据。除了后期发生的骨质疏松外,X 线检查正常。骨扫描有助于诊断,可显示疼痛肢体血流增加或减少。

发病诱因仍不明确。治疗包括物理治疗,主要集中于恢复功能、保持关节活动度以及减轻疼痛。NSAIDs 有助于控制疼痛,加巴喷丁(Gabapentin)对慢性疾病患者常有效。症状持续的患者可能对局部神经阻滞药有效。咨询有助于辨别潜在的心理社会应激源和帮助疼痛管理。如果迅速恢复则长期预后好,复发意味着预后较差。

(二)纤维肌痛

纤维肌痛(fibromyalgia)是一种以弥散性肌肉骨骼痛、疲劳、睡眠障碍和慢性头痛为特征的慢性疼痛综合征。天气变化、疲劳和压力会使症状加重。除了特征性的肌肉附着点,特别是颈部、脊柱和骨盆处的压痛之外,其他检查均正常。

以物理治疗、非麻醉性止痛药、改善睡眠和咨询为主。小剂量的阿米替林(Amitriptyline)或曲唑酮(Trazodone)对睡眠有帮助并能显著减轻疼痛。物理治疗强调通过伸展锻炼和促进规则的有氧运动来促进逐步康复。普加巴林是第一个通过美国 FDA 批准的治疗纤维肌痛的药物。成年人纤维肌痛患者使用该药物后可使疼痛减轻,将来的计划是测试它用于儿童患者的安全性和有效性。儿童纤维肌痛的预后仍不清楚,可能需要长期的策略来帮助应对。

(三)过度活动综合征

韧带松弛以往认为只存在于埃勒斯一当洛综合征和 21-三体综合征中,现在被公认为是关节痛的一个常见原因。过度活动综合征患者表现为在体力活动增加后出现持续数天的间歇性关节痛和偶尔的关节肿胀。几乎所有关节都可能受累,取决于所进行的活动。目前已确立了

5 条诊断标准:①拇指被动活动可触及前臂屈侧;②手指被动伸展以至于可与前臂伸侧平行;③肘关节伸展过度;④膝关节伸展过度;⑤手掌着地时膝关节伸直。实验室检查结果正常。过度活动综合征相关疼痛是因运动时关节松弛导致关节对准不当而引起的。治疗包括制定分级调节计划来为韧带松弛的关节提供肌肉支持;以及对患者进行培训,告知他们如何保护关节防止过度伸展。

第八章　儿科感染性疾病

第一节　病毒感染

一、麻疹

麻疹(measles)是由麻疹病毒引起的一种以发热、呼吸道卡他症状和特征性皮疹为主要临床表现的急性呼吸道传染性疾病。麻疹疫苗具有高度预防效力,全球麻疹发病率和病死率明显降低,但麻疹仍是造成全球儿童死亡的原因之一。2010 年,全球有 13.93 万人死于麻疹,主要分布在卫生设施薄弱的低收入国家。该病临床上除发热、上呼吸道炎、结膜炎外,口腔麻疹黏膜斑(又称柯氏斑)、全身斑丘疹及皮疹消退后遗留色素沉着伴糠麸样脱屑是其特征性表现。患儿病后大多可获得终身免疫。常见并发症为肺炎、喉炎,也是导致麻疹患儿死亡的重要原因。

【病原学】

麻疹病毒为 RNA 病毒,属于副黏病毒科麻疹病毒属,球形颗粒,具有 6 种结构基因,分别编码血凝蛋白(H)、融合蛋白(F)、核蛋白(N)、磷蛋白(P)、基质蛋白(M)和巨蛋白(L)。仅有一种血清型,但有多个基因型。人类是唯一宿主。麻疹病毒在外界生存力弱,不耐热,对紫外线和消毒剂均敏感。飞沫中的病毒在室内可存活 32 小时以上,在流通的空气中或阳光下半小时失去活力。

【流行病学】

麻疹患者是唯一的传染源,主要通过与患者直接接触和呼吸道分泌物飞沫传播。感染早期,病毒在患者呼吸道大量增殖,含有病毒的分泌物经过患者的呼吸、咳嗽或喷嚏排出体外并悬浮于空气中进行传播。麻疹患者出疹前后的 5 天内其结膜、呼吸道分泌物、尿和血液均有病毒,均有传染性,如有并发症传染性可延长至出疹后 10 天。发病高峰以冬春季为主,但一年四季均可有发病。

【发病机制】

麻疹病毒通过鼻咽部、支气管等进入呼吸道,在上皮细胞和局部淋巴组织中大量复制后侵入血液,出现第一次病毒血症,通过全身单核·巨噬细胞系统增殖后再次进入血液,形成第二次病毒血症,并向其他器官传播,如脾、胸腺、肺、肝、肾、消化道黏膜、结膜和皮肤,引起一系列临床表现。感染麻疹病毒后,人体可产生相应抗体,对麻疹病毒具有免疫力。麻疹病毒也可直接侵入 T 淋巴细胞,释放抑制性细胞因子如白介素 4 等,可能导致麻疹病程中及其后细胞免疫功能低下,易并发喉炎、支气管肺炎或结核病恶化,而营养不良或细胞免疫缺陷的儿童,是重型麻疹的高危人群。

【病理】

麻疹的病理特征是感染部位数个细胞融合形成多核巨细胞,存在于皮肤、呼吸道和肠道黏膜、眼结膜及全身淋巴组织。病毒或免疫损伤致真皮和黏膜下层毛细血管内皮细胞肿胀、增生、单核细胞浸润及浆液性渗出形成麻疹皮疹和麻疹黏膜斑。由于病变局部红细胞崩解,使疹退后留有色素沉着。

【临床表现】

1.典型麻疹

典型麻疹可分为以下四期:

(1)潜伏期:大多为6~21天(平均10天左右)。

(2)前驱期:也称出疹前期,从发热到出疹前阶段,约为3~4天。主要表现为:①发热:多为中度以上,热型不一。②上呼吸道及结膜炎的卡他表现:流涕、喷嚏、咳嗽等呼吸道感染症状,眼结合膜充血、流泪、畏光等结膜炎表现。③麻疹黏膜斑(科氏斑):是麻疹早期的特异性体征,位于第二磨牙相对的颊黏膜上,直径约0.5~1mm的灰白色点状皮疹,周围有红晕,可迅速累及整个颊黏膜,部分皮疹融合,部分皮疹糜烂,似鹅口疮。该黏膜斑常在出疹前1~2天出现,于出疹后2~3天消失。④其他表现:如食欲缺乏、精神不振等,婴儿可有呕吐、腹泻症状。偶见一过性皮肤荨麻疹或猩红热样皮疹。

(3)出疹期:持续1周左右。多于发热3~4天后开始按顺序出皮疹,皮疹首先出现于耳后、发际,逐渐至额部、面、颈部,由上而下再至躯干、四肢,最终达手心与足底,2~3天可遍及全身,3~5天达高峰。皮疹初为充血性红色斑丘疹,压之褪色,直径2~5mm,疹间皮肤正常,无痒感。出疹高峰时部分皮疹融合成片,部分患者有出血性皮疹,呈暗红色,同时全身中毒症状加重,高热,体温可高达40℃,伴有嗜睡或者烦躁,重者有谵妄、惊厥。咳嗽较前加重,双肺可闻及干、湿性啰音,严重者伴有心功能衰竭。影像学检查可见肺纹理增多或轻重不等的肺部浸润影。

(4)恢复期:无并发症者,皮疹达高峰后,持续1~2天后体温开始下降,食欲、精神等全身症状渐好转,皮疹依出疹的先后顺序开始消退,皮肤可留有色素沉着的棕褐色斑,伴有细小糠麸样脱屑,1~2周后消退。

2.非典型麻疹

由于患者机体免疫状态、病毒毒力强弱程度、侵入人体病毒数量等不同,以及是否接种麻疹疫苗等因素影响,患者可表现为非典型麻疹,可分为:

(1)轻型麻疹:多见于对麻疹有部分免疫者,如近期内接受过丙种球蛋白、曾接种麻疹疫苗,或小于8个月机体尚有来自母亲抗体的婴儿。临床表现为一过性低热,卡他症状轻,一般情况良好,可无特征性的麻疹黏膜斑,皮疹少、色淡,消失快,皮疹消退后可无色素沉着或脱屑。无并发症发生,病程约1周。诊断常需要依据流行病学资料和麻疹病毒血清学检查。

(2)重型麻疹:多见于营养不良、免疫功能低下或继发严重感染患者。可有中毒性麻疹、休克性麻疹、出血性麻疹及疱疹性麻疹。高热,体温可达40℃以上,中毒症状重,伴谵妄、惊厥、昏迷等神经系统症状。部分患者皮疹稀少、色暗淡,或皮疹骤退、面色苍白、四肢湿冷、血压下降,出现休克征表现。患者皮疹也可表现为出血性或疱疹样,部分融合,可伴有内脏出血。此型患儿病死率高。

(3)异型麻疹:多见于接种过麻疹疫苗后又感染麻疹野病毒株再次患麻疹者。前驱期短,临床表现为持续高热、头痛、肌痛、乏力或伴有四肢水肿,病后2～3天皮疹出现,无早期麻疹黏膜斑,皮疹不典型,形态多样,出疹顺序异常可从四肢末端开始,逐渐延及躯干、面部。易并发肺炎。本型少见,临床诊断较困难,麻疹病毒血清学检查有助诊断。

【并发症】

1.呼吸系统并发症

(1)肺炎:是麻疹最常见的并发症,死亡率高,占麻疹患儿死因的90%以上,5岁以下小儿多见。麻疹病毒本身引起的间质性肺炎多不严重,常在出疹及体温下降后好转。麻疹患者继发的肺部感染常常较为严重。继发性肺炎病原体多为细菌,如肺炎链球菌、流感嗜血杆菌、金黄色葡萄球菌等,并发症为脓胸和脓气胸。部分患者为病毒性肺炎或多种病原体混合感染。多发生于出疹期。表现为病情加重、咳嗽、咳痰,肺部可闻及啰音,严重者可出现口周发绀、鼻翼扇动等呼吸困难表现。营养不良或免疫功能低下的小儿可出现原发性巨细胞肺炎,预后较差,病死率高。

(2)喉炎:麻疹患儿伴有喉炎,多见于2～3岁小儿。麻疹病毒可引起全呼吸道炎症反应,当继发细菌感染时,喉部组织明显充血、水肿和渗出,分泌物增多,引起喉部梗阻。临床表现为声音嘶哑、犬吠样咳嗽、吸气性呼吸困难,严重者应及时气管切开,否则可因喉梗阻窒息死亡。

2.神经系统并发症

(1)麻疹脑炎:发病率约为1‰～2‰,可发生在出疹后的2～6天,临床表现为精神萎靡、嗜睡、烦躁、呕吐、惊厥和昏迷。脑脊液中以淋巴细胞增多,蛋白轻度增加为常见改变,与病毒性脑炎相似。病死率10%～15%,部分患者留有后遗症,如智力低下、癫痫等。

(2)亚急性硬化性全脑炎(subacutesclerosingpanencephalitis,SSPE):是罕见的麻疹远期并发症,发病率约为1/100万～4/100万。发病机制可能与病毒基因变异有关,产生的蛋白不能与病毒其他成分结合而装配成完整病毒,导致机体免疫系统不能清除。病理主要表现为脑组织慢性退行性病变。SSPE常在患麻疹2～17年后发病,初时症状仅为行为和性格的改变,以后病情呈进行性恶化,逐渐出现智力减退,共济失调、视听语言障碍、肌阵挛等表现,晚期因昏迷、强直性瘫痪而死亡。患者血清或脑脊液中麻疹病毒抗体呈强阳性。

3.其他少见并发症

(1)心肌炎:常见于营养不良或并发肺炎的患儿。表现为面色苍白、烦躁,心率增快、心音低钝,心电图一过性改变,严重者可发生心力衰竭。

(2)结核病恶化:由于麻疹病毒可能抑制细胞免疫,致使原有潜伏体内的结核病加重、恶化,严重者可发展为粟粒性结核,如粟粒性肺结核或结核性脑膜炎。

(3)营养不良与维生素A缺乏症:由于麻疹病程中持续高热、食欲缺乏或护理不当,营养素摄入不足,可致营养不良或维生素缺乏,如麻疹患者维生素A缺乏,可引起眼干燥症,重者夜视力下降,甚至角膜穿孔、失明等。

【实验室检查】

1.血常规

外周血白细胞总数减少或正常,淋巴细胞比例相对增高。

2.多核巨细胞检查

于患者出疹前2天至出疹后1天,取其鼻、咽分泌物或血标本或尿沉渣涂片,瑞氏染色后镜检可见多核巨细胞或包涵体细胞。

3.血清学检查

采用酶联免疫检测法(ELISA法)进行麻疹病毒特异性IgM抗体检测,敏感性和特异性均高,出疹早期即可发现阳性,做到早期诊断。

4.病毒抗原检测

取早期患者呼吸道分泌物、血标本或尿沉渣,采用免疫荧光法检测麻疹病毒抗原,协助早期快速诊断。用反转录聚合酶链反应(RT-PCR)法检测麻疹病毒RNA,是一种较为敏感和特异的诊断方法。

5.病毒分离

前驱期或出疹早期取患者血、尿标本或眼、呼吸道分泌物接种人胚肾细胞或羊膜细胞分离麻疹病毒。出疹晚期则不易分离出病毒。

【诊断和鉴别诊断】

根据麻疹流行病学资料、麻疹接触史以及出现急性发热、畏光、流泪、呼吸道卡他症状、口腔麻疹黏膜斑及皮疹出现顺序等典型临床表现,麻疹诊断不困难。皮疹出现以前,口腔发现Koplik斑可以确诊。疹退后皮肤如有脱屑及色素沉着等特点,结合其他临床表现也可回顾性诊断。麻疹病毒血清IgM抗体阳性或分离到麻疹病毒可确诊。

鉴别诊断:小儿发热及出疹性疾病相鉴别,见表8-1。

【治疗】

目前尚无特异性抗病毒药物治疗麻疹,以对症治疗、加强护理和并发症预防等综合处理为主。

1.隔离

单病房呼吸道隔离至体温正常或出疹5天后。

2.一般治疗

卧床休息,多饮水,保证充足的液体入量,摄入易消化和营养丰富的食物。保证室内空气流通、适宜的温度和湿度。保持皮肤和口腔清洁。患儿畏光应避免强光刺激。

3.对症治疗

发热时可采用物理降温或药物退热,如高热可用布洛芬或对乙酰氨基酚等药物,但应避免骤然退热。烦躁时可给予镇静剂,保证充足睡眠。咳嗽时可用祛痰镇咳药或雾化吸入治疗。WHO推荐给予麻疹患儿高剂量维生素A治疗,可减少并发症的发生和病死率,但部分患儿用药后可能出现短暂性的头痛和呕吐。

表 8-1　小儿出疹性疾病的鉴别

	病原体	全身症状及其他特征	典型皮疹特点	发热与皮疹
麻疹	麻疹病毒	发热、畏光、流泪、呼吸道卡他症状,Koplik 斑	红色斑丘疹,自耳后、头面部、躯干到四肢,疹退后色素沉着及脱屑	发热 3～4 天后出疹
风疹	风疹病毒	全身症状轻,耳后、枕部淋巴结肿大并有触痛	斑丘疹以面、颈部、躯干为主,疹间皮肤正常,疹退后无色素沉着及脱屑	发热 1～2 天出疹
幼儿急疹	人疱疹病毒	一般情况好,突起高热,持续 3～5 天	皮疹散在,头面颈及躯干为多见,1～3 天皮疹消退	热骤降,热退疹出
猩红热	乙型溶血性链球菌	发热、咽痛,杨梅舌、口周苍白圈	密集针尖大小丘疹,疹间皮肤充血,面部无皮疹,疹退后脱皮	发热 1～2 天出疹 4～5 天热降疹退
手足口病	肠道病毒 71 型、柯萨奇病毒 16 型等	发热或不发热、口咽痛、流涎拒食	手、足、口皮疹,呈斑丘疹或疱疹。斑丘疹无疼痛瘙痒,5 天左右消退,疱疹 5～10 天消失,不留瘢痕	发热或热退后出疹
药物疹		有原发病症状及近期服药史	皮疹多样,呈斑丘疹、疱疹、猩红热样皮疹等。有瘙痒,停药皮疹渐消退	发热与原发病有关

4.并发症的治疗

有呼吸系统或神经系统等并发症时按相应疾病治疗原则处理。如继发细菌感染给予抗生素。

【预防】

遵循传染病预防原则。按时接种麻疹疫苗,提高小儿免疫力,减少麻疹易感人群。

1.保护易感人群

(1)主动免疫:1989 年世界卫生大会(WHA)确定了全球控制和消除麻疹的目标,消除麻疹首要阶段即是提高麻疹减毒活疫苗接种率。我国儿童计划免疫确定是采用麻疹减毒活疫苗预防接种,该疫苗安全、有效。接种对象为婴幼儿及未患过麻疹的儿童,麻疹疫苗的初种年龄为出生后 8 个月。WHO 推荐消除麻疹策略是常规和强化 2 剂次免疫。

(2)被动免疫:易感者接触麻疹患者后于 5 天内应尽快给予注射免疫球蛋白,可预防发病,5 天后注射仅能减轻麻疹症状。被动免疫有效期维持 3～8 周。

2.控制传染源

对麻疹患儿要做到早发现、早诊断、早报告、早隔离及早治疗。一般隔离患儿至出疹 5 天后,合并呼吸系统并发症者延长至出疹 10 天后。对接触麻疹的易感儿检疫期为 3 周,同时给予被动免疫制剂。

3.切断传播途径

流行期间避免带易感儿童到人群密集的场所去。患者的房间应通风并用紫外线照射消毒。轻症患儿且无并发症的可家中隔离,以减少传播和继发医院内感染。

4.加强麻疹的监测管理

麻疹监测的目的是根据麻疹的流行病学特征及免疫等防控措施效果,制定有效的麻疹控制策略。对疑似麻疹病例要进行流行病学调查和必要的辅助检查,及时报告并采取隔离观察等针对性措施,防止疫情的发生和蔓延。

二、脊髓灰质炎

脊髓灰质炎(poliomyelitis)是由脊髓灰质炎病毒(poliovirus)引起的急性传染病,小儿多见,临床特征为发热和迟缓性瘫痪,严重者可因呼吸肌麻痹致死。我国实行减毒活疫苗免疫接种后,小儿得到了良好的保护,我国已无本土病毒株引起的病例。WHO 确定全球消除脊髓灰质炎目标以来,其发病率降低了 99%。2000 年 10 月世界卫生组织宣布西太平洋区域为无脊髓灰质炎地区,这是继美洲区后第二个无脊髓灰质炎地区。但此后无脊髓灰质炎的国家又因输入病毒而再次出现感染病例。

【病原与流行病学】

脊髓灰质炎病毒是微小 RNA 病毒科的肠道病毒属,无包膜的病毒颗粒呈 20 面体球形,脊髓灰质炎病毒的主要结构蛋白是 VP1、VP2 和 VP3。有 3 个血清型,Ⅰ、Ⅱ 和 Ⅲ 型,各型间一般无交叉免疫。脊髓灰质炎病毒体外生存力强,酸性环境下稳定,不易被灭火,对乙醚、氯仿等有机溶剂有抵抗,耐寒,于零下 20℃ 下仍能存活数年;但在温度 56℃ 30 分钟以上、紫外线照射 1 小时、含氯消毒剂、氧化剂中等病毒可被灭活。

脊髓灰质炎病毒唯一自然宿主是人,儿童是易感人群。患者和隐性感染者是主要的传染源,其粪便排出病毒持续时间较长。由于隐性感染者难以被及时发现而成为最危险的病毒传播者。脊髓灰质炎病毒主要经粪-口途径感染,亦可通过飞沫传播,因感染早期患者的鼻咽也排出病毒。潜伏期后期、瘫痪前期传染性最强,体温正常后传染性降低。脊髓灰质炎病毒在患者粪便中存在时间可长达 2 个月以上,但发病最初 2 周内排出最多。隔离期一般为 40 天。人感染脊髓灰质炎病毒后可获得持久的特异性免疫力。

【发病机制】

病毒经口进入人体内,植入鼻咽部和肠道进行复制,并侵犯淋巴组织。大多数机体能产生特异性保护性抗体,患者不出现临床症状,为隐性感染;若机体免疫功能低下,少数患者体内病毒进入血液引起较轻的第一次病毒血症,仅侵犯呼吸道和消化道等组织引起前驱症状,但未侵犯神经系统,机体免疫系统能及时清除病毒,则为顿挫型;若病毒毒力强或抗体不足,病毒继续随血流扩散到全身淋巴组织中大量增殖,再次进入血液形成较严重的第二次病毒血症,侵犯中枢神经系统,主要为脊髓及脑干的灰质细胞,引起灰质细胞广泛坏死,导致瘫痪发生。

【病理】

脊髓灰质炎病毒系嗜神经病毒,主要累及中枢神经系统的脊髓前角灰质、脑桥和延髓的运动神经元,特别是以脊髓前角运动神经元损害为突出,其颈段和腰段的前角灰质细胞受损最严重,故易发生肢体瘫痪。病变早期,尼氏小体数目减少、溶解,胞质空泡多,细胞肿胀,严重者胞核染色加深、核偏位,尼氏小体、线粒体、神经细胞坏死溶解,坏死灶多见于病情危重病例的脊髓前角中,其他部位较少见。病变周围有多形核白细胞、淋巴细胞和巨噬细胞等炎性细胞浸润。临床表现取决于病变部位和严重程度。早期病变的损害为可逆性,若病变严重致神经细胞坏死、瘢痕形成则成为持久性瘫痪。发病 3～4 周后,炎症渗出、水肿逐渐吸收,病变神经组织功能逐步恢复。

【临床表现】

脊髓灰质炎临床表现分为无症状型(又称隐性感染)、顿挫型、无瘫痪型和瘫痪型。其潜伏期最短为 5 天,长为 35 天,一般为 8～12 天。

(一)无症状型(隐性感染)

此型最常见,约占 90%以上,无临床症状,诊断困难,需依据病原学诊断,如从鼻咽分泌物及粪便中分离病毒,急性期早期和恢复期双份血清特异性中和抗体增长 4 倍以上方可确诊。

(二)顿挫型

约占 4%～8%,临床表现为发热、咽部不适等上呼吸道症状及恶心、呕吐、腹泻等消化道症状,无神经系统表现。症状持续 1～3 天渐缓解,其确诊需依据分离病毒及 4 倍增长的特异性中和抗体。

(三)无瘫痪型

约占 4%～17%,以无菌性脑膜炎为主要表现,脑膜刺激征阳性,脑脊液改变同病毒性脑炎,病毒学和血清学是确诊依据。

(四)瘫痪型

约占 1%～2%,分期如下:

1.前驱期

多表现为中、低度发热、全身不适、乏力、食欲低下、多汗、咽痛、流涕等症状;还可有消化道症状如恶心、呕吐、腹部不适、腹泻等。持续 1～4 天,此期相当于第一次病毒血症。

2.瘫痪前期

由前驱期进入本期,或前驱期症状消失 1～6 天后再次发热至本期,亦可直接从本期开始发病。患儿表现为高热,呈双峰热(约 70%)或三峰热(约 1%～2%),肢体、颈背肌疼痛,患儿拒绝触碰,当活动或体位变化时加重,多汗、全身皮肤潮红、头痛、烦躁和脑膜刺激征阳性等神经系统体征。年长儿查体可见:①三脚架征:患儿从卧位起坐时困难,需用两手后撑,使身体呈现三脚架状以支持体位;②吻膝试验阳性:小儿坐起后,膝关节、髋关节屈曲,不能弯颈下颌抵膝;③头下垂征:将手置于患儿肩下抬起躯干时,头与躯干不平行,患儿头呈下垂状。脑脊液改变与病毒性脑膜炎相似,可呈现细胞蛋白分离现象。如病情继续发展,浅反射和腱反射逐渐减弱、消失。

3.瘫痪期

临床上瘫痪期与瘫痪前期无法截然分开,多于起病后的 2～7 天,体温逐渐下降时出现肢体瘫痪,呈不对称性肌群无力或弛缓性瘫痪,其后 5～10 天内瘫痪进行性加重,热退后瘫痪停

止进展。无感觉障碍,无大小便功能障碍。临床分型如下:

(1)脊髓型:最为常见。特点为下运动神经元性瘫痪,肌力、肌张力降低,腱反射减弱、消失。多表现为不对称的弛缓性瘫痪,近端肌群受累较远端小肌群重。若累及颈背肌,可出现抬头及坐起困难;累及膈肌、肋间肌时,患儿呼吸浅快、矛盾呼吸;其他表现还有肠麻痹、便秘、尿潴留或尿失禁等症状。

(2)延髓型(延髓型麻痹):病毒侵犯延髓、脑桥所致,呼吸中枢、循环中枢和脑神经的运动神经核受损,病情严重,可见脑神经麻痹及呼吸、循环受损相应的临床表现,如面瘫、声音嘶哑、吞咽困难、呛咳、咳嗽无力,重者发生中枢性呼吸衰竭,心律失常及血压下降等症状。

(3)脑炎型:较少见。患儿发生弥漫性或局灶性脑炎,临床表现为发热、头痛、意识障碍、惊厥或昏迷等。

(4)混合型:上述几种类型的表现同时存在。

4.恢复期

体温正常,瘫痪不再发展,一般急性期过后1～2周,从肢体远端的瘫痪肌群开始恢复,腱反射随自主运动改善而改善。前1～2个月恢复较快,以后恢复速度减慢,重症者则需0.5～1.5年,若仍未恢复者则自动恢复可能性小。

5.后遗症期

因运动神经元受损严重而成为持久性瘫痪。受累肌群萎缩、畸形,如马蹄内翻、足下垂、脊柱弯曲及肢体变细而短等。

【并发症】

呼吸系统并发症表现为吸入性肺炎、肺不张、呼吸障碍等;循环系统并发症表现为心肌炎,心电图异常;其他并发症如尿潴留易致尿路感染、长期卧床致压疮、肌萎缩、骨质疏松、尿路结石及肾衰竭等。

【实验室检查】

1.血常规

外周血白细胞多正常,急性期部分患者血沉可增快。

2.脑脊液

瘫痪前期及瘫痪早期脑脊液细胞数增多,初为中性粒细胞为主,后期以淋巴细胞为主,蛋白增加不明显,至瘫痪第3周,细胞数多已恢复正常,而蛋白质仍继续增高,4～6周后方可恢复正常。此细胞蛋白分离现象,对诊断有参考价值。

3.血清学检查

近期未进行脊髓灰质炎疫苗接种的患者,发病1个月内检测患者血液中特异性IgM抗体,可利于早期诊断;双份血清检测即恢复期患者血清特异性IgG抗体滴度较急性期有4倍增长以上,有诊断意义。

4.病毒分离

病程2周内且病后未服脊髓灰质炎减毒活疫苗,间隔24～48小时收集双份患者粪便标本(重量≥5g),立即冷藏4℃以下,送检分离病毒。发病1周内,从鼻咽部分离出病毒,因流行期间健康带病毒者多,无助于诊断,但血、脑脊液中分离出病毒,有诊断意义。

【诊断和鉴别诊断】

根据流行病学资料以及出现典型脊髓灰质炎临床表现如瘫痪症状时,诊断多不困难。顿挫型和无瘫痪型,仅依据临床表现,诊断较为困难。血清特异性抗体检查和粪病毒分离阳性可确诊。

鉴别诊断中,前驱期应与上呼吸道感染、急性胃肠炎等鉴别;瘫痪前期应与化脓性脑膜炎、各种病毒性脑炎、流行性乙型脑炎等鉴别;瘫痪期尚需与迟缓性麻痹相鉴别。

1.感染性多发性神经根炎(吉兰-巴雷综合征)

发病前1~2周多有呼吸道或消化道感染史,可无发热,自远端开始呈上行性、对称性和弛缓性肢体瘫痪,早期肢体末端感觉障碍。面神经、舌咽神经受累时出现面瘫、呛咳等,病情严重者发生呼吸肌麻痹。脑脊液呈蛋白-细胞分离现象。血清学检查、大便病毒分离可鉴别(表8-2)。

表 8-2 瘫痪型脊髓灰质炎与感染性多发性神经根神经炎的鉴别

	脊髓灰质炎	感染性多发性神经根神经炎
年龄	<5 岁	4~10 岁
发热	发热呈双峰热	少有发热
瘫痪	不对称的迟缓性瘫痪,近端重于远端	对称性弛缓性瘫痪,远端重于近端
感觉	肢体无感觉障碍	肢体感觉麻木刺痛
脑膜刺激征	阳性	多为阴性
脑脊液(早期)	细胞-蛋白分离	蛋白-细胞分离
后遗症	可有	多无

2.家族性周期性麻痹

少见,常有家族史,表现为周期性发作,突然发生对称性、弛缓性瘫痪,发展迅速,发作时血钾降低,补钾后能很快恢复。

3.周围神经炎

臀部肌内注射部位不当、维生素 C 缺乏症、白喉伴神经病变等导致的瘫痪,可通过病史、查体和有相关临床特征鉴别。

4.假性瘫痪

年幼儿童如有髋关节脱位、骨折、关节炎、骨髓炎、骨膜下血肿时因疼痛影响肢体运动,表现为假性瘫痪。应仔细询问病史、全面体格检查,必要时行影像学检查,做出明确诊断。

5.其他

如癔症、脑炎等所致的弛缓性瘫痪,应进行病因、病原学检查确诊。

【治疗】

本病目前尚无特效药物抗病毒,难以控制瘫痪的发展,以对症处理和支持治疗为主要手段。

1.前驱期和瘫痪前期

隔离 40 天。卧床休息至热退后 1 周,避免大量活动、肌内注射及手术等;全身肌肉痉挛和疼痛可用热敷或镇静剂缓解。高渗葡萄糖及维生素 C 静脉滴注可减轻神经组织的水肿。静脉输注丙种球蛋白 400mg/(kg·d),用 2～3 天,可减轻病情。早期应用 α-干扰素能有抑制病毒复制和免疫调节作用,100 万 U/d,肌内注射,每疗程为 14 天。

2.瘫痪期

卧位时保持身体为一直线,并将瘫痪肢体处于功能位置,防止发生畸形。地巴唑剂量为 0.1～0.2m//(kg·d),顿服,10 天为 1 疗程,有兴奋神经、扩血管作用;加兰他敏能促神经传导、增加肌肉张力作用,0.05～0.1mg/(kg·d),每天一次肌内注射,20～40 天作为 1 疗程,急性期后应用;维生素 B_1、B_{12} 作为营养神经细胞药物,可长期应用。呼吸肌麻痹者使用呼吸机辅助呼吸;吞咽困难者采用鼻饲保证营养供给。

3.恢复期及后遗症期

肌痛消失、瘫痪停止进展,应尽早开始主动和被动康复锻炼,防止肌萎缩。也可通过中医方法如针灸、按摩、康复训练、理疗等,促进肢体功能恢复,严重肢体畸形可行外科手术矫正。

【预防】

1.主动免疫

计划免疫是预防本病的最有效措施,小儿均应按要求口服脊髓灰质炎减毒活疫苗糖丸,产生主动免疫。基础免疫方法是婴儿自出生后 2 月龄开始,2、3、4 月龄各服一次,4 岁时再次强化免疫一次。服完 3 剂后产生的主动免疫可维持 5 年,强化 1 次免疫接种可维持终身。

2.被动免疫

有与患者有密切接触的如未进行疫苗接种的小儿、先天或后天免疫缺陷的儿童,应及早注射丙种球蛋白,可预防发病或减轻症状。

【监测】

建立有效的疾病报告制度和监测系统,做好对急性迟缓性麻痹(AFP)病例的主动监测、管理。若发现急性迟缓性麻痹患者、疑似患者,应在 24 小时内向疾病控制中心报告,以便及时隔离患者,自发病之日开始,至少隔离 40 天,有密切接触史的易感者要进行医学观察 20 天。所有 AFP 病例按标准采集双份粪标本进行病毒分离,并尽可能同时进行血清学检测。

三、水痘

水痘是由水痘-带状疱疹病毒(VZV)感染引起的急性传染性出疹性疾病,有高度传染性,小儿多见。可经飞沫、接触传播,感染后可获得持久性免疫。临床特征为皮肤黏膜成批出疹,斑丘疹、疱疹和结痂同时存在,全身症状轻,一般情况好。冬、春季节多发。但对于新生儿、免疫功能低下等的小儿,水痘可能致命。

【病原学与流行病学】

VZV 为双链 DNA 病毒,属疱疹病毒科人疱疹病毒属 a 亚科,仅一种血清型。病毒为球形,呈对称的 20 面体形颗粒,完整病毒直径为 180～200nm,病毒含有 DNA 聚合酶和胸腺嘧啶激酶,前者疱疹病毒共有,后者仅存在单纯疱疹病毒和水痘·带状疱疹病毒中。VZV 与单纯疱疹病毒(HSV)抗原间有部分交叉免疫。人是其已知的唯一自然宿主。该病毒在体外生存力弱,对热、酸和不同有机溶剂敏感,在痂皮中不能存活。

水痘患者为本病的唯一传染源。由于病毒存在于上呼吸道及疱疹液中,故主要通过空气飞沫,或接触患者疱疹浆液或其污染的物品而感染。传染期从出疹前1~2天开始至皮疹结痂终止,约7~8天。对水痘人群普遍易感,儿童多见,以2~6岁为高峰,6月龄以下婴儿少见,20岁以后发病者<2%。孕、产妇水痘患者可将病毒传染给胎儿或新生儿,称为先天性水痘或新生儿水痘。

【发病机制】

病毒经过鼻咽部进入人体,在上呼吸道局部黏膜及淋巴组织内增殖,2~3天进入血流,形成第一次病毒血症,如机体免疫能力不能有效清除病毒,病毒随血流到达单核.巨噬细胞系统内经增殖后再次进入血液,为第二次病毒血症,引起多器官病变。主要累及的器官在皮肤与黏膜,偶累及内脏。皮疹分批出现与病毒间断进入血液(间歇性病毒血症)有关。出现皮疹1~4天后,机体产生特异性细胞免疫和特异性抗体,病毒血症消失,症状缓解。

【病理】

本病特征性病理改变为多核巨细胞和上皮细胞核内嗜酸性包涵体形成。病初皮肤真皮层毛细血管的内皮细胞肿胀,血管扩张、充血,表皮棘状细胞层上皮细胞呈气球样变性,细胞溶解、间质液聚集形成水疱,疱内含有大量病毒,疱疹液吸收后结痂。由于疱疹表面薄弱易破裂,形成浅表溃疡,但愈合很快。当免疫功能低下的小儿患水痘时,可发生严重的全身播散性水痘,病变可遍及心肺、肝脾、胰、肾、肾上腺、肠等,受累脏器发生局灶性出血性实变和坏死,严重者死亡。水痘脑炎者,与病毒性脑炎相似,脑组织充血、水肿、灶状出血等改变。

【临床表现】

潜伏期约为10~24天,一般为14~16天。

1.轻型

患儿常无前驱症状或症状轻微,如中低度发热、不适、流涕和厌食等。于当天或次日出现皮疹。皮疹特点:①皮疹呈向心性分布。皮疹于头面部和躯干开始,再发展到四肢,但四肢末端少。②最初的皮疹为细小红色斑疹和丘疹,数小时内变为水滴状透明水疱,于24~48小时水疱内液体变混浊,并呈中心凹陷,破溃,干枯,结痂。③皮疹分批出现,有明显痒感,在疾病高峰期同一部位可见到斑丘疹、疱疹、结痂同时存在。④部分患者可发生黏膜皮疹,出现在口腔、咽部、眼结膜、外生殖器等处,破溃形成浅溃疡。水痘患者一般不留瘢痕。

2.重型

多发生在体弱儿、免疫功能低下或缺陷患儿。持续高热,体温可达40℃以上,中毒症状明显,疱疹遍及全身,部分融合成大疱型,部分疱内有血性渗出呈出血型,若继发感染发生脓疱症或因伴血小板减少而致暴发性紫癜。

3.先天性水痘

孕妇在妊娠早期3~4个月内感染水痘可导致胎儿多发性畸形,出生的婴儿可患先天性水痘综合征,影响皮肤、眼、脑和肢体发育;若母亲发生水痘数天后分娩,可导致新生儿水痘,病死率高。

【并发症】

最常见并发症为皮肤的继发细菌性感染,如脓疱疮、疖、蜂窝织炎或丹毒等,甚至导致败血症发生等;水痘肺炎主要发生在少数儿童、免疫功能低下小儿及新生儿中,临床表现重,有肺部影像学改变;神经系统并发症如水痘脑炎、横贯性脊髓炎、肝性脑病或面神经瘫痪等,其他少见并发症有心肌炎、关节炎、肝炎或肾炎等。

【实验室检查】

1.外周血白细胞计数

白细胞总数正常或稍低,淋巴细胞分类相对增高。

2.疱疹刮片

刮取新鲜疱疹基底组织和疱疹浆液涂片,瑞氏染色或吉姆萨染色见有多核巨细胞;苏木素-伊红染色可见到细胞核内包涵体。用荧光素标记的特异抗体检测疱疹液病毒抗原,诊断快速。

3.病毒分离

取新鲜水痘疱疹液接种于人胚羊膜组织培养中,进行病毒分离。

4.血清学检查

检测血清中病毒特异性 IgM 抗体,可助早期诊断;病程早期和恢复期双份血清特异性 IgG 抗体滴度有 4 倍以上增高,有诊断价值。

【诊断和鉴别诊断】

典型水痘根据皮疹特点,临床诊断不困难。非典型患者可依据相应实验室检查结果,进行确诊。水痘的鉴别诊断包括丘疹性荨麻疹及其他疱疹性皮损的疾病,如金黄色葡萄球菌感染、接触性皮炎和药物疹等。

【治疗】

水痘无特效药物治疗,属于自限性疾病。无并发症时以一般治疗和对症处理为主。

1.一般治疗

患者应隔离至皮疹全部结痂为止。加强皮肤护理,保持清洁,剪短患儿指甲,避免抓伤疱疹处皮肤,以防继发感染。保持空气流通、清新,保证供给足够水分和易消化食物。

2.对症治疗

皮肤瘙痒时,可外用炉甘石洗剂擦涂,疱疹破裂后可涂甲紫。

3.抗病毒治疗

抗病毒药物首选阿昔洛韦,早期使用有一定疗效,一般在出疹 48 小时内应用,口服,每次 20mg/kg(<800mg),每天 4 次;重症患者可静脉给药,每次 10~20mg/kg,8 小时 1 次。

4.防治并发症

患儿继发细菌感染时及早给予抗生素治疗;水痘脑炎出现脑水肿时应用脱水剂降颅压。水痘患者禁用糖皮质激素。

【预防】

儿童水痘预后大部分良好,但 T 细胞免疫功能低下或缺陷患者、接受糖皮质激素治疗或化疗者预后差,重者致命。

1.隔离患者

水痘患儿应隔离直至皮疹全部结痂;对有水痘接触史的易患儿,检疫期为 3 周。

2.主动免疫

水痘减毒活疫苗接种后能产生特异性免疫,有效预防小儿发生水痘,免疫效果持久达 10 年以上;小儿接触水痘后 3 天内接种可得到保护,5 天内接种可减少发病,防止暴发流行。

3.被动免疫

若患儿正在使用糖皮质激素或免疫功能低下,以及接触过患者的孕妇、新生儿,在暴露后 72 小时内给予肌内注射水痘.带状疱疹免疫球蛋白,可阻止水痘临床过程,96 小时内应用可减少发病概率,起到预防作用。

四、传染性单核细胞增多症

传染性单核细胞增多症(infectious mononucleosis,IM)是由 EB 病毒(EBV)所致的急性传染性疾病,多见于儿童和青少年,临床上以发热、咽峡炎和淋巴结肿大为典型三联症,同时伴有肝、脾大,外周血淋巴细胞和异型淋巴细胞增多等为特征。因其临床表现多样化和不典型病例逐渐增多,诊断有一定困难。本病病程为自限性,大多数预后良好。

【病原学】

EBV 属疱疹病毒科,人疱疹病毒属。1964 年由 Epstein 和 Barr 首次在非洲儿童恶性淋巴瘤组织体外培养中发现,1968 年由 Henle 等报道确定为引起 IM 的病原体。EBV 是一种嗜淋巴细胞的双链 DNA 病毒,主要侵犯 B 淋巴细胞。电镜下病毒颗粒呈球形,直径约为 150～180nm。在受染细胞内的病毒 DNA 有两种形式:线状 DNA 整合于宿主细胞染色体 DNA 中;或以环状的游离体游离在宿主细胞 DNA 之外。两种形式的 DNA 因不同的宿主细胞可独立或同时存在。

EBV 基因组编码 5 种抗原蛋白,能产生各自相应抗体:①衣壳抗原(VCA):可产生 IgM、IgG 抗体,VCA-IgM 抗体出现在早期,1～2 个月后消失,提示 EBV 新近感染;VCA-IgG 出现稍迟出现,持续存在多年或终生,故不能提示新近感染还是既往感染。②早期抗原(EA):是 EBV 在增殖性周期初期形成的一个抗原,EA-IgG 抗体于起病后 3～4 周达高峰,持续 3～6 个月,EBV 活跃增殖或新近感染的标志。③核抗原(nuclear antigen,EBNA):EBNA-IgG 于起病后 3～4 周出现,可持续终生,是既往感染的标志。④淋巴细胞决定性膜抗原(LYDMA):携带有 LYDMA 的 B 细胞成为细胞毒性 T 细胞攻击的靶细胞。⑤膜抗原(membrane antigen,MA):是中和性抗原。LYDMA-IgC 为补体结合抗体,MA-IgG 为中和抗体,两者出现与持续时间与 EBNA-IgG 相同,均为既往感染的标志。

【流行病学】

本病遍及世界各地均有发生,呈散发性,有时出现一定规模的流行。全年均有发生,以秋末初春多见。病后可获得持久的免疫力,二次发病者少。人是 EBV 贮存宿主,患者与隐性感染者是其传染源。唾液腺及唾液中存在大量病毒,可持续排毒达数周、数月甚至数年。病毒主要存在于口腔分泌物中,因此经口密切接触的口,口传播是主要的传播途径,而飞沫传播并不甚重要,偶通过输血传播。虽然在妇女生殖道内发现 EBV,但母婴是否有垂直传播尚有争议。本病儿童和青少年多见,男女发病率差异不大。6 岁以下小儿得病后呈不显性感染,大多表现为隐性或轻症,15 岁以上的青少年感染者则多表现为典型症状。

【发病机制】

EBV 进入口腔后,主要累及具有 EBV 的受体 CD21 的咽部上皮细胞、B 淋巴细胞、T 淋巴细胞及 NK 细胞。EBV 在鼻咽部淋巴细胞中增殖,引起渗出性扁桃体炎、咽炎症状,局部受累淋巴结肿大。病毒还能在腮腺和唾液腺上皮细胞中繁殖,并长期或间歇性释放于唾液中,随后进入血液,产生病毒血症,病毒随血流或受感染的 B 细胞进行播散,进一步累及全身淋巴系统。病毒感染 B 淋巴细胞后可致 B 细胞膜上有特异性抗原表达,引起 T 淋巴细胞的免疫应答强烈而转化成为细胞毒性 T 细胞(主要是 CD8＋T 细胞,TCL),即血液中的异常淋巴细胞。TCL 细胞在免疫病理损伤形成中发挥着重要的作用,它一方面杀伤感染 EBV 的 B 淋巴细胞,另一方面侵犯、破坏组织器官,而产生系列临床表现。本病发病机制主要是由于 B 细胞、T 细胞间的相互作用,除此之外,免疫复合物的沉积后的免疫损伤以及病毒对细胞的直接损害等也是致病因素。T 淋巴细胞活化后产生的相应细胞因子可能在 IM 的发病中起到一定作用,机制尚不清。婴幼儿时期典型病例少见,主要是因为机体免疫系统发育未完善,对 EBV 不能产生充分的免疫应答。

【病理】

淋巴细胞的良性增生是 IM 的基本病理特征。病理可见非化脓性、肿大的淋巴结,淋巴细胞及单核.吞噬细胞明显增生。肝、脾、肺、心、肾、肾上腺、皮肤、中枢神经系统等重要器官受累,其血管周围均有淋巴细胞、单核细胞和异型淋巴细胞浸润及局限性坏死病灶。脾脏充满异型淋巴细胞、水肿,易破裂。

【临床表现】

儿童潜伏期 5～15 天,多为 9～11 天。起病急缓不一,症状多样性,多数患者有全身不适、乏力、发热、头痛、鼻塞、恶心、食欲减退等前驱症状。症状轻重不一,年龄越小症状越不典型。发病期典型的表现有:

1.发热

多数患儿有发热,体温 38～40℃,热型不定,热程差异较大,多为 1～2 周,少数可达数月。无明显中毒症状。

2.咽峡炎

大多数患儿表现为咽部、扁桃体及腭垂充血肿胀,伴有咽痛不适,部分患儿扁桃体表面可见较厚的白色渗出物或假膜形成,容易剥脱。咽部肿胀严重者可导致呼吸、吞咽困难。

3.淋巴结肿大

70％患儿淋巴结肿大明显,全身淋巴结均可肿大,以颈部淋巴结最为常见。肿大的淋巴结大小不一,直径一般不超过 3cm,中等硬度,无明显压痛、无粘连,肠系膜淋巴结肿大时,可表现为腹痛。肿大淋巴结消退缓慢,常在热退后数周或数月才消退。

4.肝、脾大

约 20％～62％患儿肝脏肿大,大多在肋下 2cm 内,可有肝功能异常,并出现急性肝炎症状,如食欲低下、恶心、呕吐、腹部不适等,部分有轻度黄疸。约半数患儿有脾大,伴有疼痛及压痛,偶发生脾破裂。

5.皮疹

10%～20qo 患者在病程中出现皮疹,皮疹形态呈多形性,如丘疹、斑丘疹、荨麻疹、水疱疹、猩红热样皮疹及出血性皮疹等。躯干部位多见。皮疹大多在发病的 4～6 天出现,约持续 1 周左右消退,无脱屑、无色素沉着。

IM 病程一般为 2～3 周,少数可长至数月。偶有复发,病程短,病情轻。婴幼儿患者症状不典型,但血清 EBV 抗体检测可阳性。

【并发症】

严重患者可并发神经系统疾病,如脑膜脑炎、周围神经炎等。循环系统可发生心包炎、心肌炎等,血液系统如 EB 病毒相关性噬血细胞综合征等。约 30% 的患者咽部继发性细菌感染。少见并发症如间质性肺炎、消化道出血、急性肾炎、再生障碍性贫血、粒细胞减少症或缺乏症及血小板减少症等。脾破裂少见但严重。

【实验室检查】

1.血常规

外周血象改变是本病的重要特征之一。早期白细胞总数正常或偏低,以后逐渐升高,$>10 \times 10^9$/L,可高达$(30～50) \times 10^9$/L。白细胞分类早期以中性粒细胞为主,以后淋巴细胞分类增高,并出现异型淋巴细胞。异型淋巴细胞大于 10%,或其绝对值超过 1.0×10^9/L 时有诊断意义。部分患儿血红蛋白降低及血小板计数减少。

2.血清嗜异性凝集试验(heterophil aggjutination test,HAT)

发病 1～2 周患儿血清中出现 IgM 嗜异性抗体,能与绵羊或马红细胞凝集,阳性率约 80%～90%。凝集效价在 1:64 以上,经豚鼠肾吸收后仍呈阳性者,具有诊断价值。此抗体持续 2～5 个月。5 岁以下小儿此试验多为阴性。

3.EBV 特异性抗体检测

间接免疫荧光法、酶联免疫法检测血清中 EBV 相关性抗体。VCA-IgM 阳性是 EBV 新近感染的标志,EA-IgG 一过性升高是近期感染或 EBV 复制活跃的指标,均具有诊断意义。

4.EBV-DNA 检测

采用实时定量聚合酶链反应(RT-PCR)方法,能快速检测患儿血清中高浓度 EBV-DNA,提示存在病毒血症,该检测敏感性和特异性高。

5.其他

部分患儿可出现心肌酶谱升高、转氨酶异常、肾功能改变、T 淋巴细胞亚群异常。

【诊断和鉴别诊断】

诊断需根据典型临床表现:发热、咽峡炎、肝脾和淋巴结肿大,同时:①外周血异型淋巴细胞占淋巴细胞总数超过 10% 以上;②嗜异性凝集试验呈阳性;③EB 病毒特异性抗体检测阳性:VCA-IgM、EA-IgG 和 EBV-DNA 检测增高,尤其是 VCA-IgM 阳性或急性期与恢复期双份血清 VCA-IgC 抗体效价有 4 倍以上增高,是确诊 EBV 急性感染特异性高和最有价值的血清学试验,阳性可确诊;④细胞免疫功能紊乱:CD4/CD8 比值下降也是重要诊断依据。

本病应与巨细胞病毒(CMV)、腺病毒、肺炎支原体、风疹病毒、甲肝病毒等感染导致的淋巴细胞与单核细胞增多相鉴别。其中巨细胞病毒感染所致者最常见,在嗜异性抗体阴性疾病中,部分类传染性单核细胞增多症与 CMV 感染有关。

【治疗】

IM 为自限性疾病,大多预后良好。临床上无特异性的治疗方法,主要采取一般治疗及对症治疗。急性期卧床休息。轻微的腹部创伤有可能导致脾破裂,因此脾显著肿大的患者 2～3 周内应避免剧烈运动,防止破裂。抗菌药物治疗 IM 无效,当继发细菌感染时可应用。抗病毒治疗早期应用更昔洛韦时,疗效明确;阿昔洛韦、伐昔洛韦及干扰素等药物有一定治疗作用,其确切疗效尚需进一步观察。在抗病毒的基础上联合静脉注射丙种球蛋白可改善临床症状,缩短病程,早期应用效果更好。重型患者且有严重并发症者应用肾上腺皮质激素治疗可使症状明显减轻。脾破裂发生时,应给予立即输血,手术治疗。

【预防】

本病无特效的预防措施。部分恶性疾病,如鼻咽癌和霍奇金淋巴瘤等也与 EB 病毒感染有关,因此近年来国内外研究者正在研制、开发 EB 病毒疫苗,将用于预防本病,及与 EBV 感染相关的儿童恶性肿瘤的免疫预防。

【预后】

本病系自限性疾病,大多能自愈,预后良好。病程约为 1～2 周。少数恢复较缓慢,可达数周、数月。病死率约为 1‰～2‰,多死于脾破裂、中枢神经系统病变等严重并发症。

五、流行性腮腺炎

流行性腮腺炎是由腮腺炎病毒引起的急性呼吸道传染性疾病,以腮腺的急性非化脓性肿胀、疼痛为临床特征,可并发脑膜脑炎及胰腺炎等。多在幼儿园和学校等群体中流行,多见于儿童与青少年,年龄 5～15 岁较为主。一旦感染后可获得终身性免疫。

【病原与流行病学】

腮腺炎病毒属于副黏病毒科副黏病毒属,为单链 RNA 病毒。病毒抗原结构稳定,仅有一个血清型。病毒颗粒呈球形,直径约 100～200nm,表面有包膜。包膜蛋白有 2 种,血凝索.神经氨酸酶蛋白与溶解蛋白,对病毒毒力有着重要作用。该病毒对物理、化学因素敏感,在来苏和甲醛中 2～5 分钟内被杀灭,乙醚、消毒剂、紫外线照射很快将其灭活,腮腺炎病毒不耐热,加热至 56℃、20 分钟即失去活力。人是腮腺炎病毒的唯一宿主。患者和健康带病毒者均是本病的传染源,患者在腮腺肿大前 6 天到发病后 9 天内均有高度传染性,此时从唾液中可分离出腮腺炎病毒。通过呼吸道飞沫传播为主,或因唾液污染用具和玩具,再通过直接接触感染。本病无季节性,全年均可发生流行,但冬春季发病相对较多。

【发病机制】

病毒通过口、鼻呼吸道进入人体后,在局部黏膜固定并在上皮组织和淋巴组织中增殖,引起局部炎症和免疫反应,并进入血液形成第一次病毒血症,进而病毒扩散到腮腺和全身各器官如中枢神经系统致腮腺炎和脑膜炎,同时病毒也可经口腔沿腮腺管直接到腮腺。腮腺炎病毒在单核-巨噬细胞系统进一步增殖、复制后侵入血液,形成第二次病毒血症。该病毒对腺体组织、神经组织具有较强的亲和性,唾液腺首先被损害,腮腺最常受累,继之可使舌下腺、下颌下腺、乳腺、胰腺、性腺及甲状腺等多种腺体发生炎症改变。

【病理】

本病的病理特征为受侵犯的腺体及间质呈非化脓性炎性反应,充血、水肿,淋巴细胞浸润和腺细胞肿胀、坏死等。腺体导管细胞肿胀、管腔内充满坏死细胞及炎性渗出物,导致导管管腔狭窄、阻塞,腺体分泌物排出受阻,唾液中的淀粉酶排出受阻、潴留,经淋巴系统进入血液,引起血、尿淀粉酶增高。如发生脑膜脑炎,可见大脑及脑膜细胞变性、坏死和淋巴细胞浸润等。

【临床表现】

潜伏期 14～25 天,一般为 18 天。部分患儿有发热、乏力、头痛等症状,但多数儿童无前驱症状,常以腮腺肿大、疼痛为首要表现。常先见于一侧腮腺肿大,然后对侧也相继肿大,腮腺以耳垂为中心向前、后、下周围弥漫性肿大,下颌角与乳突间陷窝消失,边界不清,局部肿痛明显、有触痛,皮肤表面发热但不红。腮腺肿大在 1～3 天内达高峰,面部因腮腺肿大而变形,张口、咀嚼或摄入酸性食物时胀痛加剧。腮腺肿大持续约 4～5 天左右后逐渐消退。位于上颌第二臼齿对面黏膜上的腮腺导管开口早期有红肿。在腮腺肿胀同时,下颌下腺和舌下腺亦可受累肿胀明显,查体时可触及椭圆形腺体。病程中部分患者可有不同程度的发热,持续时间长短不一,亦有患儿体温始终正常。

由于腮腺炎病毒具有嗜腺体、嗜神经性特点,引起中枢神经系统和其他腺体、器官受损,常见并发症如下:

1.脑膜脑炎

儿童期最常见,多见于 3～6 岁小儿。常发生在腮腺炎高峰时,也可先于腮腺肿大之前出现。表现为发热、呕吐、头痛、嗜睡及抽搐,颈项强直、布氏征和 Kemig 征阳性等脑膜刺激征;脑脊液改变与其他病毒性脑炎相似。预后良好,多在 2 周内恢复正常,一般无后遗症,少数可遗留视力障碍、耳聋和脑积水等。

2.睾丸炎

是男孩较为常见的并发症,多数为单侧。常在腮腺炎发病后的 4～5 天、腮腺肿大开始消退时发生。常伴有发热,睾丸疼痛、肿胀伴明显触痛,可并发附睾炎、鞘膜积液及阴囊水肿。大多数患者出现严重的全身症状,高热、寒战等。一般约 10 天内好转,约 30%～40% 的病例发生睾丸萎缩,即使双侧受累,也很少导致不育症。

3.卵巢炎

少见。约 5%～7% 的青春期女性患者并发卵巢炎,症状轻,表现为下腹疼痛及压痛,一般不影响生育。

4.胰腺炎

常在腮腺肿大数天后发生,表现为发热、寒战、恶心、呕吐等,同时伴上腹部明显疼痛和触痛,由于单纯腮腺炎时血、尿淀粉酶增高,因此淀粉酶检测升高时,还需进行血清脂肪酶检查,升高则有助于胰腺炎诊断。重症急性胰腺炎较少见。

5.其他并发症

腮腺炎发生前后可发生心肌炎、肾炎、乳腺炎、角膜炎、甲状腺炎、血小板减少及关节炎等。

【实验室检查】

1.血清、尿淀粉酶测定

90%的患者发病早期血清和尿淀粉酶增高,约 2 周左右降至正常,血清脂肪酶升高有助于胰腺炎的诊断。

2.血清学检查

近年来采用 ELISA 法,检测患者血清腮腺炎病毒特异性 IgM 抗体,若阳性提示近期感染,有助于早期诊断。急性期、恢复期双份血清特异性 IgG 抗体效价有 4 倍以上增高有诊断价值。PCR 技术进行检测腮腺炎病毒 RNA,敏感性、特异性高。

3.病毒分离

发病早期采集患者唾液、脑脊液、尿液或血液标本,接种鸡胚羊膜腔或人胚肾细胞进行腮腺炎病毒分离。

【诊断和鉴别诊断】

依据流行病学资料、腮腺肿痛等临床症状和体格检查,腮腺炎的诊断不困难。对可疑病例进行血清学检查及病毒分离,以助诊断。需与化脓性腮腺炎、其他病毒性腮腺炎以及不同原因引起的腮腺肿大,如白血病、淋巴瘤或腮腺肿瘤等进行鉴别诊断。

【治疗】

无特异性抗病毒治疗,以一般治疗和对症处理为主。

1.一般治疗

卧床休息,保持口腔清洁,清淡饮食,以流食或软食为宜,暂忌酸性食品。

2.对症治疗

对有高热、头痛和睾丸炎者给予解热镇痛药物。睾丸肿痛时用丁字带托起睾丸,局部冷湿敷。中医中药治疗采用清热解毒和青黛散调醋局部外敷等。

3.抗病毒治疗

发病早期可用利巴韦林 10~15mg/(kg·d)静脉滴注,疗程 5~7 天。疗效不确定。

4.其他

重症患者或并发心肌炎、脑膜炎者,可短期应用肾上腺糖皮质激素治疗,疗程 3~5 天。

【预防】

按呼吸道传染病隔离患者直至腮腺肿胀消退为止。学校、幼儿园等集体机构加强晨检,有接触史的儿童一般检疫 3 周。加强预防接种,保护易感儿,接种腮腺炎减毒活疫苗可通过皮下接种、喷喉、喷鼻或气雾吸入等,能够取得良好效果。麻疹—风疹,腮腺炎三联疫苗接种也有较好的保护作用。

六、手足口病

手足口病(hand,foot and mouth disease,HFMD)是由肠道病毒引起的急性传染性疾病,多见于儿童,尤其以 3 岁以下婴幼儿发病率最高。本病主要通过消化道、呼吸道及密切接触传播。典型临床表现为发热,手、足、口腔等部位的皮肤黏膜斑丘疹、疱疹,重者可出现脑膜炎、脑炎、脑脊髓炎、肺水肿和心肌炎等。主要死亡原因为脑干脑炎及神经源性肺水肿。由于病毒传染性强,易在托幼机构流行。

【病原学】

引起手足口病的病毒多样,主要为肠道病毒,我国以肠道病毒71型(enterovirus,EV71)和柯萨奇病毒A组16型(Coxsackie virus,CoxA16)常见,均为小RNA病毒科,肠道病毒属,单股正链RNA病毒,病毒呈20面体立体对称球形,直径为24~30nm。湿热的环境其适合生存,对胃酸和胆汁有抵抗力。该类病毒在4℃可存活1年,-20℃环境可长期保存。因肠道病毒结构中无脂质,故对乙醚、来苏、氯仿等不敏感,对碱、紫外线及干燥敏感,高锰酸钾、碘酒、漂白粉、甲醛等能将其灭活。

【流行病学】

人类是人肠道病毒的唯一宿主。手足口病患者和隐性感染者为传染源,患儿是流行期间的主要传染源。主要经粪·口途径传播,亦可经呼吸道飞沫传播,或接触患者呼吸道分泌物、疱疹液及污染的物具而感染,或流行季节的医源性传播,也值得重视。对肠道病毒人群普遍易感,成人多因隐性感染获得相应抗体,故易感人群以儿童为主,尤其在托幼等集体机构儿童间流行。感染后可获得对相应肠道病毒的免疫力,持续时间尚不确切。于发病前数天,在感染者咽部分泌物、粪便中即可分离出病毒,粪排病毒时间可达3~5周。

【发病机制】

手足口病的发病机制不完全清楚。病毒由消化道或呼吸道进入人机体后,在局部黏膜上皮细胞和淋巴组织中进行增殖后进入血液循环导致病毒血症,即第一次病毒血症,并随血流播散至单核一吞噬细胞系统及肝脾、淋巴组织、骨髓、心脏、皮肤、黏膜等靶组织继续复制,再次入血形成第二次病毒血症,机体出现相应的临床表现。大多数患者通过自身防御机制,控制感染而停止进展,成为隐性感染或临床表现较轻;仅极少数患者,成为重症感染。对靶器官的趋向性部分取决于感染病毒的血清型,EV71具有嗜神经性,可侵犯神经系统。巨噬细胞和T淋巴细胞是机体的主要细胞屏障,在EV71感染的过程中发挥重要的作用。

【临床表现】

手足口病潜伏期约3~7天。根据临床病情的轻重程度,分为普通病例和重症病例。

1.普通病例

一般急性起病,多有发热,可出现咳嗽、喷嚏、流涕、食欲低下等症状。口腔较早出现黏膜疹,呈粟粒样斑丘疹、疱疹或溃疡,多位于颊黏膜和硬腭等处,因口腔疼痛,患儿表现为拒食、流涎及哭闹等。手、足和臀部局部出现斑丘疹及疱疹,躯干少见,皮疹呈离心性分布,消退后不留瘢痕,无色素沉着。病程约1周,预后良好。

2.重症病例

少数患儿病情进行性加重,进展迅速,在发病的1~5天左右发生脑炎、脑膜炎、脊髓炎、循环障碍和肺水肿等,极少数病例病情凶险,可致死亡,存活病例可有后遗症。

(1)神经系统表现:多出现在发病的1~5天内,患儿可高热,中枢神经系统损害表现为精神不振、嗜睡、激惹、头痛、呕吐、食欲差、抽搐、昏迷等；肢体抖动、肌阵挛、共济失调、眼球运动障碍；肌无力、急性弛缓性瘫痪等。腱反射减弱或消失，布氏征、Kernig 征和 Brudzinski 征阳性。

（2）呼吸系统表现：发生肺水肿时，表现为呼吸浅快、呼吸困难或呼吸节律不规律，口唇、口周发绀，咳嗽加重，咳粉红色或血性泡沫样痰，肺部可闻及湿性啰音或痰鸣音。

（3）循环系统表现：心率增快或减慢，面色发灰、出冷汗、皮肤有花纹、四肢凉、指（趾）端发绀；血压下降，毛细血管充盈时间延长。

【实验室检查】

1.血常规

白细胞计数多正常或降低，淋巴细胞分类增高，病情危重者白细胞计数可明显升高或明显降低。

2.血生化检查

部分病例可有轻度酶谱异常，谷丙转氨酶（ALT）、谷草转氨酶（AST）、肌酸激酶同工酶（CK-MB）血清水平升高，病情危重者肌钙蛋白（cTnl）、尿素氮、血氨和血糖可升高。

3.血气分析

呼吸系统受累严重时，可有动脉血氧分压降低、氧饱和度下降，二氧化碳分压升高和不同程度酸中毒。

4.脑脊液检查

中枢神经系统受累时，脑脊液外观清亮，压力增高，白细胞计数增多，蛋白正常或轻度增高，糖和氯化物正常。脑脊液特异性病毒抗体滴度升高有助于诊断。

5.病原学检查

鼻咽拭子、疱疹液或粪便标本中 CoxA16、EV71 等肠道病毒特异性核酸检测阳性或分离出肠道病毒可确诊。

6.血清学检查

急性期与恢复期双份血清 CoxA16、EV71 等肠道病毒中和抗体有 4 倍以上的升高可确诊。

7.胸部 X 线检查

可表现为双肺纹理增多，斑片状浸润影，部分病例以单侧为著。

8.磁共振检查

神经系统受累者，脑干、脊髓灰质损害时有异常改变。

【诊断和鉴别诊断】

根据流行病学资料、起病急，发热或无发热，伴手、足、口和臀部的斑丘疹、疱疹可做出诊断。少数重症病例皮疹不典型，进展快，临床诊断相对困难，需结合病原学或血清学检查结果做出诊断。近年来临床研究提示具有以下表现者（尤其 3 岁以下的患儿），有可能发展为危重病例，应严密观察病情变化，做好救治工作：①持续高热不退；②精神萎靡、易惊、呕吐、肢体抖动、无力；③呼吸、心率增快；④出冷汗、末梢循环障碍；⑤高血压；⑥外周血白细胞计数和血小板计数增高明显；⑦高血糖。

鉴别诊断包括：

(1)儿童发热、出疹性疾病鉴别见表7-1。

(2)其他病毒所致脑炎或脑膜炎：单纯疱疹病毒、EB病毒、巨细胞病毒、呼吸道病毒等引起的脑炎或脑膜炎，临床表现与手足口病合并中枢神经系统损害表现相似；对皮疹不典型者，应根据流行病学资料，采集标本进行病毒病原学检查，血清学检查做出诊断。

(3)肺炎：手足口病发生神经源性肺水肿时，应与肺炎鉴别。肺炎主要表现为发热、咳嗽、呼吸急促等呼吸道症状，一般无典型皮疹，不伴心衰时无粉红色或血性泡沫痰。

(4)暴发性心肌炎：重症手足口病伴循环障碍病例需与暴发性心肌炎鉴别。后者多有严重的心律失常、心源性休克等表现，无典型皮疹。可根据病原学和血清学检查结果进行鉴别。

【治疗】

1.普通病例

目前尚无特异性治疗和无特效抗病毒药物，以对症治疗为主。家中隔离，避免交叉感染。保证休息，清淡饮食，加强口腔和皮肤护理。

2.重症病例的治疗

(1)神经系统受累：

1)控制高颅内压：控制入量，应用甘露醇降颅压，每次0.5～1.0g/kg，每隔4～8小时1次，20～30分钟内快速静脉注射。根据病情调整给药剂量及间隔时间，或加用呋塞米。

2)糖皮质激素应用：根据病情，酌情应用糖皮质激素，甲泼尼龙1～2mg/(kg·d)；或氢化可的松3～5mg/(kg·d)；或地塞米松0.2～0.5mg/(kg·d)，病情改善后，尽早减量、停用。

3)免疫球蛋白：静脉注射免疫球蛋白，总量2g/kg，分2～5天给予。

4)对症治疗：物理或药物降温，烦躁、惊厥时应用镇静、止惊剂。密切监护生命体征，严密观察病情变化。

(2)呼吸、循环衰竭：①保持呼吸道通畅，保证有效吸氧；②监测呼吸、心率、血压和血氧饱和度；③呼吸功能障碍的治疗参见相关章节内容；④保护重要脏器的功能，维持机体水、电解质、酸碱平衡。

(3)恢复期：进一步促进各脏器功能恢复；加强功能康复治疗；中西医结合治疗。

【预防】

手足口病患儿应进行隔离。预防EV71、Cox16等肠道病毒感染关键是，搞好环境卫生，勤洗手，保持室内空气流通，流行期间少带儿童到人群聚集的公共场所，避免交叉感染。

第二节 细菌感染

一、败血症

败血症(septicemia)过去的定义系指致病菌进入血液循环并在其中繁殖,产生毒素而引起的全身性严重感染。近年来,对败血症的研究越来越重视机体对微生物及其毒素所产生的全身反应,并将宿主对微生物感染的全身炎症反应称为脓毒血症(sepsis)。将人体对各种损害,包括细菌感染所引起的全身性炎症反应称为全身炎症反应综合征(SIRS)。新的败血症的定义是指微生物进入血液循环并在其中繁殖,产生毒素,并发生 SIRS。败血症患者出现低灌注和脏器功能失调者称为重症败血症。

【病因】

败血症可由各种病原体引起。革兰阳性球菌主要为葡萄球菌和链球菌;革兰阴性菌主要为大肠埃希菌、肺炎克雷白杆菌、假单胞菌属、变形杆菌、克雷白菌属等;厌氧菌以脆弱类杆菌、梭状芽孢杆菌及消化道链状菌为多见。真菌、支原体、衣原体、病毒等感染也可引起败血症。败血症致病菌种类可因不同年龄、性别、感染灶、原发病、免疫功能、感染场所和不同地区有一定差别。近年来,革兰阳性菌感染有所下降,革兰阴性菌及各种耐药菌株感染逐年上升,这与体内异物置入、血管插管等医学新技术的开展和抗生素的广泛使用有关。糖皮质激素等免疫抑制剂及抗肿瘤药物的广泛应用,机体防御功能受损,致使一些既往认为不致病或致病力弱的条件致病菌引起的败血症亦有所增加。

【发病机制】

病原微生物侵入人体后能否引起败血症,不仅与微生物的毒力及数量有关,最重要的是取决于人体的免疫防御功能。当人体的抵抗力因各种慢性疾病、免疫抑制而受到削弱或皮肤黏膜屏障破坏时,致病微生物可自局部侵入血液循环,进入血液循环后,在生长、增殖的同时产生了大量毒素,造成机体组织受损,进而激活循环中的单核细胞或组织器官中的巨噬细胞产生并分泌大量的炎性细胞因子,如:IL-1、IL-6、IL-8、TNF、IFN-γ 等,发生 SIRS,激活补体系统、凝血系统、血管舒缓素、激肽系统等,释放糖皮质激素和 β-内啡肽,造成广泛的内皮细胞损伤、凝血及纤溶过程改变,血管张力丧失及心肌抑制,引发感染性休克、DIC 和多器官功能衰竭(MOF)。

【病理】

败血症患儿共同的和最显著的病理变化是毒血症引起的中毒改变。主要表现为组织器官细胞变性、微血管栓塞、组织坏死、出血及炎症细胞浸润。肺、肠、肝、肾、肾上腺等具有上述病变,除此以外,心、脾也常被波及。继发性脓胸、化脓性心包炎、腹膜炎、脑膜炎及急性心内膜炎等并发症亦可见。

【临床表现】

1.原发感染灶

败血症患儿大多数都有轻重不等的原发感染灶。感染部位红、肿、热、痛和功能障碍是原发感染灶的共同特点。

2.感染中毒症状

大多数起病较急,突起的发热或先有畏冷或寒战,继之高热,弛张热或稽留热,间歇或不定型。体弱、重症营养不良和小婴儿可不发热,甚至体温不升。精神萎靡或烦躁不安,意识不清、谵妄以至昏迷,面色苍白或青灰、头痛、肌肉、关节酸痛、软弱无力、不思饮食、气急、脉速甚至呼吸困难。少数患儿可有恶心、呕吐、腹痛、腹泻等胃肠道症状。重症者可出现中毒性心肌炎、中毒性脑病、肝炎、肠麻痹、感染性休克、DIC 等。

3.皮疹

可有出血点、斑疹、丘疹或荨麻疹等。猩红热样皮疹多见于 A 组 β 溶血性链球菌感染及金黄色葡萄球菌脓毒败血症;脑膜炎双球菌败血症常有大小不等的瘀点或瘀斑;铜绿假单胞菌败血症可见坏死性皮疹。

4.肝脾大

以婴幼儿多见,一般仅轻度肿大,部分患儿可并发中毒性肝炎;金葡菌迁徙性损害引起肝脏脓肿时,肝脏压痛明显,并可出现黄疸。

5.迁徙性病灶

迁徙性病灶的好发部位,因感染病原的不同而各异,常见的迁徙性病灶有皮下及深部肌肉脓肿、肺炎、肺脓肿、渗出性胸膜炎、脓胸、感染性心内膜炎、化脓性心包炎、脑脓肿、骨髓炎等。严重败血症往往伴有休克和 DIC,以革兰阴性细菌败血症多见。

6.其他症状

【实验室检查】

1.外周血象

白细胞计数以及中性粒细胞比例明显增加,并有核左移倾向,细胞质中出现中毒颗粒。重症、衰弱者或机体反应低下者白细胞总数可减少,红细胞计数以及血红蛋白常降低,重症者血小板减少。

2.病原学检查

可送检血及骨髓培养、原发病灶及迁徙病灶的脓液培养及涂片和瘀点涂片寻找病原菌。病原学的送检应尽量于早期、抗菌药物治疗之前多次于发热和寒战发作期间采血,以提高检出率,需连续两次或同时从不同部位取双份标本以便能分清是污染还是致病菌。必要时可同时做厌氧菌、L 型菌和真菌培养。

3.其他检查

检测病原菌 DNA 可用聚合酶链反应(PCR),方法快速,敏感性强,但易出现假阳性。检测病原菌抗原可用对流免疫电泳、乳胶凝集试验,有辅助诊断价值。

【诊断和鉴别诊断】

凡发热较急、外周血白细胞计数及中性粒细胞比例明显增高,而无局限于某一系统的急性感染时,均应考虑败血症的可能。凡新近有皮肤感染、外伤,特别是有挤压疮疖史者,或者呼吸道、尿路等感染病灶或局灶感染虽经有效抗菌药物治疗但体温仍未控制且感染中毒症状明显,应高度怀疑败血症的可能。败血症确诊的依据为血培养和(或)骨髓培养阳性,但一次血培养和(或)骨髓培养阴性不能否定败血症的诊断。

败血症应与伤寒、粟粒性肺结核、恶性组织细胞病、结缔组织病如幼年特发性关节炎(全身型)等相鉴别。

【治疗】

1.一般治疗

败血症患儿的体质差,症状重,病情需持续一段时间,故在应用特效抗菌治疗的同时,患儿应卧床休息,多饮水,保证充足的液体入量,摄入易消化和营养丰富的食物,注意电解质平衡及维生素朴充,加强护理,防止压疮等发生。感染中毒症状严重的患儿可在足量应用有效抗生素的同时适当给予小剂量糖皮质激素治疗5～7天。

2.抗菌治疗

抗生素应尽早应用,在未获得病原学结果之前应根据情况经验性给予抗菌药物治疗,待病原学结果回报后再根据病原菌种类和药敏试验结果调整给药方案。常选用二联或三联杀菌性抗生素联合静脉给药,2～3周病情稳定后可改用肌注或口服。疗程需持续至症状改善,热退后2～3周,或血培养阴性后1～2周或连续2～3次血培养转阴后方可停药。

对革兰阳性球菌,可用青霉素加氨基糖苷类(阿米卡星或庆大霉素);金黄色葡萄球菌耐药菌株可用万古霉素;耐药性革兰阴性菌可用第三代头孢菌素或含有酶抑制剂的第三代头孢菌素。抗生素宜用足量或大剂量静脉给药,无尿或少尿者慎用对肾脏有毒副作用的药物。

3.并发症的防治

(1)感染性休克:积极控制感染,避免休克发生。

(2)迁徙性化脓性炎症或脓肿:应及时进行处理,有效引流。

(3)基础病的治疗:某些有基础疾病的患儿易发生败血症,如恶性肿瘤、糖尿病、慢性肾脏疾病等。对这些基础疾病仍应积极治疗。

二、细菌性痢疾

细菌性痢疾简称菌痢,是由志贺菌(也称痢疾杆菌)引起的肠道传染病。消化道是菌痢的主要传播途径,终年散发,夏秋季可引起流行,两个好发高峰:学龄前儿童与青壮年。其主要病理变化为直肠、乙状结肠的炎症与溃疡,主要临床表现为腹痛、腹泻、排黏液脓血便以及里急后重等,可伴有发热及全身毒血症状,严重者可出现感染性休克和(或)中毒性脑病。菌痢多为急性,少数可迁延为慢性。由于痢疾杆菌各组及各血清型之间无交叉免疫,且患儿感染后免疫力差,可引起反复感染。

【病原学】

痢疾杆菌属于肠杆菌属(shigella),革兰阴性杆菌,有菌毛,无鞭毛、荚膜及芽孢,无动力,为兼性厌氧,但最适宜于需氧生长。根据生化反应与血清学试验该属细菌分为痢疾、福氏、鲍氏和宋内志贺菌四群。目前我国以福氏和宋内志贺菌多见,呈不典型发作,痢疾志贺菌的毒力最强,可引起严重症状。志贺菌属还可感染除人类以外的其他灵长类,偶尔感染畜禽,可引起肉品等污染。

(一)抗原结构

根据国际微生物学会的分类,按抗原结构和生化反应不同,将志贺菌分为 4 群和 47 个血清型(其中 A 群 15 个、B 群 13 个、C 群 18 个、D 群 1 个)(表 8-3)。

表 8-3　志贺菌属的分型

菌名	群别	鸟氨酸脱羧酶	甘露醇	血清型
痢疾志贺菌(s.dysenteriae)	A	−	−	1～15
福氏志贺菌	B	−	+	1～6(15 个亚型)
鲍氏志贺菌(s.boydii)	C	−	+	1～18
宋内志贺菌	D	+	−	1

(二)抵抗力

志贺菌的抵抗力比其他肠道杆菌弱,存在于患儿与带菌者的粪便中,加热 60℃ 10 分钟可被杀死,对酸和一般消毒剂敏感。在粪便中,由于其他肠道菌产酸或噬菌体的作用常使本菌在数小时内死亡,故粪便标本应迅速送检。但在污染物品及瓜果、蔬菜上可存活 10～20 天。在适宜的温度下,可在水及食品中繁殖,引起水源或食物型的暴发流行。D 群宋内志贺菌抵抗力最强,A 群痢疾志贺菌抵抗力最弱。

(三)毒素

侵入上皮细胞的志贺菌,除在细胞内繁殖外可播散至邻近细胞,由毒素作用引起细胞死亡。志贺菌属所有菌株均可产生内毒素,内毒素可引起全身反应如发热、毒血症及休克等。外毒素又称为志贺毒素,有肠毒性、神经毒性和细胞毒性,分别导致相应的临床症状。

【流行病学】

(一)传染源

包括患者和带菌者。无症状带菌者由于症状不典型而容易误诊或漏诊,因此在流行病学中具有重要意义。患者中以急性、非急性典型菌痢与慢性隐匿型菌痢为重要传染源。

(二)传播途径

本病主要经粪-口途径传播。痢疾杆菌随患者或带菌者的粪便排出,通过污染的手、食品、水源或生活接触,或苍蝇、蟑螂等间接方式传播,最终均经口入消化道使易感者受感染。

(三)人群易感性

人群普遍易感,学龄前儿童患病多,与不良卫生习惯有关。患儿病后可获得一定的免疫力,但持续时间较短,不同菌群及血清型间无交叉保护性免疫,因而易反复感染。

(四)流行特征

菌痢多发生于发展中国家,与医疗条件差、水源不安全有较大关系。全球每年志贺氏菌感染人次估计为1.65亿,其中发展中国家占99%。在志贺菌感染者中,70%的患者和60%的死亡患者均为5岁以下儿童。

我国1994~2003年的检测数据显示,菌痢的报告病例数从87.83万降至49.05万例,总体看发病率呈逐年下降的趋势。各地菌痢发生率差异不大,终年散发,有明显的季节性。夏秋季降雨量多、苍蝇密度高及进食生冷瓜果食品的机会多等可能与该季节本病发病率高有关。

【发病机制与病理解剖】

(一)发病机制

细菌数量、致病力和人体抵抗力是志贺菌进入机体后是否发病的三个重要因素。进入消化道的志贺菌,多数被胃酸杀死,少数进入下消化道的细菌也可因正常菌群的拮抗作用,或肠道分泌型IgA的阻断作用无法吸附于肠黏膜上皮,而不能致病。志贺菌致病力强时即使10~100个细菌进入人体也可引起发病。人体抵抗力低下时,少量细菌也可致病。

志贺菌经口进入人体,穿过胃酸屏障后,侵袭并生长于结肠黏膜上皮细胞,经基底膜进入固有层,在其中繁殖并释放毒素,引起炎症反应和小血管循环障碍,在这一过程中,炎性介质的释放使志贺菌进一步侵入并加重炎症反应,导致肠黏膜炎症、坏死和溃疡。由黏液、细胞碎屑、中性粒细胞、渗出液和血形成黏液脓血便。

志贺菌释放的内毒素进入血液循环后,除引起发热和毒血症外,可通过释放各种血管活性物质,引起急性微循环衰竭,进而引起感染性休克、DIC及多脏器功能衰竭,临床表现为中毒性菌痢。

外毒素是由志贺菌志贺毒素基因编码的蛋白,它能不可逆性地抑制蛋白质合成,从而导致上皮细胞损伤,可引起出血性结肠炎和溶血性尿毒综合征(hemolytic uremic syndrome, HUS)。

(二)病理解剖

菌痢的病理变化主要发生于大肠,以乙状结肠与直肠为主,严重者可以波及整个结肠及回肠末端。

急性菌痢的典型病变过程为初期的急性卡他性炎,随后出现特征性假膜性炎和溃疡形成,最后愈合。肠黏膜的病理变化早期可见点状出血,之后以弥漫性纤维蛋白渗出性炎症为基本病理变化。病变进一步发展,肠黏膜上皮形成浅表坏死,表面有大量的黏液脓性渗出物。在渗出物中有大量纤维素,与坏死组织、炎症细胞、红细胞及细菌一起形成特征性的假膜。一周左右,假膜开始脱落,形成大小不等、形状不一的"地图状"溃疡。肠道严重感染可引起肠系膜淋巴结肿大,并可累及肝、肾等实质脏器。中毒性菌痢突出的病理改变为大脑及脑干水肿、神经细胞变性,肠道病变轻微。部分病例可见肾上腺充血,肾上腺皮质萎缩。

慢性菌痢的病理变化为肠黏膜水肿、肠壁增厚,肠黏膜溃疡不断形成和修复,导致瘢痕和息肉形成,少数病例甚至出现肠腔狭窄。

【临床表现】

潜伏期一般为1~4天(数小时至7天)。流行期为6~11月,发病高峰期在8月。根据病程长短和病情轻重可以分为下列各型:

(一)急性菌痢

根据肠道症状轻重及毒血症,可分为以下4型:

1.普通型(典型)

急性起病,有畏寒、发热,发热达39℃以上,伴头痛、乏力、食欲减退,多数伴腹痛、腹泻,多先为稀水样便,1~2天后转为黏液脓血便,每天数十次,便量少,失水不显著,有时伴有脓血便,此时里急后重明显。常伴肠鸣音亢进,左下腹压痛。自然病程1~2周,多数自行恢复,少数转为慢性。

2.轻型(非典型)

全身毒血症状轻微,无发热或仅有低热。主要表现为急性腹泻,每天便10次以内,为黏液稀便无脓血。有轻微腹痛及左下腹压痛,里急后重较轻或缺如,自然病程为1周左右,少数转为慢性。

3.重型

多见于体弱、营养不良患儿,急起发热,每天大便30次以上,为稀水脓血便,有时可排出片状假膜,严重时伴大便失禁,腹痛、里急后重症状明显。严重腹胀及中毒性肠麻痹多为后期表现,常伴呕吐,严重失水可引起外周循环衰竭。部分病例表现为中毒性休克,体温不升,常有酸中毒和水、电解质平衡失调,少数患者可出现心、肾功能不全。

4.中毒性菌痢

以2~7岁健壮儿童为多见。潜伏期多为1~2天,短者数小时,起病急,发展快,突起畏寒、高热,病势凶险,全身中毒症状严重,可有嗜睡、昏迷及抽搐,迅速发生循环和呼吸衰竭。临床以严重毒血症状、休克和(或)中毒性脑病为主,而局部肠道症状很轻或缺如。开始时可无腹痛及腹泻症状,但发病24小时内可出现痢疾样大便。

中毒性菌痢根据临床表现分为以下三型:

(1)休克型(周围循环衰竭型):常见,主要表现为感染性休克。面色苍白、四肢厥冷、皮肤花斑、发绀、心率加快、脉细速甚至不能触及,血压逐渐下降甚至测不出,并可出现心、肾等重要脏器功能不全及意识障碍。严重病例不易逆转,可致多脏器功能损伤与衰竭,危及生命。

(2)脑型(呼吸衰竭型):主要临床表现为中枢神经系统症状。脑血管痉挛,引起脑缺血、缺氧,导致脑水肿、颅内压增高,甚至脑疝。患儿可出现剧烈头痛、频繁呕吐、烦躁、惊厥、昏迷、瞳孔不等大、对光反射消失等,严重者可出现中枢性呼吸衰竭等临床表现。此型病死率较高。

(3)混合型:兼有上两型的表现,病情最为凶险,病死率很高(90%以上)。该型多出现呼吸系统、循环系统及中枢神经系统等多脏器功能损害与衰竭。

（二）慢性菌痢

菌痢病程反复发作或迁延不愈达 2 个月以上者，即为慢性菌痢。根据临床表现可以分为 3 型：

1.慢性迁延型

患儿急性菌痢发作后，病情时轻时重，迁延不愈。长期腹泻可导致营养不良、贫血、乏力等。长期间歇排菌，为重要的传染源。

2.急性发作型

患儿有慢性菌痢史，间隔一段时间后又出现急性菌痢的表现，但发热等全身毒血症状不明显。

3.慢性隐匿型

患儿有急性菌痢史，临床症状不明显，结肠镜可发现黏膜炎症或溃疡等病变，大便培养可检出志贺菌。

慢性菌痢中以慢性迁延型最为多见，慢性隐匿型最少。

【实验室检查】

（一）一般检查

1.血常规

急性菌痢白细胞总数可轻至中度增多，可达 $(10\sim20)\times10^9/L$，中性粒细胞为主。慢性患者血红蛋白可降低。

2.大便常规

外观多为黏液脓血便，镜检可见白细胞（≥15 个/高倍视野）、脓细胞和少数红细胞，发现巨噬细胞有助于诊断。

（二）病原学检查

1.细菌培养

粪便培养出痢疾杆菌可以确诊。为提高细菌培养阳性率可在抗菌药物使用前采集新鲜标本，取脓血部分及时送检和早期多次送检。

2.特异性核酸检测

核酸杂交或聚合酶链反应（PCR）可直接检查粪便中的痢疾杆菌核酸，具有灵敏度高、特异性强、快速简便、对标本要求低等优点，但临床较少使用。

（三）免疫学检查

早期可采用免疫学方法检测细菌或抗原，快捷方便，对菌痢的早期诊断有一定帮助，但由于粪便中抗原成分复杂，易出现假阳性。

【并发症和后遗症】

本病较少出现并发症和后遗症。并发症有菌血症、溶血性尿毒综合征、关节炎、瑞特（Reiter）综合征等。后遗症以神经系统后遗症常见，可有耳聋、失语及肢体瘫痪等症状。

【诊断】

结合患儿流行病学史、临床表现、实验室检查进行综合诊断。确诊有赖于病原学的检查。菌痢夏秋季多发，有不洁饮食或与菌痢患者接触史的患儿。急性期临床表现为发热、腹痛、腹泻、里急后重及黏液脓血便,左下腹有明显压痛。慢性菌痢为病程超过 2 个月而病情未愈的急性菌痢患儿。中毒性菌痢儿童多见,临床表现为高热、惊厥、意识障碍及呼吸、循环衰竭,起病初期胃肠道症状轻微,甚至无腹痛、腹泻,可盐水灌肠或肛拭子行粪便检查方可诊断。粪便镜检有大量白细胞(≥15 个,高倍视野),脓细胞及红细胞即可诊断。确诊有赖于粪便培养出志贺菌。

【鉴别诊断】

菌痢应与多种腹泻性疾病相鉴别,中毒性菌痢则应与夏秋季急性中枢神经系统感染或其他病因所致的感染性休克相鉴别。

(一)急性菌痢

与下列疾病相鉴别:

1.急性阿米巴痢疾

鉴别要点见表 8-4。

表 8-4　细菌性痢疾与急性阿米巴痢疾的鉴别要点

鉴别要点	急性细菌性痢疾	急性阿米巴痢疾
病原体	志贺菌	溶组织内阿米巴滋养体
粪便检查	便量少,黏液脓血便,有大量白细胞及红细胞,可见吞噬细胞。培养有志贺菌生长	便量多,暗红色果酱样便,腥臭,白细胞少,红细胞多,有夏科-莱登晶体,有阿米巴滋养体
结肠镜检查	肠黏膜弥漫性充血、水肿及浅表溃疡,以直肠、乙状结肠为主	散发溃疡,边缘深,周有红晕,溃疡间黏膜充血较轻,病变以盲肠、升结肠为主
临床表现	多有发热及毒血症状,腹痛重,伴里急后重,常见左下腹压痛	多无发热,毒血症少见,腹痛轻,无里急后重,常见右下腹压痛
流行病学	散发性,夏秋流行	散发性
潜伏期	数小时至 7 天	数周至数月
血白细胞	总数及中性粒细胞比例明显增多	早期略增多

2.其他细菌引起的肠道感染

可出现痢疾样症状的肠道感染如肠侵袭性大肠埃希菌(entero-invasive Escherichia coli)、空肠弯曲菌(campylobacter)以及气单胞菌(aeromonas)等,鉴别有赖于大便培养检出不同的病原菌。

3.细菌性胃肠型食物中毒

患儿因进食被沙门菌、金黄色葡萄球菌、副溶血弧菌、大肠埃希菌等病原菌或它们产生的毒素污染的食物引起。有进食同一食物集体发病病史,大便镜检通常白细胞不超过 5 个,高倍视野。确诊有赖于从可疑食物及患者呕吐物、粪便中检出同一细菌或毒素。

4.其他

急性菌痢还需与急性肠套叠及急性坏死出血性小肠炎相鉴别。

(二)中毒性菌痢

1.休克型

需与其他细菌引起感染性休克相鉴别。血及大便培养检出不同致病菌有助于鉴别。

2.脑型

流行性乙型脑炎(乙脑)多发于夏秋季,且有高热、惊厥、昏迷,需与本型相鉴别。乙脑起病后进展相对缓慢,循环衰竭少见,意识障碍及脑膜刺激征明显,脑脊液可有蛋白及白细胞增高,乙脑病毒特异性 IgM 阳性有助于鉴别诊断。

3.慢性菌痢

直肠结肠癌、慢性血吸虫病及非特异性溃疡性结肠炎等疾病需与慢性菌痢需相鉴别,特异性病原学检查、病理和结肠镜检有助于鉴别诊断。

【预后】

急性菌痢大部分于 1～2 周内痊愈,仅有少数转为慢性或带菌者。中毒性菌痢预后差,病死率高。

【治疗】

(一)急性菌痢

1.一般治疗

消化道隔离至临床症状消失,大便培养连续 2 次阴性。毒血症状重者必须卧床休息。饮食应以流食为主,忌食生冷、油腻及刺激性食物。

2.抗菌治疗

轻型菌痢患儿可不用抗菌药物;病情严重患儿需及时应用抗生素,近年来志贺菌对各种抗生素的耐药性逐年增长,应根据本地流行菌株药敏试验或大便培养的结果进行选择。抗生素治疗的疗程一般为 3～5 天。

常用药物有以下几种:

(1)喹诺酮类:抗菌谱广,口服吸收好,耐药菌株相对较少。首选环丙沙星,其他喹诺酮类也可酌情选用,不能口服者也可静脉滴注。因动物实验显示本类药可影响骨骺发育,故多数学者认为儿童如非必要不宜使用。

(2)其他 WHO 推荐的二线用药:匹美西林(pivmecillinam)和头孢曲松(ceftriaxone),同时对多重耐药菌株有效。

2005 年世界卫生组织(WHO)推荐菌痢抗菌治疗方案见表 8-5。

给予有效抗菌治疗 48 小时内症状会得到改善,包括:便次减少,便血、发热症状减轻,食欲好转。48 小时以上症状无改善,则提示可能对此抗生素耐药。

表 8-5　抗生素治疗菌痢

抗生素名称	用法用量
一线用药:环丙沙星	每次 15mg/kg,每天 3 次,疗程 3 天,口服给药
二线用药:匹美西林	每次 20mg/kg,每天 4 次,疗程 5 天,日服给药
头孢曲松	每次 50~100mg/kg,每天 1 次肌注,疗程 2~5 天
阿奇霉素	每次 6~20mg/kg,每天 1 次,疗程 1~5 天,口服给药

（3）小檗碱（黄连素）：可减少肠道分泌，可联合抗生素使用，每次 0.1~0.3g，每天 3 次，7 天为一疗程。

3.对症治疗

本病水电解质丢失时，应口服补液（ORS），对严重脱水者，可考虑先静脉补液，待脱水纠正后尽快改为口服补液。高热以物理降温为主，效果欠佳时使用退热药；毒血症状严重患儿，给予小剂量肾上腺皮质激素。腹痛剧烈患儿可用颠茄片或阿托品。

（二）中毒性菌痢

取综合急救措施，争取早期治疗。

1.对症治疗

（1）降温止惊：积极降温，先给予物理降温，效果差时给予退热药，高热伴烦躁、惊厥者，可采用亚冬眠疗法，氯丙嗪和异丙嗪各 1~2mg/kg 肌内注射；对于反复惊厥患儿可用地西泮、苯巴比妥肌内注射或水合氯醛灌肠。

（2）休克型：①快速扩充血容量纠正酸中毒：快速给予葡萄糖盐水、5％碳酸氢钠及低分子右旋糖酐等液体，补液量及成分视脱水情况而定，休克好转后应继续静脉输液维持；②改善微循环障碍：脏器血流灌注，可予抗胆碱类药物如山莨菪碱（654-2）、酚妥拉明、多巴胺等药物；③护重要脏器功能，主要是心、脑、肾等重要脏器的功能；④其他：可使用肾上腺皮质激素，有早期 DIC 表现者可给予肝素抗凝等治疗。

（3）脑型：20％甘露醇每次 1~2g/kg 快速静脉滴注，每 4~6 小时可重复注射一次，以减轻脑水肿。血管活性药物可改善脑部微循环，应用肾上腺皮质激素有助于改善病情。保持呼吸道通畅、吸氧，如出现呼吸衰竭可使用洛贝林（lobeline）等药物，必要时可用人工呼吸机。

2.抗菌治疗

药物选择基本与急性菌痢相同，但应先采用静脉给药，可选用三代头孢菌素类抗生素。病情好转后改为口服，剂量及疗程同急性菌痢。

（三）慢性菌痢

鉴于慢性菌痢病因较复杂，可采用全身与局部治疗相结合的原则。

1.一般治疗

生活规律，忌食生冷、油腻及刺激性食物，饮食以流食为主，积极治疗可能并存的慢性消化道疾病或肠道寄生虫病。

2.病原治疗

结合病原菌药敏结果选用有效抗菌药物,通常采用 2 种不同类型药物联合治疗,疗程应适当延长,必要时可予多个疗程治疗。也可药物保留灌肠,选用 0.3% 小檗碱(黄连素)液、5% 大蒜素液或 2% 磺胺嘧啶银悬液等灌肠液 1 种,每次 100～200ml,每晚一次,10～14 天为一个疗程,灌肠液中添加小剂量肾上腺皮质激素可提高疗效。

3.对症治疗

对肠道功能紊乱的患儿可给予镇静或解痉药物。抗菌药物使用后,肠道菌群失调引起的慢性腹泻可给予微生态制剂,包括益生元和益生菌。

【预防】

主要预防措施为切断传播途径,同时做好传染源的管理。

(一)传染源的管理

急、慢性患者和带菌者应隔离或定期进行访视管理,并给予彻底治疗,直至大便培养阴性。

(二)切断传播途径

注意饮食和饮水卫生,养成良好的卫生习惯。

(三)保护易感人群

世界卫生组织报告,对于预防志贺菌感染目前尚无获准生产的有效的疫苗。在我国主要采用口服活菌苗,如 F2a 型"依链"株。活菌苗对同型志贺菌保护率约为 80%,而对其他型别菌痢的流行可能无保护作用。

三、流行性脑脊髓膜炎

流行性脑脊髓膜炎(epidemic cerebrospinal meningitis)简称流脑。是由脑膜炎奈瑟菌(Neisseriamemngitidis,Nm)引起的急性化脓性脑膜炎,常在冬春季节引起发病和流行,患者以儿童多见。其主要临床表现为突发高热、剧烈头痛、频繁呕吐、皮肤黏膜瘀点、瘀斑及脑膜刺激征,严重者可有败血症休克和脑实质损害,常可危及生命。部分患者暴发起病,可迅速致死。

【病原学】

脑膜炎奈瑟菌(又称脑膜炎球菌)属奈瑟菌属,有荚膜,无芽孢,不活动。革兰染色阴性,呈肾形双球菌,大小为 0.6～0.8μm。常呈凹面相对成对排列或呈四联菌排列。为专性需氧菌,在普通培养基上该细菌不易生长,在巧克力或血培养基或卵黄培养基上生长良好。

脑膜炎奈瑟菌的抗原主要有以下几种:血清群特异性荚膜多糖、主要外膜蛋白、脂寡糖还有菌毛抗原等。按表面特异性荚膜多糖抗原之不同分为 A、B、C、D、X、Y、Z、29E、W135、H、I、K、L13 个亚群(90% 以上为 A、B、C3 个亚群)。

该细菌唯一的天然宿主是人类,可从带菌者及患者鼻咽部、血液、脑脊液、皮肤瘀点中检出。该细菌外毒素毒力强,但抵抗力很弱,对干燥、湿热、寒冷、阳光、紫外线及一般消毒剂均极敏感,在体外易自溶而死亡,故采集标本应注重保温并快速送检。

在全球范围内脑膜炎奈瑟菌对磺胺类药物的耐药情况比较严重,1983 年以后发现青霉素对其最低抑菌浓度有所升高。对青霉素耐药的报道尚未见。

【流行病学】

(一)传染源

带菌者和流脑患者是本病的传染源。患者从潜伏期开始至发病后 10 天内具有传染性。本病隐性感染率极高,流行期间人群带菌率高达 50%,感染后细菌寄生于正常人鼻咽部,不引起症状不易被发现,而患者经治疗后细菌很快消失,因此,带菌者作为传染源的意义更重要。

(二)传播途径

飞沫传播为本病的主要传播途径,病原菌主要经咳嗽、打喷嚏借飞沫由呼吸道直接传播。因本菌在外界生存力极弱,故间接传播的机会甚少,但密切接触如怀抱、同睡、接吻等对 2 岁以下婴幼儿的发病有重要意义。

(三)人群易感性

人群普遍容易感,本病隐性感染率高。人群感染后仅约 1% 出现典型临床表现。新生儿自母体获得杀菌抗体而很少发病,2~3 个月以后的婴儿即有发病者,6 个月~2 岁时体内抗体降到最低水平,以后因隐性感染而逐渐获得免疫。因此,5 岁以下儿童尤其是 6 个月~2 岁的婴幼儿的发生率最高。人感染后可产生持久免疫力;各群间存在交叉免疫,但不持久。

(四)流行特征

本病全球均有发病,在温带地区可出现地方性流行,全年常有散发病例,冬春季节可出现季节性发病高峰。我国曾先后发生多次以 A 群为主全国性大流行。自 1985 年开展 A 群疫苗接种后,以 A 群为主的发病率持续下降,未再出现全国性大流行。近几年 B 群和 C 群发病率有增多的趋势,在个别省份先后发生了 C 群引起的局部流行。随着血清群的变迁,2000 年以来,发病有向大年龄组移位的趋势,10 岁以上人群发病构成比增加。

【发病机制与病理解剖】

(一)发病机制

病原菌自鼻咽部侵入人体,脑膜炎球菌的不同菌株的侵袭力不同。最终是否发病以及病情的轻重取决于细菌和宿主间的相互作用。

本病致病的重要因素为细菌释放的内毒素。内毒素引起全身的施瓦茨曼反应,激活补体,促进血清炎症介质释放增加,产生循环障碍和休克。脑膜炎球菌释放的内毒素较其他内毒素更易激活凝血系统,因此在休克早期即可出现弥散性血管内凝血(disseminated intravascular-coagulation,DIC),和继发性纤溶亢进,进一步加重微循环障碍、出血和休克,最终造成多器官功能衰竭。

细菌侵犯脑膜,进入脑脊液,释放内毒素可引起脑膜和脊髓膜化脓性炎症及颅内压升高,出现惊厥、昏迷等症状。严重脑水肿时形成脑疝,可迅速致死。

(二)病理解剖

流脑以发生呼吸道炎症、败血症及脑膜化脓性炎症为主。败血症期的主要病变为血管内皮损害,血管壁炎症、坏死和血栓形成,血管周围出血。表现为皮肤黏膜局灶性出血,肺、心、胃肠道及肾上腺皮质等重要脏器亦可有广泛出血。也常见心肌炎和肺水肿。脑膜炎期主要病变部位在蛛网膜和软脑膜,表现为血管充血、出血、炎症和水肿;血浆、中性粒细胞及纤维蛋白外渗,使脑脊液混浊。颅底部由于化脓性炎症的直接侵袭和炎症后粘连引起脑神经损害。暴发型脑膜脑炎病变主要累及脑实质,表现为脑组织坏死、充血、出血及水肿。

【临床表现】

潜伏期多为 2～3 天,最短 1 天,最长 7 天。按病情可分为以下四型:

(一)普通型

发病者的 90% 均为此型。

1.前驱期(上呼吸道感染期)

为 1～2 天,大多数无症状,部分表现为上呼吸道感染症状,如低热、鼻塞、咽痛等,因发病急,进展快,此期易被忽视,鼻咽拭子培养可发现病原菌。

2.败血症期

多数患儿起病后迅速出现此期表现,表现为高热、寒战、体温迅速高达 40℃ 以上,伴明显的全身中毒症状,头痛及全身痛,精神极度萎靡。幼儿则表现为哭闹、拒食、烦躁不安、皮肤感觉过敏和惊厥。70% 以上患儿可出现皮肤黏膜出血点,大小为 1～2mm 至 1cm,初始呈鲜红色,后迅速增多、扩大,常见部位为四肢、软腭、眼结膜及臀等。本期持续 1～2 天后进入脑膜炎期。

3.脑膜脑炎期

该期患儿除表现为败血症期的高热及中毒症状外,同时伴有剧烈头痛、喷射性呕吐、烦躁不安以及脑膜刺激征,重症患儿有谵妄、抽搐及意识障碍。有些婴儿脑膜刺激征缺如,前囟未闭患儿可隆起,对诊断有很大意义,呕吐、失水等可造成前囟下陷。本期经治疗常在 2～5 天内进入恢复期。

4.恢复期

积极治疗后体温渐降至正常,意识及精神状态改善,皮肤出血点吸收或结痂愈合。神经系统查体无阳性体征。约有 10% 的患儿在病程中可出现口周疱疹。该期患儿多于 1～3 周内痊愈。

免疫复合物反应引起的表现,以关节炎较明显,可同时出现发热,亦可伴有心包炎,多见于病后 7～14 天。

(二)暴发型

该型儿童多见,起病更急剧,病情变化迅速,病势严重,不及时治疗可于 24 小时内危及生命,病死率高。

爆发型可分为以下三种类型:

1.暴发型休克型

患儿表现为严重的中毒症状,急起寒战、高热、重症者体温不升,伴头痛、呕吐,短时间内出现瘀点、瘀斑,并迅速增多融合成片。随后出现面色苍白、唇周与肢端发绀,皮肤发花、四肢厥冷、脉搏细速、呼吸急促等休克表现。抢救不及时,病情可急速恶化,周围循环衰竭症状加重,血压急剧下降,少尿,甚至昏迷。

2.暴发型脑膜脑炎

主要病变为脑膜及脑实质损伤,常于发病 1～2 天内出现严重的神经系统症状,表现为高热、头痛、呕吐、意识障碍,可迅速出现昏迷。颅内压增高,脑膜刺激征阳性,可有惊厥,锥体束征阳性,严重患儿可发生脑疝。

3.混合型

该型患儿可先后或同时出现上两型的症状。

(三)轻型

多见于流脑流行后期,病变多较轻微,主要表现为上呼吸道症状,如低热、轻微头痛及咽痛等,少数患儿可见出血点。脑脊液多正常,咽拭子培养可有脑膜炎奈瑟菌生长。

(四)慢性型

儿童较少见,病程可迁延数周至数月。多表现为间歇性发热、发冷,每次发热历时 12 小时后缓解,间隔 1~4 天后再次发作。每次发作后常成批出现皮疹,亦可出现瘀点。多伴有关节痛、脾大、血液白细胞增多,血培养可为阳性。

【实验室检查】

(一)血象

白细胞计数明显增加,多在$(10~20)\times10^9$/L 以上,中性粒细胞比例升高至$80\%~90\%$以上。并发 DIC 患儿血小板可减少。

(二)脑脊液检查

脑脊液检查是确诊的重要方法。病初或休克型患者,脑脊液改变尚未出现,应 12~24 小时后复查。典型的脑膜炎期,脑脊液压力升高,外观呈浑浊米汤样甚或脓样;白细胞数明显增高,多大于1000×10^6/L,其中以多核细胞为主;蛋白含量升高,氯化物及糖明显减少。应注意临床上表现为脑膜炎时脑脊液检查应是影像学检查之前的选择。

(三)细菌学检查

病原学检查是确诊的重要手段。因标本在体外生存力差,送检应及时、保暖,检验应及时。

1.涂片

可对皮肤瘀点处的组织液或离心沉淀后的脑脊液作涂片染色。阳性率约为$60\%~80\%$。瘀点涂片操作简便易行,且应用抗生素早期亦可获得阳性结果,对早期诊断有重要意义。

2.细菌学培养

在抗菌药物应用前,取瘀斑处的组织液、血或脑脊液,进行细菌培养。有脑膜炎奈瑟菌生长时,进行药物敏感性试验。

(四)血清免疫学检查

对流免疫电泳法、乳胶凝集试验、反向间接血试验、ELISA 法等可检测脑膜炎奈瑟菌抗原。

(五)其他

脑膜炎奈瑟菌的 DNA 特异性片段检测、鲎试验等。

【并发症及后遗症】

早期抗菌药物治疗,可预防并发症及后遗症的发生。常见的并发症及后遗症有中耳炎、化脓性关节炎、心内膜炎、心包炎、肺炎、脑积水、硬脑膜下积液、肢端坏死、眼病等,瘫痪、癫痫和精神障碍等亦可见。

【诊断】

(一)疑似病例

1.有流脑流行病学史

1周内有流脑患者密切接触史,或本地有本病发生或流行;发病位于冬春季节(2～4月份为流行高峰);既往未接种过流脑菌苗。

2.其他

临床表现及脑脊液检查符合化脓性脑膜炎表现。

(二)临床诊断病例

(1)有流脑流行病学史。

(2)临床表现及脑脊液检查符合化脓性脑膜炎表现,且伴有皮肤黏膜瘀点、瘀斑。无化脓性脑膜炎表现,但在感染中毒性休克表现的同时伴有迅速增多的皮肤黏膜瘀点、瘀斑。

(三)确诊病例

在临床诊断的基础上,加上细菌学或流脑特异性血清免疫学检查阳性。

【鉴别诊断】

在我国流脑误诊为其他疾病的,前3位分别为:上呼吸道感染、其他原因的败血症、各种原因的紫癜。而其他疾病误诊为流脑的,前3位分别为:其他细菌引起的化脓性脑膜炎、结核性脑膜炎、脑脓肿。本病还应与流行性乙型脑炎和其他病毒性脑膜炎和脑炎相鉴别。

1.其他细菌引起的化脓性脑膜炎

①流感嗜血杆菌感染引起的化脓性脑膜炎多见于婴幼儿。肺炎链球菌感染引起的化脓性脑膜炎则多见于成年人。②皮肤感染可继发金黄色葡萄球菌引起的化脓性脑膜炎。③铜绿假单胞菌脑膜炎常继发于腰穿、麻醉、造影或手术后。④颅脑手术后可继发革兰阴性杆菌感染引起的化脓性脑膜炎。

此外,上述细菌感染引起的脑膜炎多无明显季节性,以散发为主,无皮肤瘀点、瘀斑。确诊依赖于细菌学检查。

2.结核性脑膜炎

患儿多有结核病史或与结核患者密切接触史,起病多缓慢,病程长,伴有低热、盗汗、消瘦等症状,神经系统症状出现较晚,无瘀点、瘀斑,脑脊液检查以单核细胞为主,蛋白增加,糖和氯化物减少;脑脊液涂片可见抗酸染色阳性杆菌。

【预后】

普通型经及时诊断,合理治疗预后良好,多数可治愈,并发症和后遗症罕见。本病暴发型病死率较高,其中以脑膜脑炎型及混合型预后最差。小于1岁的婴幼儿预后差。早期诊断,及时治疗,可显著降低病死率。

【治疗】

(一)普通型

1.病原治疗

患儿一旦高度怀疑流脑,应在30分钟内应用抗菌治疗。应早期、足量应用细菌敏感并能透过血脑屏障的抗菌药物。

常选抗菌药物如下。

(1)青霉素:目前青霉素(penicillin)对脑膜炎球菌仍为一种高度敏感的杀菌药物,国内少见耐药报道。青霉素虽不易透过血脑屏障,但加大剂量能在脑脊液中达到治疗有效浓度。剂量 20 万 U～40 万 U/kg,分 3 次静脉滴注,疗程为 5～7 天。

(2)头孢菌素:第三代头孢菌素对脑膜炎球菌抗菌活性强,易透过血脑屏障,且毒性低,适用于儿童患者。头孢噻肟钠剂量,50mg/kg,每 6 小时静脉滴注 1 次;头孢曲松,50～100mg/kg,每 12 小时静脉滴注 1 次,疗程为 7 天。

(3)氯霉素(chloramphenicol):除对脑膜炎球菌有良好的抗菌活性外,对肺炎球菌和流感杆菌也敏感,且较易透过血脑屏障,但其对骨髓造血功能的抑制,故慎用于儿童患者。剂量 50mg/kg,分次静滴,疗程为 5～7 天。

近年来,脑膜炎球菌已出现耐药菌株,需引起注意。疑耐药菌存在,应在体温正常后 3～5 天,症状、体征消失,复查脑脊液正常后停药。

2.一般对症治疗

早期诊断,就地隔离,住院治疗,密切监护,是本病治疗的基础。加强护理,预防并发症的发生。保证足够液体量、热量及维生素,注意电解质。高热时给予物理降温或药物降温;颅内高压时可给予 20%甘露醇 1～2g/kg,快速静脉滴注,根据病情 4～6 小时可重复给药一次,应用时注意对肾脏的损害。

(二)暴发型流脑的治疗

1.休克型治疗

(1)尽早联合应用抗菌药物,用法同前。

(2)休克的治疗:①扩充血容量及纠正酸中毒治疗:最初 1 小时内 10～20ml/kg,快速静脉滴注。此后酌情使用晶体液和胶体液,24 小时输入液量为 50～80ml/kg,其中含钠液体应占 1/2 左右,补液量应视具体情况。原则为"先盐后糖、先快后慢"。酸中毒时用 5%碳酸氢钠纠正。②血管活性药物的应用:在扩充血容量和纠正酸中毒的基础上,使用血管活性药物。常用药物为莨菪类,首选副作用较小的山莨菪碱(654-2),每次 0.3～0.5mg/kg,重者 1mg/kg,每 10～15 分钟静注 1 次。见面色转红、四肢温暖、血压上升后,减量,延长给药时间并逐渐停药。阿托品可替代山莨菪碱。

(3)DIC 的治疗:高度怀疑有 DIC 的患儿,肝素应尽早应用,剂量为 0.5～1.0mg/kg,可 4～6 小时重复一次。应用肝素时,检测凝血时间,凝血时间维持在正常值的 2.5～3 倍为宜。多数患儿 1～2 次后即可见效而停用。高凝状态纠正后,应及时补充被消耗的凝血因子,可通过输入新鲜血液、血浆及应用维生素 K。

(4)肾上腺皮质激素的应用:对于毒血症症状明显的患儿可应用。常用药物为地塞米松,0.2～0.5mg/kg,分 1～2 次静脉滴注。疗程一般小于 3 天。

(5)对重要脏器功能的保护:注意保护心、肾等重要脏器功能,出现异常,及时对症治疗。

2.脑膜脑炎型的治疗

(1)抗菌药物的应用:用法同前。

(2)防治脑水肿、脑疝:早发现、早治疗是防治的关键。积极脱水治疗,预防脑疝。可用药物有甘露醇及白蛋白、甘油果糖、呋塞米、激素等。

（3）防治呼吸衰竭：密切监护，保持呼吸道通畅，必要时可行气管插管，呼吸机辅助治疗。

3.混合型的治疗

此型患儿病情复杂严重，积极治疗休克的同时防治脑水肿。因此应在初期积极抗感染的同时，针对患儿具体病情，有所侧重，两者兼顾。

【预防】

（一）管理传染源

早期发现、就地隔离治疗，一般隔离至症状消失后 3 天，多不少于病后 7 天。密切观察接触者，应医学观察 7 天。

（二）切断传播途径

注意环境卫生，保持室内通风。流行期间加强卫生宣教，流行期间避免带易感儿童到人群密集的场所去。患者的房间应通风并用紫外线照射消毒。

（三）保护易感人群

15 岁以下儿童为主要的疫苗预防对象。我国多年来接种脑膜炎球菌 A 群多糖菌苗，保护率可达 900/0 以上。近年来由于 C 群流行，我国已开始接种 A＋C 结合菌苗，保护率亦较高。

药物预防：对有密切接触史的患儿，除医学观察外，可用磺胺甲噁唑进行预防，剂量为 50～100mg/kg，疗程为 3 天。另外，头孢曲松、氧氟沙星等也可作为预防用药。

第三节　结核病

一、概述

结核病（tuberculosis）是由结核分枝杆菌引起的慢性感染性疾病。全身各个脏器均可受累，但以肺结核最常见。结核病仍是目前我国乃至全世界最重要的慢性传染病之一，且近年来发病率有上升趋势。多药耐药性结核菌株（MDR-TB）的产生，也成为防治结核病的严重问题。

【病因】

结核菌最早从患者的痰中发现，形如杆状，故称结核分枝杆菌。属于分枝杆菌属，具抗酸性，为需氧菌，革兰染色阳性，抗酸染色呈红色。分裂繁殖缓慢，其分裂繁殖周期为 18～22 小时，在固体培养基上需 4～6 周才出现菌落。然而，用放射性核素标记的选择性营养液体培养基（BACTEC）放射测量系统中生长 1～3 周即可鉴别。结核分枝杆菌可分为 4 型：人型、牛型、鸟型和鼠型，对人类致病的主要为人型，其次是牛型，感染非洲型很少，鼠型对人不致病。牛型结核分枝杆菌感染主要是饮用病牛的乳品获得，现今已少见。

【流行病学】

1.传染源

开放性肺结核患者是主要传染源，正规治疗 2～4 周后，随着患者痰菌排量减少，传染性降低。

2.传播途径

呼吸道传染是主要的传染途径,小儿吸入带结核菌的飞沫或尘埃后即可引起感染,形成肺部原发病灶。当使用被结核分枝杆菌污染的食具,或食入含有结核分枝杆菌的食物,结核分枝杆菌可侵入消化道,产生咽部或肠道原发病灶;经皮肤或胎盘传染者少见。

3.易感人群

新生儿对结核菌非常易感。居住环境拥挤、营养不良、社会经济落后等是人群结核病高发的原因。儿童发病与否主要取决于:结核菌的毒力及数量。机体抵抗力的强弱;小儿免疫功能受抑制和接受免疫抑制剂治疗者,如患麻疹、百日咳及白血病、淋巴瘤或艾滋病等儿童尤其好发结核病。遗传因素也与本病的发生有一定的关系:单卵双胎儿结核病的一致性明显高于双卵双胎儿;亚洲人种,主要是菲律宾发病率最高,白人最低;身材瘦长者较矮胖者易感。另外,有研究发现组织相容性抗原(HLA)与结核病密切相关,特别是有 HLA-BW35 抗原者发生结核病的危险性比一般小儿高 7 倍。

【发病机制】

机体在感染结核菌后,在产生免疫力的同时,也产生变态反应,均为致敏 T 细胞介导的,是同一细胞免疫过程的两种不同表现。小儿初次接触结核分枝杆菌后是否发展为结核病,主要与机体的免疫力,细菌的毒力和数量有关,尤其与细胞免疫力强弱相关。

1.免疫反应

结核病的免疫反应是结核分枝杆菌和宿主两个互动的过程,结核分枝杆菌的毒力和宿主对结核分枝杆菌的杀灭构成结核病免疫的两个方面。巨噬细胞吞噬和消化结核分枝杆菌,并将特异性抗原传递给 CD4＋细胞,巨噬细胞分泌 IL-12,诱导 CD4＋细胞向 TH1 细胞极化,分泌和释放 IFN-γ、TNF-α 等细胞因子。IFN-γ 进一步促进单核细胞聚集、激活、增殖和分化,释放氧化酶和消化酶,产生大量反应性产物及其他杀菌素,以便吞噬和杀灭更多的结核分枝杆菌。IFN-1 增强细胞毒性 T 淋巴细胞和自然杀伤细胞的活性,溶解已吞噬结核分枝杆菌和受抗原作用的巨噬细胞。

2.迟发型变态反应(DTH)

结核分枝杆菌的某些抗原可以诱发宿主的免疫应答,造成宿主过量菌负荷、组织坏死和临床症状显现,称为迟发型变态反应。DTH 是宿主对结核菌及其产物的超常免疫反应,亦由 T 细胞介导,以巨噬细胞为效应细胞。在大多数情况下,由于迟发型变态反应直接和间接作用,引起细胞坏死及干酪样改变,甚至形成空洞。但在一定条件下,如局部聚集的抗原量较低时,这种反应有利于预防外源性再感染和在局部扑灭血源播散结核分枝杆菌。

结核分枝杆菌感染后机体获得免疫力 90% 可终生不发病,5% 的患者因免疫力低下发生原发性肺结核,另 5% 的患者仅在机体免疫力降低时发病,称为继发性肺结核。初染结核分枝杆菌除潜匿于胸部淋巴结外,亦可随感染初期菌血症转到其他脏器,并长期潜伏,成为肺外结核(extrapulmonarytuberculosis)发病的来源。

【诊断】

为早期正确诊断,必须全面掌握临床表现、化验数据、影像学改变、结核菌素试验等资料并具体分析。

1.病史

现病史中注重询问有无长期低热、轻咳、盗汗、乏力、食欲减退、体重不增或体重减轻等。应特别注意家庭史,肯定的开放性结核病接触史对诊断有重要意义,年龄愈小,意义愈大。卡介苗接种可以提高对结核病的抵抗力,应询问接种史,对接种史不明确的患儿应仔细检查上臂有无卡介苗接种后瘢痕。急性传染病史,尤其是麻疹、百日咳等可引起机体暂时性免疫功能降低,致使体内隐伏的结核病灶活动、恶化,或成为感染结核病的诱因。

2.体格检查

肺部体征不明显,与肺内病变不成正比。在病灶范围广泛或空洞形成时才有相应体征出现。可有浅表淋巴结肿大、肝脾轻度肿大。可有结核过敏表现,如结节性红斑、疱疹性结膜炎等。

3.结核菌素试验

(1)结核菌素试验:患儿受结核感染 4～8 周后,机体对结核蛋白产生反应,作结核菌素试验即呈阳性反应。结核菌素反应属于迟发型变态反应。结核菌素皮肤试验在注射后 48～72 小时测量,以硬结的大小作为判断反应的标准,红晕多为非特异性反应,不作为判断指标。硬结平均直径<5mm 为阴性,≥5mm 为阳性(＋),10～19mm 为中度阳性(＋＋),≥20mm 为强阳性(＋＋＋),局部除硬结外还有水疱、破溃、淋巴管炎及双圈反应等为极强阳性反应(＋＋＋＋)。

(2)临床意义:

1)阳性反应见于:①接种卡介苗后。②年长儿无明显临床症状仅呈一般阳性反应,表示曾感染过结核分枝杆菌。③3 岁以下尤其是 1 岁以内未接种卡介苗者,阳性反应多表示体内有新的结核病灶。年龄愈小,活动性结核可能性愈大。④强阳性反应者,示体内有活动性结核病。⑤由阴性反应转为阳性反应,或反应强度由原来小于 10mm 增至大于 10mm,且增幅超过 6mm 时,示新近有感染。

自从广泛推行卡介苗接种后,结核菌素试验的诊断价值受到一定的限制,目前区别接种卡介苗后与自然感染阳性反应的方法是根据阳性反应的强度和持久情况,接种后阳性反应硬结直径多为 5～9mm,颜色浅红,质地较软,边缘不整,阳性反应持续时间较短,2～3 天即消失。阳性反应有较明显的逐年减弱倾向,一般于 3～5 年内逐渐消失。自然感染硬结直径多为 10～15mm,颜色深红,质地较硬、边缘清楚,阳性反应持续时间较长,可达 7～10 天以上。阳性反应短时间内反应无减弱倾向,可持续若干年,甚至终身。此外,非结核分枝杆菌感染也可致 PPD 皮试阳性。

2)阴性反应见于:①未感染过结核。②初次感染后 4～8 周内,处于结核迟发性变态反应前期。③假阴性反应,由于机体免疫功能低下或受抑制所致,如部分危重结核病;急性传染病如麻疹、水痘、风疹、百日咳等 1～2 个月内;体质极度衰弱者如重度营养不良、重度脱水、重度水肿等,应用糖皮质激素或其他免疫抑制剂治疗时;原发或继发免疫缺陷病。④技术误差或结核菌素失效。

4.实验室检查

(1)结核分枝杆菌检查:从痰、脑脊液、浆膜腔液中找到结核分枝杆菌是重要的确诊手段。

婴幼儿不会吐痰,常将痰液咽下,故可用清晨空腹胃洗出液直接图片染色或进行培养,连做 3 次可提高阳性检出率。

(2)免疫学诊断及分子生物学诊断:

1)酶联免疫吸附试验:用于检测结核患者血清、浆膜腔液、脑脊液等的抗结核分枝杆菌抗体。

2)分子生物学方法:如核酸杂交、PCR 技术、生物芯片等能快速检测标本中结核分枝杆菌核酸物质。

3)结核感染 T 细胞斑点实验(T-SPOT.TB):是通过检测抗原特异性 T 淋巴细胞分泌细胞因子 γ 干扰素(IFN-γ)的应答免疫反应过程,从而判断结核分枝杆菌感染的状态,具有较高的敏感性和特异性,可作为诊断肺结核及肺外结核的辅助实验方法。

(3)血沉:可用以判断结核病的活动性,多增快。

5.影像学检查

(1)X 线:是诊断结核病的必备检查。除胸部正位片外同时应拍侧位片。可用于检出结核病灶的范围、类型、活动或进展情况。重复检查有助于结核与非结核疾患的鉴别,也可作为治疗过程中疗效的判断指标。

(2)CT:在小儿肺结核影像学检查中,胸部高分辨 CT 的诊断价值优于胸部 X 线平片,是胸片的一种重要补充检查手段。在显示肺门淋巴结肿大 CT 更为敏感,有助于发现肺门及纵隔肿大淋巴结或结核增殖灶和常规胸部 X 线片不易发现的隐匿病灶、早期空洞病变及早期粟粒影。

6.其他辅助检查

(1)纤维支气管镜检查:不仅可以直接观察支气管病变的形态、部位和范围,并且可以做组织活检及灌洗等检查,有助于支气管内膜结核及支气管淋巴结结核的诊断。

(2)周围淋巴结穿刺液涂片检查:可发现特异性结核改变,如结核结节或干酪性坏死,有助于结核病的诊断和鉴别诊断。

(3)肺穿刺活检或胸腔镜取肺活检:一般在临床很少应用,对特殊或疑难病例可行病理和病原学检查,帮助确诊。

【治疗】

1.一般治疗

注意营养,选用富含蛋白质和维生素的食物。居住环境应阳光充足,空气流通。有明显结核中毒症状及高度衰弱者应卧床休息。避免传染麻疹、百日咳等疾病。

2.抗结核药物

临床上抗结核治疗的目的是杀灭繁殖期活跃菌以控制疾病,减少传染性;杀灭慢性传染菌,减少复发;预防结核菌耐药性产生;尽量减少药物的不良反应发生。治疗原则为早期、适量、联合、规律、坚持、分段治疗。

(1)目前常用的抗结核药物可分为两类:

1)杀菌药物:①全杀菌药:如异烟肼(isoniazid,INH 或 H)和利福平(rifampin,RFP 或 R);②半杀菌药:如链霉素(streptomycin,SM 或 S)和吡嗪酰胺(pyrazinamide,PZA 或 Z);PZA 能杀灭在酸性环境中细胞内结核分枝杆菌及干酪病灶内代谢缓慢的结核菌。

2)抑菌药物:常用者有乙胺丁醇(ethambutol,ENB 或 B)及乙硫异烟胺(ethionamide, ETH)。

(2)针对耐药菌株的几种新型抗结核药:

1)复合剂型:利福平和异烟肼合剂(内含 INH 150mg 和 RFP 300mg);利福平+吡嗪酰胺+异烟肼合剂等。

2)老药的衍生物:如利福喷汀。

3)新的化学制剂:如帕司烟肼(力排肺疾,Dipasic)。

(3)抗结核药的使用见表8-6。

表 8-6　小儿抗结核药物

药物	剂量(mg/d)	用药途径	主要副作用
INH	10mg(最大 300mg/d)	口服、静点	肝毒性、末梢神经炎,过敏,皮疹和发热
RFP	10mg(最大 450mg/d)	口服	肝毒性、恶心、呕吐和流感综合征
SM	2030mg(最大 0.75g/d)	肌注	Ⅷ脑神经损害、肾毒性、过敏、皮疹和发热
PZA	20~30mg(≤0.75g/d)	口服	肝毒性、高尿酸血症、关节痛、过敏
EMB	15~25mg	口服	皮疹,视神经炎
ETH	10~15mg	口服	胃肠道反应,肝毒性,神经毒性
丙硫异烟胺			过敏,皮疹,发热
卡那霉素	15~20mg	肌注	肾毒性、Ⅷ脑神经损害
对氨柳酸	150~200mg		胃肠道反应,肝毒性,过敏,皮疹和发热

(4)化疗方案:

1)标准疗法:主要用于无明显自觉症状的原发型肺结核。每天服用 INH,RFP 和(或)EMB,疗程 9~12 个月。

2)两阶段疗法:用于活动性原发型肺结核、急性粟粒性结核病及结核性脑膜炎。①强化阶段:联用 3~4 种杀菌药物。目的在于迅速杀灭敏感菌及生长繁殖活跃的细菌与代谢低下的细菌,防止或减少耐药菌株的产生,是化疗的关键阶段。在长程化疗时,此阶段一般需 3~4 个月。短程疗法时一般为 2 个月。②巩固阶段:联用 2 种抗结核药物,目的在于杀灭持续存在的细菌以巩固疗效,防止复发。在长程疗法时,此阶段可长达 12~18 个月。短程疗法时,一般为 4 个月。

3)短程疗法:为结核病现代疗法的重大进展,其疗效取决于两个因素:药物对生长繁殖旺盛、代谢活跃的结核分枝杆菌应有杀菌作用,防止耐药产生;药物对间断繁殖、代谢缓慢的持存菌有灭菌作用,防止复发。通常选用以下几种 6 个月短程化疗方案:①2HR2/4HR;②2SHRZ/4HR;③2EHR2/4HR。若无 PZA 则将疗程延长至 9 个月。

【预防】

1.未自然感染者接种卡介菌

卡介苗接种是预防小儿结核病的有效措施。目前,我国计划免疫要求在全国城乡普及新生儿卡介苗接种。

下列情况禁止接种卡介苗：①先天性胸腺发育不全或严重联合免疫缺陷病患者；②急性传染病恢复期；③注射局部有湿疹或患全身性皮肤病；④结核菌素试验阳性。

2.控制传染源

结核菌涂片阳性患者是小儿结核病的主要传染源，早期发现及合理治疗痰涂片结核菌阳性患者，是预防小儿结核病的根本措施。

3.预防性化疗

(1)适应证：①3 岁以下婴幼儿未接种卡介苗而结核菌素试验阳性者；②密切接触家庭内开放性肺结核者；③结核菌素试验新近由阴性转为阳性者；④结核菌素试验阳性伴结核中毒症状者；⑤结核菌素试验阳性，新患麻疹或百日咳小儿；⑥结核菌素试验阳性，且因病需较长期使用糖皮质激素或其他免疫抑制剂者。

(2)方法：INH 每天 10mg/kg(最大 300mg/d)，疗程 6～9 个月。或 INH 每天 10mg/kg(最大 300mg/d)联合 RFP 每天 10mg/kg(最大 300mg/d)，疗程 3 个月。

二、原发型肺结核

原发型肺结核(primary pulmonary tubeTculosis)是原发性结核病中最常见者，为结核分枝杆菌第一次侵入肺部后发生的原发感染，是小儿肺结核的主要类型。原发型肺结核包括原发综合征和支气管淋巴结结核，两者在临床上难于区分，在 X 线检查时有不同的表现。前者由肺原发病灶、局部淋巴结病变和连接两者的淋巴管炎组成；后者以胸腔内肿大淋巴结为主。肺部原发病灶可因其范围较小或被纵隔影掩盖，而 X 线片无法查出，或是原发病灶已经吸收仅遗留局部肿大的淋巴结，故在临床上诊断为支气管淋巴结结核。

【病理】

结核菌由呼吸道进入肺部后，结核分枝杆菌进一步进入肺泡，原发病灶多位于肺上叶下部，尤其是右侧多见，靠近胸膜处。基本病变为渗出、增殖、坏死。原发综合征由四部分组成：肺部初染病灶；支气管淋巴结核；引导初染病灶至淋巴结间的淋巴管炎；邻近的胸膜炎。典型的原发综合征呈"双极"病变，即一端为原发病灶，一端为肿大的肺门淋巴结。由于小儿机体处于高度过敏状态，使病灶周围炎症甚广泛，原发病灶范围扩大到一个肺段甚至一叶。小儿年龄愈小，此种大片性病变愈明显。引流淋巴结肿大多为单侧，但亦有对侧淋巴结受累者。原发综合征主要发生在肺部的约占 90%～95%，也可发生在肠道、咽部及皮肤。

【临床表现】

临床表现轻者可无临床症状，只在 X 线检查下才发现。症状稍重者以结核中毒症状为主，表现一般起病缓慢，可有低热、食欲缺乏、疲乏、盗汗等，多见于年龄较大儿童。婴幼儿及症状较重者也可急性起病，高热可达 39～40℃，但一般情况尚好，与发热不相称，持续 2～3 周后转为低热，可持续较长时间，并伴结核中毒症状，干咳和轻度呼吸困难是最常见的症状。婴儿可表现为体重不增或生长发育障碍。部分高度过敏状态小儿可出现皮肤结节性红斑，眼疱疹性结膜炎及(或)多发性一过性关节炎。当支气管淋巴结高度肿大时，可产生不同的压迫症状：压迫喉返神经可致声音嘶哑；压迫气管分叉处可出现类似百日咳样痉挛性双音咳嗽；压迫支气管时可使其部分阻塞时可引起喘鸣、吸气或呼气性呼吸困难；压迫静脉可致胸部一侧或双侧静脉怒张。

体格检查可查见全身浅表淋巴结不同程度肿大。肺部体征可不明显,与肺内病变不一致。X线片呈中到重度肺结核病变者,半数以上可无体征。如原发病灶较大,叩诊呈浊音,听诊呼吸音减低或有少许干湿啰音。婴儿可伴肝脏肿大。

【诊断和鉴别诊断】

小儿原发型肺结核的诊断需强调综合诊断及必要的动态观察,应尽力收集结核病接触史、卡介苗接种史、常规进行结核菌素试验、X线检查、了解现病史、症状、体征及相应的实验室检查。

1.原发综合征

X线胸片上可呈现典型哑铃状双极阴影,但目前已少见。肺内原发灶大小不一。局部炎性淋巴结相对较大而肺部的初染灶相对较小是原发性肺结核的特征。年长儿病灶周围炎症较轻,阴影范围不大,多呈小圆形或小片状影。婴幼儿病灶范围较广,可占据一肺段甚至一肺叶。部分病例可见局部胸膜病变。

2.支气管淋巴结结核

是原发型肺结核X线胸片最为常见者。分3种类型:①结节型:表现为肺门区域圆形或卵圆形致密阴影,边缘清楚,突向肺野;②炎症型:淋巴结周围肺组织的渗出性炎性浸润,呈现从肺门向外扩展的密度增高阴影,边缘模糊,此为肺门部肿大淋巴结阴影;③微小型:是近年来逐渐被重视的一型,其特点是肺纹理紊乱,肺门形态异常,肺门周围呈小结节状及小点片状模糊阴影。

3.相关检查

(1)CT扫描:与X线检查相比在显示小的原发灶、淋巴结肿大、胸膜改变和空洞方面有其优势。对疑诊原发综合征但胸部平片正常的病例有助于诊断。也可发现肿大淋巴结压迫或淋巴结—支气管瘘引起的器官或支气管狭窄、扭曲、肺不张。增强扫描有助于观察淋巴结有无干酪样坏死。

(2)纤维支气管镜检查:结核病变蔓延至支气管内造成支气管结核,纤维支气管镜检查可见到以下病变:①黏膜充血、水肿、炎性浸润、溃疡或肉芽肿;②肿大淋巴结压迫支气管致管腔狭窄,或与支气管壁粘连固定,以致活动受限;③淋巴结穿孔形成淋巴结支气管瘘,穿孔口呈火山样突起,色泽红而有干酪样物质排出;④在淋巴结穿孔前期,可见突入支气管腔的肿块。

本病应与支气管炎、肺炎、支气管异物、支气管扩张、百日咳、纵隔良恶性肿瘤等相鉴别。

【治疗】

总体治疗原则见总论。抗结核药物的应用如下:

1.无明显症状的原发型肺结核

选用标准疗法,每天服用 INH、RFP 和(或)EMB,疗程 9~12 个月。

2.活动性原发型肺结核

宜采用短程疗法。强化治疗阶段宜用 3~4 种杀菌药:INH、RFP、PZA 或 SM,2~3 个月后以 INH,RFP 或 EMB 巩固维持治疗。常用方案为 2HRZ/4HR。

三、急性粟粒性肺结核

急性粟粒性肺结核(acute miliary tuberculosis of the lungs),是小儿最多见的血行播散性肺结核,是结核分枝杆菌经血行播散而引起的肺结核,常是原发综合征发展的后果。麻疹、百日咳或营养不良等常是发病诱因,最多见于婴幼儿初染后 6 个月,尤其是 3 个月内。婴幼儿和儿童常并发结核性脑膜炎。

【病理】

胸腔内初染病灶或淋巴结干酪样坏死病变溃破时,大量结核分枝杆菌由此侵入血液借血液循环引起急性全身粟粒性结核病,可累及肺、脑膜、脑、肝、脾、肠、腹膜、肠系膜淋巴结、肾、肾上腺等。上述脏器可呈粟粒样结节病变。儿童除外结核分枝杆菌菌血症外,高度过敏状态也是发病的重要因素。在肺中的结核结节分布于上肺部者多于下肺部,为灰白色半透明或淡黄色不透明的结节,如针尖或粟粒一般,约 1～2mm 大小。结核结节是由淋巴细胞、类上皮细胞、朗格汉斯细胞和中心干酪坏死性病灶组成。

【临床表现】

起病可急可缓,缓慢者可只有结核中毒症状。但大多起病急骤,以高热和严重的中毒症状为主。婴幼儿多突然高热 39～40℃,呈稽留热或弛张热,部分病例呈规则或不规则低热,常持续数周或数月,多伴有寒战、盗汗、食欲缺乏、咳嗽、面色苍白、气促和发绀等。肺部可听到细湿啰音而被误诊为肺炎,部分患儿伴有肝脾大以及浅表淋巴结大等。根据临床表现不同,分别呈现伤寒型、肺型、脑膜型、败血症型,伤寒型多见于 3 岁以上儿童,肺型多见于婴幼儿,脑膜型多见于两者,但以婴幼儿为多。

【诊断和鉴别诊断】

诊断主要根据病史、临床表现、结核菌素试验阳性,可疑者应进行细菌学检查、结核菌抗体检测与胸部 X 线摄片。胸部 X 线摄片常对诊断起决定性作用,但早期因粟粒阴影细小而不易查出。一般于起病后 2～3 周后胸部摄片可发现大小一致、分布均匀的粟粒状阴影,于两侧肺野密布。肺部 CT 扫描可见肺影显示大小为 1～3mm、中度密度、全肺分布的一致阴影,部分病灶有融合。临床上应注意与伤寒、肺炎、败血症、恶性网状细胞病、特发性肺含铁血黄素沉着症及特发性肺间质疾病等相鉴别。

【治疗】

病程多属急重,但若治疗及时,预后良好。如延误诊断和治疗,则可导致死亡。一般支持治疗见前,早期有效抗结核治疗甚为重要。

1.抗结核药物

目前主张两阶段疗法,即强化治疗阶段及维持治疗阶段,此方案可提高疗效。强化治疗阶段给予强有力的四联杀菌药物如 INH、RFP、PgA 及 SM。开始治疗越早,治疗效果越好,以后产生耐药菌的机会越小,此法对原发耐药病例亦有效。

2.糖皮质激素

对于有高热、严重中毒症状及呼吸困难者,在应用足量抗结核药物的同时,可加用糖皮质激素疗程 1～2 个月,可促使发热和中毒症状消失,加速病灶吸收和减少肺纤维性变。

四、结核性脑膜炎

结核性脑膜炎(tuberculous meningitis),是小儿结核病中最严重的类型,好发于1~5岁小儿。多见于3岁以内婴幼儿,约占60%,以冬春季发病较多。常在结核原发感染后1年以内发生,尤其在初染3~6个月最易发生。自普及卡介苗接种和有效抗结核药物应用以来,本病的发病率较过去已明显降低,预后有很大改进,但若诊断和治疗不当,病死率及后遗症的发生率仍较高,故早期诊断和合理治疗是改善本病预后的关键。

【发病机制】

结核分枝杆菌侵入血液,形成菌血症,经血液循环播散至脑膜或脉络丛血管膜引起,常为全身性粟粒性结核病的一部分。婴幼儿血脑屏障功能不完善、中枢神经系统发育不成熟、免疫功能低下与本病的发生密切相关。结核感染后可发生隐匿的血型播散,在中枢神经系统及其邻近组织形成结核灶,在内外因作用下病灶破裂,排出大量结核菌至蛛网膜下腔致病,年长儿多见。偶见脊椎、颅骨或中耳与乳突的结核灶直接蔓延侵犯脑膜。

【病理】

1.脑膜病变

脑膜弥漫充血、水肿、浑浊、粗糙,并形成许多结核结节。炎性渗出物易在脑底诸池聚集,与重力关系、脑底池腔大、脑底血管神经周围的毛细血管吸附作用等有关。渗出物中可见上皮样细胞、朗格汉斯细胞及干酪坏死。

2.脑神经损害

浆液纤维蛋白渗出物波及脑神经鞘,包绕挤压脑神经引起脑神经损害,常见动眼神经、展神经、面神经、舌下神经障碍的临床症状。

3.脑实质病变

脑膜炎症病变可累及脑实质,或脑实质原已有结核病变,可致结核性脑膜脑炎。少数病例脑实质内有结核瘤。

4.脑血管病变

由于炎症的渗出和增殖可产生动脉内膜或全动脉炎,在早期主要为急性动脉炎,病程较长者,增生性结核病变较明显,可见栓塞性动脉内膜炎。严重的患者可因脑组织梗死、缺血、软化而致偏瘫。

5.脑积水改变

炎症侵犯室管膜及脉络丛,出现脑室管膜炎。室管膜或脉络丛结核病变可使一侧或双侧室间孔粘连狭窄,可出现一侧或双侧脑室扩张。脑底部渗出物机化、粘连、堵塞使脑脊液循环受阻可导致交通性脑积水或梗阻性脑积水。脑积水发病率约为60%,半数以上为中至重度扩张。

6.脊髓病变

结脑常伴有脊髓蛛网膜炎,可有炎症渗出,蔓延至脊膜、脊髓及脊神经根,脊膜肿胀、充血、水肿和粘连,蛛网膜下腔完全闭塞,影响脑脊液循环。

【临床表现】

临床表现主要包括结核中毒症状和神经系统症状。典型结脑起病多较缓慢。根据临床表现,病程可分为 3 期。

1.早期(前驱期)

约 1～2 周,主要包括结核中毒症状,如发热、食欲缺乏、盗汗、消瘦、呕吐、便秘,婴儿可为腹泻等。并有小儿性格改变,如懒动、少言、易倦、烦躁、易怒等。年长儿可诉头痛,多轻微或非持续性,婴儿则表现为睡眠不安、蹙眉皱额,或凝视、嗜睡、发育迟滞等。

2.中期(脑膜刺激期)

约 1～2 周,因颅内压增高致持续且剧烈的头痛、喷射性呕吐、知觉过敏、易激惹,嗜睡或烦躁不安、惊厥等。此期患儿前囟膨隆、颅缝裂开。脑膜刺激征明显,巴氏征阳性,浅反射减弱或消失,腱反射亢进。此期可出现脑神经障碍,最常见者为面神经瘫痪,其次为动眼神经和展神经瘫痪。部分患儿出现脑炎体征,如运动障碍、语言障碍或定向障碍。

3.晚期(昏迷期)

约 1～3 周,以上症状逐渐加重,神志由意识蒙眬、半昏迷进入昏迷。阵挛性或强直性惊厥频繁发作。患者颅压增高和脑积水症状更加明显,最终因颅内压急剧增高导致脑疝致使呼吸及心血管运动中枢麻痹而死亡。常出现水、盐代谢紊乱。

不典型结脑表现为:①婴幼儿起病急,分期不明显,前驱期短暂或缺如,有时仅以惊厥为主诉;②早期出现脑血管损害者,可表现为肢体瘫痪;③早期出现脑实质损害者,可表现为舞蹈症或精神障碍;④合并脑结核瘤者可似颅内肿瘤表现;⑤当颅外结核病变极端严重时,可掩盖脑膜炎表现而不易识别;⑥在抗结核治疗过程中发生脑膜炎时,常表现为顿挫型。

【诊断】

1.病史

早期诊断主要依靠详细的病史询问,大多数结脑患儿有结核接触史,特别是家庭内开放性肺结核患者接触史;大多数患儿未接种过卡介苗;既往结核病史,尤其是 1 年内发现结核病又未经治疗者,对诊断颇有帮助;近期急性传染病史,如百日咳、麻疹等常为结核病恶化的诱因。

2.结核菌素试验

对可疑患儿应早做结核菌素试验,阳性对诊断有帮助,但高达 50% 的患儿可呈阴性反应,故不能因结核菌素试验阴性而轻易否定结核的诊断。

3.临床表现

凡有上述病史的患儿出现性格改变、头痛、不明原因的呕吐、嗜睡或烦躁不安相交替及顽固性便秘时,即应考虑本病的可能。皮肤粟粒疹的发现及眼底检查发现有脉络膜粟粒结节对诊断有帮助。

4.X 线、CT 或磁共振(MRI)

约 80% 以上的结核性脑膜炎患儿的胸片有结核病改变,呈粟粒型肺结核者占 48%。胸片证明有血行播散性结核病对确诊结脑很有意义。少数年长儿胸片正常。脑部 CT 在疾病早期可正常,随着疾病进展可出现基底节阴影增强、脑池密度增高、模糊、钙化、脑室扩大、脑水肿或早期局灶性梗死症。

5.脑脊液检查

对结脑的诊断极为重要,从脑脊液中检出结核分枝杆菌是最可靠的诊断依据。以 ELISA

双抗夹心法检测脑脊液结核菌抗原,是敏感、快速诊断结脑的辅助方法。应用 PCR 技术在结脑患儿脑脊液中扩增出结核菌所特有的 DNA 片段,能使脑脊液中极微量结核菌体 DNA 被准确地检测。脑脊液乳酸盐检测对鉴别结脑和病脑有意义。脑脊液腺苷脱氨酶活性增高,可作为早期诊断的协助。

脑脊液常规检查压力增高,外观无色透明或呈毛玻璃样,静置 12~24 小时后,脑脊液中可有薄膜形成,取之涂片作抗酸染色,结核分枝杆菌检出率较高。白细胞数多为 $(50 \sim 500) \times 10^6/L$,分类以淋巴细胞为主。糖和氯化物降低为结脑的典型改变。蛋白量增高,一般多为 1.0~3.0g/L,椎管阻塞时可高达 40~50g/L。对脑脊液改变不典型者,需重复化验,动态观察变化。脑脊液沉淀物涂片抗酸染色镜检阳性率可达 30%。

【鉴别诊断】

在明显脑膜刺激征出现以前,应与一般非神经系统疾患鉴别,如肺炎、消化不良、手足搐搦等。在脑膜刺激征及体征出现后,甚至脑脊液检查后仍应与化脓性脑膜炎、病毒性脑膜炎、隐球菌脑膜炎、脑肿瘤进行鉴别。

【并发症及后遗症】

由于治疗过晚或不规则,或起病急重,可出现不同程度并发症,最常见的并发症为脑积水、脑实质损害、脑出血、脑软化及脑神经障碍。其中前 3 种是导致结脑死亡的常见原因。后遗症可为轻微的精神和行为障碍、面神经麻痹等,严重后遗症为脑积水、肢体瘫痪、智力低下、失语、失明、癫痫及尿崩症等。晚期结脑发生后遗症者约占 2/3,而早期者甚少。

【治疗】

治疗越晚,病死率越高,因此强调早诊断及时治疗。主要包括抗结核治疗和降低颅高压两个重点环节。

1.一般疗法

切断与开放性结核患者的接触,严格卧床休息,细心护理,经常变换体位,以防止压疮和坠积性肺炎,对昏迷患儿可予鼻饲或胃肠外营养,以保证足够热量,应做好眼睛、口腔、皮肤的清洁护理。

2.抗结核治疗

治疗原则为早期、彻底。应选用易透过血脑屏障的抗结核杀菌药物,分阶段治疗。其中 INH 为主要的药物,整个疗程中贯穿使用,1~1.5 年或脑脊液正常后不少于 6 个月。

(1)强化治疗阶段:联合使用 INH、RFP、PZA 及 SM。疗程 3~4 个月,其中 INH 每天 15~25mgfkg,RFP 每天 10~15mg/kg(不大于 450mg/d),PZA 每天 20~30mg/kg(不大于 750mg/d),SM 每天 15~20mg/kg(不大于 750mg/d)。开始治疗的 1~2 周,将 INH 全日量的 1,2 加入 10%葡萄糖中静脉滴注,余量口服,待病情好转后全日量均为口服。

(2)巩固治疗阶段:继用 INH,RFP 或 EMB。RFP 或 EMB 9~12 个月。早期患者可采用 9 个月短程治疗方案(3HRZS/6HR)有效。

3.脑积水及颅高压的治疗

颅高压最早于 10 天即可出现,故应及时控制,措施如下:

(1)脱水剂:常用 20%甘露醇,每次 0.5~1.0g/kg,于 30 分钟内快速静脉注入。4~6 小时一次,脑疝时可加大剂量至每次 2g/kg。2～3 天后逐渐减量,7～10 天停用。

(2)乙酰唑胺:可抑制脑室脉络丛中碳酸酐酶的作用而减少脑脊液的生成,从而减低颅压。作用较慢。一般于停用甘露醇前 1～2 天加用该药,每天 20～40mg/kg(不大于 0.75g/d)口服,根据颅内压情况,可服用数周或更长,每天服或间歇服(服 4 天,停 3 天)。

(3)侧脑室穿刺引流:适用于急性脑积水而其他降颅压措施无效或疑有脑疝形成时。引流量根据脑积水严重程度而定,持续引流时间为 1～3 周,一般每天 50～200ml。有室管膜炎时可予侧脑室内注药。特别注意防止继发感染。

(4)腰穿减压及鞘内注药:适应证为:①颅内压较高,应用激素及甘露醇效果不佳,但不急需作侧脑室引流或没有作侧脑室引流的条件者;②脑膜炎症控制不好以致颅高压难于控制者;③脑脊液蛋白量大于 3.0g/L 以上。方法为:根据颅内压情况,适当放出一定量脑脊液以减轻颅内压;3 岁以上每次注入地塞米松 2mg 加 INH_2O～50mg,3 岁以下减半,开始为每天 1 次,1 周后酌情改为隔天 1 次、1 周 2 次及 1 周 1 次。2～4 周为 1 疗程。

(5)分流手术:若由于脑底脑膜粘连梗阻发生梗阻性脑积水时,以上方法均难以奏效,而脑脊液检查已恢复正常,为彻底解决颅高压问题,可考虑作侧脑室小脑延髓池分流术。

4.糖皮质激素

必须与有效的抗结核药物同时使用,是配合抗结核药物有效的辅助疗法,早期使用效果好。因激素有抗炎、抗过敏、抗毒和抗纤维性变的作用,故使用后能降低颅内压、减轻中毒症状及脑膜刺激症状,并可减少粘连,从而减轻或防止脑积水的发生。一般使用泼尼松,每天 1～2mg/g(不大于 45mg/d),1 个月后逐渐减量,疗程 2～3 个月。

5.对症治疗

积极控制高热及惊厥。水、电解质紊乱的处理:①低钾血症:可口服补钾,或用含 0.2％氯化钾的等张溶液静滴。②脑性失盐综合征:由于间脑或中脑发生损害,醛固酮调节中枢失灵,醛固酮分泌减少;或由于促尿钠排泄激素过多,大量 Na^+ 由肾排出,同时水分排出,造成脑性失盐综合征。通过检测血钠、尿钠,可及时发现,可用 2:1 等张含钠液补充体液,并酌情用 3％氯化钠液静滴。③稀释性低钠血症:由于下丘脑视上核和室旁核受结核炎症渗出物刺激,使垂体分泌抗利尿激素增多,导致远端肾小管回吸收水增加,造成稀释性低钠血症。治疗可用 3％氯化钠液静滴,每次 6～12ml/kg,可提高血钠 5～10mmol/L,同时控制入水量。

6.随访观察

复发病例全部发生在停药后 4 年内,绝大多数在 2～3 年内。故在抗结核治疗结束后随访观察至少 3～5 年,凡临床症状消失,脑脊液正常,疗程结束后 2 年无复发者,方可认为治愈。

【预后】

与下列因素有关:①结核分枝杆菌耐药性:原发耐药菌株已成为影响结脑预后的重要因素;②治疗早晚:治疗愈晚病死率愈高,早期病例无死亡,中期病死率为 3.3％,晚期病死率高达 24.9％;③年龄:年龄愈小,脑膜炎症发展愈快,愈严重,病死率愈高;④病型和病期:晚期、脑实质受损严重者、合并脑积水者预后差,早期预后好;复治病例包括复发和恶化者,预后差;⑤治疗方法:剂量不足或方法不当时可使病程迁延,易出现并发症。

五、潜伏结核感染

由结核分枝杆菌感染引起的结核菌素试验阳性,除外卡介苗接种后反应,临床表现及 X 线胸片无活动性结核病证据者,称潜伏结核感染(latent tuberculosis infection)。

【诊断要点】

1.病史

多有结核病接触史。

2.临床表现

有或无结核中毒症状,查体可无阳性发现。

3.结核菌素试验

阳性。

4.胸部 X 线检查

正常。

5.与其他疾病鉴别

注意与反复上呼吸道感染、慢性扁桃体炎、泌尿道感染等疾病相鉴别。

【治疗】

下列情况按预防性抗结核感染治疗:①接种过卡介苗,但结核菌素试验最近 2 年内硬结直径增大≥10mm 者可认定为自然感染;②结核菌素试验反应新近由阴性转为阳性的自然感染者;③结核菌素试验呈强阳性反应的婴幼儿和少年;④结核菌素试验阳性并有早期结核中毒症状者;⑤结核菌素试验阳性而同时因其他疾病需用糖皮质激素或其他免疫抑制剂者;⑥结核菌素试验阳性,新患麻疹或百日咳小儿;⑦结核菌素试验阳性的艾滋病毒感染者及艾滋病患儿。

方法:INH 每天 10mg/kg(最大 300mg/d),疗程 6～9 个月。或 INH 每天 10mg/kg(最大 300mg/d)联合 RFP 每天 10mg/kg(最大 300mg/d),疗程 3 个月。

参考文献

[1]张玉海,赵继懋.神经泌尿学.北京:人民卫生出版社,2007.

[2]佘亚雄.小儿外科学(第3版).北京:人民卫生出版社,1993.

[3]施诚仁.新生儿外科学(第1版).上海:上海科学普及出版社.2002.

[4]张金哲,潘少川,黄澄如.实用小儿外科学.杭州:浙江科学技术出版社,2003.

[5]金锡御,吴雄飞.尿道外科学(第2版).北京:人民卫生出版社,2004.

[6]黄澄如.小儿泌尿外科学.济南:山东科学技术出版社,1996.

[7]潘少川.实用小儿骨科学(第2版).北京:人民卫生出版社,2005.

[8]施诚仁.小儿肿瘤.北京:北京大学医学出版社,2007.

[9]中华医学会.临床技术操作规范.儿科学分册.北京:人民军医出版社,2004.

[10]易著文.小儿内科特色诊疗技术.北京:科学技术出版社,2009.

[11]王成.小儿心血管病手册.北京:人民军医出版社,2002.

[12]杜军保,王成.儿童晕厥.北京:人民卫生出版社,2011.

[13]杨思源,陈树宝.小儿心脏病学(第4版).北京:人民卫生出版社,2012.

[14]杜军保,小儿心脏病学.北京:北京大学医学出版社,2013.